情志病证古今验案集萃

主　审　张登本

主　编　张丽萍　夏　猛

副主编　武　丽　施学丽　宋瑞雯　汤久慧

编　委　（按姓氏笔画排序）

于晓强　王一笑　刘　磊　孙玉浩

杜晓娜　李　玲　李卓娴　李鑫举

姜　梅　徐　磊　徐丽静　郭亚蕾

曹智怡　温小雨

全国百佳图书出版单位

中国中医药出版社

·北京·

U0307886

图书在版编目（CIP）数据

情志病证古今验案集萃/张丽萍，夏猛主编 . —北京：中国中医药出版社，2022.1

ISBN 978 – 7 – 5132 – 7274 – 2

Ⅰ. ①情⋯　Ⅱ. ①张⋯ ②夏⋯　Ⅲ. ①情感性精神病 – 中医临床 – 经验 – 中国　Ⅳ. ①R277.794

中国版本图书馆 CIP 数据核字（2021）第 221226 号

中国中医药出版社出版

北京经济技术开发区科创十三街 31 号院二区 8 号楼

邮政编码　100176

传真　010 – 64405721

廊坊市晶艺印务有限公司印刷

各地新华书店经销

开本 710×1000　1/16　印张 19.5　字数 317 千字

2022 年 1 月第 1 版　2022 年 1 月第 1 次印刷

书号　ISBN 978 – 7 – 5132 – 7274 – 2

定价　88.00 元

网址　www.cptcm.com

服 务 热 线　010 – 64405510

购 书 热 线　010 – 89535836

维 权 打 假　010 – 64405753

微信服务号　zgzyycbs

微商城网址　https://kdt.im/LIdUGr

官 方 微 博　http://e.weibo.com/cptcm

天猫旗舰店网址　https://zgzyycbs.tmall.com

如有印装质量问题请与本社出版部联系（010 – 64405510）

序　言

　　情志、医案是张丽萍教授及其门人编写的《情志病证古今验案集萃》一书的关键词，读罢将付梓的书稿，使人对此的感触之情油然而生。

　　本书的第一个关键词是"情志"。情志是人类机体对内外界环境刺激的不同情绪反应，中医学用情志概括人类的心理活动，早在春秋战国乃至更早以前，诸子百家就有较精辟的论述，如《管子·内业》就是最早论述心理卫生的专章。内，即内心；业，即术业。"内业"者，养心之术也。先秦诸子中的管仲在此将善心、定心、全心、大心作为最理想的心理修为状态和最佳的内心修养标准。此后的《黄帝内经》中以情志为核心观念的心理知识研究和临证应用，比西方古希腊《希波克拉底文集》之心理学内容要丰富得多，成熟得多。

　　《黄帝内经》认为，人的情志是心理活动最突出、最常见、最重要的表达方式，因此对情志的研究就成为研究心理活动最直接、最重要的途径。于是在"人有五脏（的阴阳之气作用下）化五气，以生喜怒悲忧恐"（《素问·阴阳应象大论》）观念的指导下，认为情志活动的发生是人类在受到外界事物的刺激之后，或者在人体自身生理、病理反应的作用下，人的"精神""魂魄""意志"对整体及脏腑功能活动予以调控，五脏及其所藏精气进行重新分配，不同性质的外界事物刺激，五脏及其所藏精气的活动规律、分布状态有所不同，于是就会以五脏中某一脏为主完成相应的心理活动过程，然后以不同的情志发生并表现于外，临床心理医生就是通过患者不同的情绪波动及其程度，结合其他相关的临床表现，对发生于不同内脏、不同类型的心理活动做出诊断的。这就是所谓"精气并于心则喜，并于肺则悲，并于肝则忧，并于脾则畏，并于肾则恐，是谓五并，虚而相并者也"（《素问·宣明五气》）之论。这种以情志为主要表现形式的心理活动过程及剧烈的情志波动对人体内脏伤害的机理，可总结如图1。

　　综观《黄帝内经》，无论是对身心疾病的社会心理致病因素、发病机制的认识，还是对身心疾病的诊断和防治，都有许多精辟的论述，并已形成一定

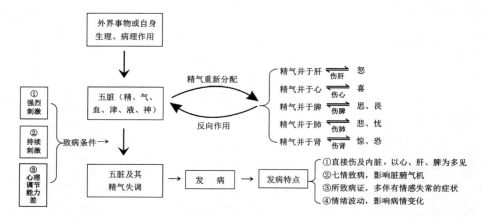

图1　情志波动对人体内脏的损害

完整的理论体系。张丽萍教授是全国知名的中医情志学研究专家，多年来带领团队致力于相关研究工作，其对《黄帝内经》造就的具有华夏智慧族群文化特色的中医心理学知识，具有深刻而独到的见解，已在《现代中医情志学》专著中得以全面展现。

中医情志学理论源于实践而又能有效地指导实践，所以颇具浓郁实践特征的"医案"就成为此书第二个关键词。医案是医生治疗疾病时辨证、立法、处方用药的实际记录。如果认真研读《黄帝内经》与病证相关的原文就不难发现，经典的内容就是当时医生以理论的格式表达其临证医案内容。如果认真地研习、体悟张仲景的《伤寒论》原文，同样会感受到，几乎所有的条文都是没有记载患者姓名、性别、年龄的医案实录，是其将外感病临证治疗用药研究的相关理论以实践的方式予以呈现。中医学的生命力在于临床实践，临床治疗验案才能彰显其鲜活的生命力。张丽萍教授深谙此中之道，所以本书采撷200多例涉及内科、妇科、男科、儿科与情志疾病相关的医案，凝练出医家诊治情志病证的临床辨证思路、用药特点和方药配伍规律，进而上升到足以指导临床实践的理论高度，这也是此书显著的特色之所在。

张丽萍教授善于将经典理论应用于临床具体病例的诊治之中，积其30多年的教学、研究、临床实践之丰厚经验，编撰《情志病证古今验案集萃》则是其对情志疾病的研究与诊治的心得和造诣的具体呈现。

陕西中医药大学　张登本

2021年7月16日于古城咸阳

前　言

　　情志理论是中医药传统文化的重要内容，肇始于岐黄神农，奠基于诸子百家。先秦文化所构建的独特思维方式、蕴含的"心身合一"思想，以及力主的"执中允和"行为哲学，奠定了中华民族的基本情感、行为以及思维方式，成为中医情志理论的文化与思想渊源，对中医药防治情志病证理论与实践的形成、发展产生了重要影响。随着现代经济社会的发展，人们生活及工作节奏的加快，由心理等各种应激因素导致的情志病证发病率日渐增多，对人们健康的影响也日趋严重。因此，总结古今医案中情志病证的临证思路、用药特点以及配伍规律等，对指导情志病证的临床防治具有重要意义。

　　医案古称诊籍、脉案以及方案，是古今中医学术思想和临证经验的重要载体。情志病证医案蕴含着古今中医医家对情志病证理、法、方、药的丰富认识，是古今医家在长期临床实践中智慧、心血及经验的总结。近年来，中医学界有关情志病证医案的整理、分析、总结的文献资料，或侧重于某一个病证，或强调某一个病因，或从一脏入手阐释病机，或从治法方药角度切入，虽然取得了一定的进展，但较为零散，难以形成系统、全面的理论与实践体系。《情志病证古今验案集萃》系统而全面地整理了古今历代医家的情志病证医案，医案数量涉及的年代和范围是目前同类书籍中较为广博的，而且汇集了主编多年来指导博士、硕士研究生开展的历代情志病证医案的用药特点和方药配伍规律研究成果，充分体现了主编在情志病证临床实践中注重"执中允和"、调理中焦脾胃的辨治思路及应用。这既是主编30多年治疗情志病证临床经验的总结，也是其把握临床疗效关键的独特理论见解，以期启示情志病证临床诊疗新思路。

　　在当今疾病谱和医学模式发生转变、多学科相互交融的时代背景下，《情志病证古今验案集萃》以继承—融合—创新为宗旨，以理论与临床并重为导向，以扬弃的科学态度和开放性思维，兼收并蓄，优势互补，全面收集、系统整理古今医家诊治情志病证原始医案，重点揭示医案之精要，阐明医家独特的学术思想、知常达变之诊治技巧和用药特色，探寻情志健康与疾病的科学内涵，促进中医情志学适应时代医学发展需求，以期对现代中医情志学的构建与发展，尽一份绵薄之力。

该书在《现代中医情志学》的基础上，不仅整理、总结了古今历代医家对情志病证的临床辨证思路、医案用药特点和方药配伍规律等，也整理、总结了主编30多年治疗情志病证临床经验和近年情志病证医案的研究成果，既汇贯古今，又独具个人特色。全书分上下两篇，上篇"情志病证理论与临证思路"主要介绍古今医家对情志病证内涵及特点的认识，论治特点及用药规律，以及"执中允和"的思想内涵及其在情志病证中的应用；下篇"情志病临证验案"收集了内科病证如郁病、眩晕等19种，男科病证如阳痿、早泄等5种，妇科病证如月经不调、痛经等4种，儿科病证如小儿急惊风、遗尿等3种。主要通过精选内科、男科、妇科及儿科验案，介绍及分析常见情志病证的治疗经验，为从事情志病证临床医疗工作者、医学生提供情志病证诊疗思路和辨证处方用药的有效依据和经验。因情志病的治疗与脾胃密切相关，故书后附有临床常用的调理脾胃代表方。

本书以我们多年有关情志病证的理论与实践研究工作为基础，集成古今研究成果，注重理论与实践相结合。理论阐释深入浅出、通俗易懂、因机证治兼备；病案分析简明扼要、条理分明、内外妇儿类别分明。编写内容力求规范、科学，兼具专业性、普适性，既可以有效帮助广大中医爱好者及初学者了解和学习情志病证的临床诊疗知识，也可以增强中医相关专业人士对情志病证的认识，提高临床诊疗水平。

本书由主编师生三代共同构思、编写，并在从事中医基础及临床学科的青年博士教师的共同努力下，数易其稿而完成。全书编写工作自构思至结稿，有幸得益于主编的导师——我国著名的内经学专家张登本教授的辛勤审阅及指导，并亲自作序，谨此致以最衷心的感谢！

由于编著者时间及精力有限，书中难免有疏漏之处，敬请各位专家、学者以及广大读者不吝赐教！

本书编委会

2021 年 7 月

目 录

上篇　情志病证理论与临证思路

第一章 情志病证的内涵及特点

　　情志病证是由情志异常变化产生的一类疾病及其证候。随着时代的发展，人类的疾病谱发生了较大变化，情志、心理等因素导致的情志病证的发病率日趋增高，情志病证可广见于临床各科。中医学对情志病证的认识源远流长，早在先秦时期的相关文献及《黄帝内经》中已体现出重视情志致病的思想，如《管子·内业》说："忧郁生疾，疾困乃死。"《灵枢·口问》曰："心者，五脏六腑之主也……故悲哀愁忧则心动，心动则五脏六腑皆摇。"后世医家秉承《黄帝内经》之旨，传承中医药文化之精华，不断阐发情志病证理论，总结临床诊治经验，促进了中医情志学独特理论体系的形成和发展。

第一节 情志病证概念诠释

一、情志的定义

　　情志是中医学概括人类情绪、情感的特定称谓，是人对内、外界环境变化产生的不同情绪反应。中医学将人的精神活动分为两大类：一类是神志活动，即神、魂、魄、意、志等，主要指人的意识、思维活动过程；另一类是情志活动，即喜、怒、忧、思、悲、恐、惊等，简称"七情"。根据五行学说理论，情志活动又可概括为喜、怒、思、忧、恐，简称"五志"。中医文献中，自《黄帝内经》约至元代，情、志大多分别使用，作为一词合用首见于明·张介宾《类经·情志九气》，将五志之"志"与七情之"情"加以综合，是对喜、怒、忧、思、悲、恐、惊所代表的一类心理活动的概括。

　　现代医学研究认为，情志是人处在一定的客观环境中与外界产生关联时所表现出来的特殊反映形式，它既包括现代医学心理学中所论述的情感、情绪过程，也包含认知和行为过程，涉及心理和生理的复杂反应，并与个性心理特征有关。

二、情志病证的定义及分类

据考证，明·张介宾在《类经·疾病类》中首次提出"情志病"病名，后至清代，《清代名医医案精华·何书田医案》一书中专列"情志病案"。现代学者对情志病证的含义进行了大量研究，将情志病证定义为：以情志刺激为主要原因或诱因而发生的疾病与证候，以及虽无明显情志刺激致病，但临床表现具有典型情志症状的病证。

情志病证主要分为三类：第一类是情志刺激所致的以情志症状为主的一类病证，如郁证、不寐、癫狂、痫证、厥证、百合病等；第二类是情志刺激所致的以形体症状为主的一类病证，如头痛、眩晕、胃痛、梅核气、哮喘、痛经、奔豚气等；第三类是无明显情志刺激但有典型情志症状的一类病证，如产后抑郁、恶性肿瘤伴随焦虑等。其疾病范围广涉内、外、妇、儿多科，囊括了现代医学所说的心身疾病、神经官能症及精神疾病等。

第二节 情志病证理论的形成与发展

情志病证理论源远流长，从先秦早期的相关文献及《黄帝内经》的初步论述，经历代医家丰富阐发，直至近年突破创新，在漫长的历史长河中逐步完善形成了现代中医情志病证理论、实践体系。

一、先秦时期——情志病证理论的萌芽阶段

有关中医情志病证的历史记载可追溯至远古时期。据统计，殷墟出土的甲骨文约16万余片，其中载病的有323片，共415辞，其中已有关于失眠症状的描述，这可能是对情志病证最早的记载。《山海经》中记载了38种疾病，其中就有关于狂、痴等情志病证的记载。《礼记·礼运》中即有关于七情概念的论述，如"何谓人情，喜、怒、哀、惧、爱、恶、欲七者，弗学而能"，"圣人之所以治人七情"等。

二、两汉时期——情志病证理论的初步形成阶段

（一）《黄帝内经》奠定了中医情志病证理论的基础

《黄帝内经》（简称《内经》）的问世，标志着中医学对情志病证开始有了比较系统和全面的认识。它汲取了先秦诸子所论情志之内涵，结合中医学固有经验，对情志病证的病因病机、治疗和预防都作出了较为系统的阐述。

《内经》不仅提出了包含喜、怒、忧、思、悲、恐、惊七种情志在内的"九气说"，还运用五行学说把人的情志活动分属于五脏，确立了中医学的"五志说"。《素问·阴阳应象大论》具体论述了肝在志为怒、心在志为喜、肺在志为忧、脾在志为思、肾在志为恐的五志五脏模式；提出了"心主神明"说，如《素问·灵兰秘典论》指出"心者，君主之官也，神明出焉"，《灵枢·邪客》指出"心者，五脏六腑之大主也，精神之所舍也"。

《内经》认为情志致病条件为"暴""大"等，如《素问·阴阳应象大论》说："暴怒伤阴，暴喜伤阳。"《素问·生气通天论》又云："大怒则形气绝。"情志致病的病机大致可分为两个方面：一是情志太过伤及脏腑而为病，《素问·阴阳应象大论》中指出"恐而不已，则内感于肾，故伤也"；五脏中尤其强调心神，如《灵枢·口问》曰："故悲哀愁忧则心动，心动则五脏六腑皆摇。"二是情志引发气机失调而为病，《素问·举痛论》中指出"余知百病之生于气也，怒则气上，喜则气缓，悲则气消，恐则气下……惊则心无所依，神无所归，虑无所定，故气乱矣"。

在治疗方面，《内经》提出了如祝由法、移精变气法（《素问·移情变气论》）、说理开导法（《灵枢·师传》）、情志相胜法（《素问·阴阳应象大论》）、暗示疗法（《素问·调经论》）、气功疗法（《素问·刺法论》）等行之有效的情志病证心理治疗方法。此外，《内经》中还有生铁落饮治疗"怒狂"等记载。

可见，情志病证理论体系在《内经》中已初具雏形，确立了中医情、志的概念和基本内容，为情志病证的进一步发展奠定了基础。

（二）《华氏中藏经》开辟情志病证脏腑论治新思路

《华氏中藏经》又名《中藏经》，承《内经》之旨，发证治之微，集《难

经》中有关脏腑辨证的散在资料，结合作者的临床体会，进行系统的归纳、整理，加以发挥，使脏腑辨证理论系统化，从而为后世辨治情志病证奠定了理论基础。并且书中首次指出"肝热证"多怒、易惊的辨证要点，即"肝中热，则喘满而多怒，目疼，腹胀满，不嗜食，所作不定，睡中惊悸，眼赤视不明，其脉左关实者是也"。

（三）《伤寒杂病论》开创情志病证辨证论治原则

东汉张仲景在《伤寒杂病论》中开创了情志病证辨证论治的先河，记载了"奔豚气""脏躁""梅核气""百合病""惊悸""虚烦不眠"等情志病证的理法方药。如在《金匮要略》中，以"常默默，欲卧不能卧，欲行不能行"辨百合病；以"喜悲伤欲哭"辨妇人脏躁等。在情志病证治疗方面，还制定了许多卓有成效的方剂，如治"妇人咽中如有炙脔"（即后世称"梅核气"）的半夏厚朴汤；治"妇人脏躁"的甘麦大枣汤；治奔豚气的奔豚汤、桂枝加桂汤；治"百合病"的百合地黄汤；治"心中烦，不得卧"的黄连阿胶汤等。

三、隋唐时期——情志病证理论发展奠基阶段

隋唐时期关于情志病证的认识和应用继续向纵深发展，一方面各医家通过对《内经》等古医籍的整理、阐释和研究，充实和发挥了原有理论，进一步加深了对有关情志病证的认识。另一方面医家对情志病证的发病、临床表现作了详细的描述，并且在使用药物和针灸治疗情志病证方面也积累了一定的经验，使情志病证的临床诊疗实践取得了较好进展。

隋·巢元方《诸病源候论》秉承《内经》的思想，将病因概括成七气，指出"七气者，寒气、热气、怒气、恚气、忧气、喜气、愁气"，怒、恚、忧、喜、愁等情志因素包含其中。认为结气病机为"结气病者，忧思所生也。心有所存，神有所止，气留而不行，故结于内"。并对不寐、百合病等情志病证的病因病机作出详细描述，如"怒气则上气不可忍，热痛上抢心；短气欲死不得息也；恚气则积聚在心下，心满不得饮食；忧气则不可极作，暮卧不安席；喜气即不可疾行，不能久立；愁气则喜忘不识人语，置物四方，还取不得去处"。

唐·王冰在其注释的《黄帝内经素问》中则把"悲恐喜怒、想慕忧结"

等情志活动明确作为病生于内的致病因素之一，为陈无择"三因说"的形成奠定了基础。他对情志致病病机亦有精辟论述，认为"五气，谓喜怒悲忧恐。然是五气更伤五脏之和气矣"（《素问·阴阳应象大论》注），而"思虑心虚，故外邪因之而居止矣"（《素问·五脏生成》注）。这说明当情志受伤后，更容易感受外邪，即后人所说的"淫情交错"内外合邪的发病观。

唐·孙思邈对情志病证的诊治注重脏腑辨证，不仅继承了仲景开创的情志病证脏腑辨证体系，并在实践中将其不断完善和发展，使其更为有效地指导临床治疗情志病证，如在《备急千金要方·心脏脉论》中阐发"心"的病机："心主神……所以任物者谓之心神……心气虚则悲不已，实则笑不休。心气虚则梦救火，阳物得其时则梦燔灼，心气盛则得梦喜笑及恐畏，厥气客于心，则梦丘山烟火……心藏脉，脉舍神，怵惕思虑则伤神，神伤则恐惧自失……心脉急甚为瘈疭……缓甚为狂笑，邪在心，则病心痛善悲，时眩仆……愁忧思虑则伤心，心伤则苦惊，喜忘善怒……笑而呻，呻而反忧，此为水克火，阴击阳。"指出心藏神为五神之首，心能"任物"反映客观事物。当情志过度时，易造成心病的诸种证候，而机体失调也可以出现某种特征，并将悲、笑等异常情志变化也作为心病虚实辨证的依据，以笑、呻、忧之间的变化关系来分析阴阳水火的病机。孙思邈对情志与疾病、保健亦有独到的见解和经验，尤其他的养生思想和经验突出"怡情摄生"，强调情志调摄在保健防病中的意义，为医家、养生学家所推崇。孙思邈情志病证的诊断、治疗相关理论，以及"怡情摄生"养生预防思想，在指导情志病证的临床实践中有着重要价值。

四、宋金元时期——情志病证理论丰富阶段

宋金元时期是情志病证理论发展的关键时期，陈无择七情学说的提出、"金元四大家"的学术争鸣和创新，使情志病证理论的发展进入一个崭新的阶段。

宋·陈无择《三因极一病证方论·三因论》中指出："七情，人之常性，动之则先自脏腑郁发，外形于肢体，为内所因也。"他首倡三因说，明确将情志列为独立病因，概括为"七情"，并将其作为内因致病的重要内容，对确立情志内伤理论做出重要贡献。此外，还创立了"七气汤""大七气汤""小定志丸""菖蒲益智丸"等方剂，为中医药治疗情志病证扩展了思路。

　　金·刘完素创立了"火热论"，提出了"五志过极皆为热甚"的著名论点，认为五志过极皆能化火。刘完素十分重视情志致病，他认为："五脏之志者，怒、喜、悲、思、恐也。若志过度则劳，劳则伤本脏，凡五志所伤皆热也。"说明了情志与疾病的相互关系。他还从心立论，心主神，属火，认为五志化火生热，关键在于心的作用，心火暴甚，心之火热扰乱神明，导致惊惑、悲笑、谵妄、癫狂等情志病证。

　　金·张从正在继承《内经》的基础上，针对书中存在的"《素问》之论九气，其变甚详，其理甚明。然论九气所感之疾则略"这一问题，对情志致病病机及临床表现重新做了归纳和阐释，提出"气本一也，因所触而为九。所谓九者，怒、喜、悲、恐、寒、暑、惊、思、劳也"，其言曰："怒则气逆，甚则呕血及飧泄，故气逆亡矣……惟《灵枢》论……盛怒、恐惧而言其病。"在临床治疗方面，张从正不仅主张"治病当论药攻"，开创汗、吐、下三法以祛邪，还重视心理因素，在《儒门事亲》一书中发挥了《内经》的情志相胜原理，认为"悲可以治怒……喜可以治悲……恐可以治喜……怒可以治思……思可以治恐……"，并记载了如"击拍门窗，使其声不绝，以治因惊而畏响、魂气飞扬者"等灵活运用以情胜情心理疗法的医案。《儒门事亲》中对情志病因、病机、治则、治法等的论述，堪称情志学说理论与实践结合的典范。

　　元·李东垣认为长期的情志刺激是内伤疾病形成的重要因素，以"内伤脾胃，百病由生"立论。他认为情志不和、内伤脾胃是导致疾病发生的重要原因，指出内伤病的发生"皆先由喜怒悲忧恐，为五贼所伤，而后胃气不行，劳逸饮食不节继之，则元气乃伤"，并且分析了情志内伤脾胃的病机是"因喜怒忧恐，损耗元气，资助心火，火与元气不两立，火胜则乘其土位，此所以病也"。他在论述"阴火"产生的病机时也强调情志因素，指出"夫阴火之炽盛，由心生凝滞，七情不安故也"（《脾胃论》）。

　　元·朱丹溪倡导"相火论"，他认为相火妄动是导致疾病发生的根由，而引起相火妄动的重要原因之一是情志过极。如"五脏各有火，五志激之，其火随起"（《局方发挥》）、"相火易起，五性厥阳之火相扇，则妄动矣"（《格致余论》）均是对此观点的精辟论述。他在《丹溪心法》中首创"六郁"学说，此六郁者即气郁、湿郁、热郁、痰郁、血郁和食郁。书中尤对情志病证——郁证有独到见解，提出"气血冲和，百病不生，一有怫郁，诸病生矣"

的郁证病机理论，而且基于其病机拟定的行气开郁的方剂——越鞠丸，为历代医家所推崇。他还提出"痰之为物，随气升降，无处不到""百病皆有兼痰者"。情志病证也不例外，"痰在膈间，使人癫狂或健忘"。

宋·严用和的《严氏济生方》中有许多关于情志病证的精辟论述，并创立了治疗思虑过度、劳伤心脾所致健忘、怔忡的名方——归脾汤。陈师文等人编著的《太平惠民和剂局方》中也收载了不少治疗情志病证的方剂，其中以逍遥散一方尤为著名，成为中医治疗情志病证常用方剂，至今仍在临床实践中广为应用。可见到了宋金元时期，中医对情志病证认识的发展，无论在深度还是在广度上，都达到了一个新的水平。

五、明清时期——情志病证理论深入阶段

明清时期是情志病证发展的繁荣时期，情志病证受到临床各科医家的普遍重视，较多重要的医学著作中都有论及情志病证的内容，情志病证理论得到了深入发展。

明·张景岳在其主要著作《类经》和《景岳全书》中记载了大量有关情志病证的内容。《类经·会通类》专列"情志疾病"29条，将病因病机、病证、辨证、治则和调养等内容整合在一起，对情志病证进行了较全面的概括：提出五脏互藏、五志互病的观点，据不同情志致病的特点，将情志病证分为情志三郁——怒郁、思郁、忧郁，认为情志病证中存在气机紊乱、伤脏致虚的不同病理阶段，上述论述对后世产生了较大的影响；另一著作《景岳全书》中详载了对情志病证的各方面认识，"脉神章"论述情志致病的脉象及机理，其后各章分述情志病证病机、证治，并有"怔忡惊恐""论情志三郁证治""癫狂痴呆"等专篇介绍，书中把情志列为中风、虚狂、气厥、怔忡、惊恐、不寐、郁证等内、外、妇、儿40余种病证的主要病因之一，但对情志致病的病机认识则始终贯穿着精气神理论和阴阳五行理论，即任何情志引起的气机紊乱均可伤及精、气、血，导致虚损，与他在《景岳全书·杂证谟·虚损》中总结出情志致病具有"实终不实，而虚则终虚"的特点相一致。李梴的《医学入门》提出了情志病证病位主在"心脾肝胆"，且对七情脉理及暴喜、暴怒、积忧、过思等情志进行了重点阐述。万全在儿科情志病证方面颇有建树，其著作《幼科发挥·疟》中有一女先惊后疟，疟久成疮的记载，认为惊恐是小儿发病的重要因素。陈实功《外科正宗》对情志因素导致外科疾病的

机理做了全面论述。王肯堂在《证治准绳》中提出中风与情志密切相关，以及"中气因七情内伤，气逆为病"且"因怒而中者犹多"的中风病机理论。

清·叶桂的《临证指南医案》记载的情志病证医案有122例，并密切结合临床诊治辨析阐发"七情致病"之理，书中简要总结郁证常涉及的脏腑，认为"其原总于心，因情志不遂，则郁而成病矣，其症心脾肝胆为多"。王泰林《医学刍言》阐述了七情的归脏、病证及方药的应用，指出："内伤七情，惊喜皆伤心，心跳不寐；悲忧皆伤肺，咳嗽汗多；思虑皆伤脾，食少劳怠，无力便溏；怒伤肝，或腹胁痛，头昏眩面火升；或恐伤肾，心跳遗精，或腰痛脊痛。"

明清时期随着印刷业的进步，使规模巨大、内容丰富的医学全书、类书、丛书及大型的医案专辑得以刊行。如徐春甫的《古书医统大全》、江瓘的《名医类案》、魏之琇的《续名医类案》、俞震的《古今医案按》等收集、整理了大量有关中医情志病证的资料，具有很高的理论和实用价值。《古今图书集成·医部全录》"情志门"收载了20余方，专治以情志异常为主要症状的疾病；《名医类案》开创了医案汇编的先河，其中记载了大量的情志病证及情志疗法的医案；《续名医类案》中的"郁证"、《古今医案按》中的"七情类"等都收集类编了许多有关情志病证的诊治案例，为近现代研究提供了丰富的资料。

六、近现代——情志病证研究创新阶段

鸦片战争以后百年来，一些医家和学者对情志病证的研究及治疗也有所论述和发挥，中医对情志病证的认识在原有的水平上有所创新，理论和实践均有所建树，其中以清末民初著名医家费伯雄和张锡纯为代表。费伯雄在《医醇剩义》中，对情志及情志致病的病机有比较深入的阐述，认为七情由五脏所主，情志过激而发病时首先造成本脏的脏气不足。对情志病证的治疗，他认为治疗应以补益本脏气血为主，并据此制定治疗情志病证的七个方剂，如以越鞠丸治郁，他说"此方注云统治六郁，岂有一时而六郁并集者乎？须知古人立方，不过昭示大法，气郁者香附为君，湿郁者苍术为君，血郁者川芎为君，食郁者神曲为君，火郁者栀子为君，相其病在何处，酌量加减，方能得古人之意，而不泥古人之方"，又如治疗怒伤肝的冲和汤、治疗喜伤心的建中汤等，为后世辨治情志病证提供了依据。张锡纯在《医学衷中参西录》

中认为脑为元神之府，强调情志因素与痰在脑神病变中的重要作用。他指出情志不调产生痰涎，痰涎阻塞神明之路是引起脑神病变的主要机理。在临床方面，他创立了一些治疗情志病证的方剂，如资生汤治思伤心脾、镇肝息风汤治大怒气厥、秘红丹治疗肝郁多怒等。

20世纪中叶，随着新中国的诞生，情志病证的研究逐渐有了起色。20世纪五六十年代，在全国各地的中医期刊上，许多学者发表了不少治疗郁、癫、狂、晕、梦、寐等病证的文章。1980年后，随着现代医学模式的不断转化，以及科学技术的进步，人们在整理古代医籍的基础上，利用先进的技术和方法，开展了大量的理论、临床和实验研究，以重新认识和评价中医情志病证，大量的文章和专著相继问世，学术活动空前活跃，使得情志病证相关研究取得了显著的成果。

（一）理论研究

情志病证的理论研究主要有四个方面：①个体差异性的情志病因研究。理论研究在融入现代医学及心理学知识的基础上，重视个体差异性的病因研究，注重脏–情关系机理研究。②突出七情病因之"思"。汤朝晖等认为中医"思所伤"为情志内伤的中心，应充分重视。③核心病位不同，以肝、脾、心为主，并强调脑神之用。研究者李峰、严灿等认为，肝脏在调节情志因素引起的各种应激反应时，起着决定性的作用，应重视疏肝解郁疗法；乔明琦等根据情志致病病案统计分析和情志致病方式的流行病学调研，提出"多情交织共同致病首先伤肝"的假说；白正勇等认为脾主气机之枢，中土之脾在情志活动中起着调衡作用；徐志伟课题组根据古今情志理论的发展，并结合大样本人群调查研究，认为在情志致病中，脾胃、肝胆、心脑作用最为密切；主编团队针对目前中医学界对脑的认识不足的薄弱环节，阐释了脑为脏、脑主脏、脑主神明的科学内涵，提出了情志产生的脑–脏整体调节机制及重要作用，认为脑的统帅以及五脏精气的应答是情志产生的关键环节，其中尤以脑的统帅作用为要。④情志致病病机规律的总结与探讨。主编团队从整体出发，以古今病案为依据，认为情志致病以气机不畅为中介，导致脏腑损伤，其中以肝、心、脾三脏损害为多，病变初期多见实证，而后渐延为虚证或虚实夹杂证的病机规律。

（二）临床研究

情志病证临床中不仅重视传统中医药疗法的灵活运用，而且注重借鉴心理测量等新手段的综合应用。传统中医药疗法如中药复方、针灸、推拿按摩、药浴熏蒸等治疗手段，结合中医情志治疗方法如五音音乐疗法、情志相胜疗法等，在情志病证的防治实践中的作用日益凸显。

（三）实验研究

当代学者针对情志病证致病方式与伤脏规律进行了深入研究。从单一情志刺激伤脏主要集中在"怒伤肝""恐伤肾"，深入到肝主疏泄对神经、内分泌、免疫网络调节作用，恐的情绪遗传等层面进行探讨。乔明琦等提出的"多情交织共同致病首先伤肝"假说，也深入到细胞、分子、基因蛋白组学水平进行了深入阐释。

（四）中医情志学科建设

陈煜辉等提出了中医情志学科建设的必要性及可能性、理论体系、基本框架等。学科建设研究团队如山东、广州情志基础研究中心、情志病证临床研究中心也相继建立。2008年乔明琦等编著的《中医情志学》明确提出了中医情志学学科概念，该书初显中医情志学学科理论的概貌，并根据学科前沿动态以及现代西医及心理学知识，提出了新见解。张丽萍等编著的《现代中医情志学》从整体研究现状分析，强调情志病证的辨证及疗效判定、量化标准尚待规范，情志病证的多学科融合研究模式尚需完善；理论研究仍缺乏对中医情志病证病机认识的系统整理和深入挖掘，临床和实验研究均缺乏对其病因病机规律探讨，尚需多学科、多层次展开相关系统研究工作，并在临床实践中进一步验证、丰富及完善。这些研究对中医加深情志病证的理论认识和提高临床疗效，都有十分重要的意义。

综上可见，一代代医家在继承前人的基础上，不断开拓创新，丰富和完善关于情志病证的认识，推动了情志病证理论与实践的发展和繁荣，对于中医情志学独特理论体系的形成与发展具有重要意义。

第三节　情志病证临床特点

情志病证广泛见于临床各科，不仅符合临床各科病证发病规律、病机及证候特点，而且也同时具备情志致病独特的临床特点，如起病隐匿渐进，病因多情交织，病位多发于心、肝、脾，病性正虚邪实，症状复杂多变及病势缠绵易于反复等，充分体现了中医学形神一体的整体观。

一、起病隐匿渐进

情志致病急缓不同。缓者常起病隐匿，所欲不遂，忧思气结，致病呈渐进发展。初期可出现食欲欠佳、疲倦乏力、精神不振、失眠多梦等症，如"思想无穷，所愿不得……宗筋弛纵，发为筋痿"。重者可致沉疴顽疾，如积聚、噎膈等，一部分癌症患者，多有情志不畅病史。而急者如"暴怒、暴忧、骤惊大恐"等引起"厥脱、中风、吐血"病证较为明显。

二、病因多情交织

情志是复杂多变的，情志虽然分属五脏，但人们日常体验到的情志往往是多种情志的组合，难以截然分开。例如非常可怕之事可产生惊与恐，而出乎意料的可喜之事又可产生惊与喜，思又往往伴随着悲忧。作为致病起因的情志因素，在情志病证发病过程中常是两种或两种以上情志交织在一起，导致产生情志病证。因此，多种情志交织共同致病使情志病证发病原因复杂，且相互兼夹。早在《内经》中已有相关阐述，如"忧思伤心"，是忧与思两种情志交织为病；"怵惕思虑伤神"，是惊与思交织为病；怒不止、恐惧而不解则伤意与精，是怒与恐交织为病。《古今名医汇粹》中说"妇人瘰病……或因忧思郁怒，伤损肝脾"，是忧、思、怒交织为病。《医学原理·卷之十一》云："如每遇忧惧郁怒，便发肿痛，大便艰难，强力则肛门坠出不收，曰气痔……治法必须清热凉血，疏郁行滞为先。"此为忧、恐、怒交织为病。名老中医岳美中教授说："情志内伤往往多脏受累，扑朔迷离，区别不易。"乔明琦教授对 192 例因情志刺激发病患者的回顾性调查结果显示：其情志致病方式皆为多情交织共同致病，其中忿怒悔恨、郁怒怨屈是主要的情志组合，分别占 71%、79%，未见单一情志致病的情况，并提出"多情交织是情志致病的主要方式"。张曼通过对 1527 例情志病证古医案进行研究证实，情志变动过极是情志病证的主要诱因，且在古医案中将悲与忧、惊与恐合而言之多，分述者甚少，将情志进行频数分析，结果显示怒为 34%、惊恐为 25%、悲忧为 21%、思为 17%、喜为 3%。但是多情交织致病的这种兼夹性不是没有主次的，恰恰相反，往往以某种情志为主导，兼夹其他情志成分。例如悲与忧的病往往是一起发生的，若是对已发生的不幸事件无可奈何时，则产生以悲为主的情志，若是对前景担心则易产生以忧为主的情志。

三、病位多发于心、肝、脾

现代中医学界应用数理分析方法，对情志病证病位进行了深入探讨。张曼等以筛选的 60 本古代医籍中的 1527 例情志病证医案为研究对象，采用 Microsoft Office Access 2003 建立情志病证医案数据库，运用频数分析法、因子分析法、关联规则等方法进行统计分析，结果显示情志病证医案中，病位在五脏的按频次依次是心、肝、脾、肾、肺，尤其以病位在心、肝、脾的为多，在六腑则主要涉及胃和胆，在奇恒之腑中以脑为多。

另外，对于不同病种的情志病证，其病位分布上存在差别，如郁证的病位最多为肝，其次为脾，然后才是心、肾；心悸、不寐的病位都是最多在心，其次为肝、肾、脾；癫狂的病位多在心、肝；痫证的病位最多在肝，最后为心、脾。

四、病性正虚邪实

情志病证病性总属正虚邪实，虚实夹杂。病变初期以实证多见，而后渐延为虚证或虚实夹杂证。正虚责之于心、脾、肾的亏虚，而邪实主要指痰、瘀、郁、火等病理产物。

痰、瘀、郁、火为标。情志过度影响脏腑之气的升降出入运动，脏腑之气阻滞不畅，使得气血津液的运行失常而为郁，或为痰凝，或为血瘀，或为郁火等。《丹溪心法·六郁》中越鞠丸解诸郁于一方，可治气郁所致的血郁、火郁、湿郁、痰郁、食郁。另外，心藏神而为火脏，情志异常则心火上炎，金·刘完素提出"五志过极皆为热甚"的观点，认为"由乎将息失宜而心火暴甚，肾水虚衰不能制之，则阴虚阳实而热气怫郁……由五志过极皆为热甚故也"，后世医家概括为"五志化火"，元·李东垣将情志郁结所化之火称为阴火，其在《脾胃论·安养心神调治脾胃论》中述："凡怒忿、悲思、恐惧，皆损元气，夫阴火之炽盛，由心生凝滞，七情不安故也。""若心生凝滞，七神离形，而脉中唯有火矣。"临床上五志过极化热化火，暗耗精血，常出现肝火上炎、肺阴不足、心肾不交等证。

精气神失常为本。《素问·上古天真论》指出："今时之人不然也，以酒为浆，以妄为常，醉以入房，以欲竭其精，以耗散其真，不知持满，不时御神，务快其心，逆于生乐，起居无节，故半百而衰也。"强调欲念太过伤及精气之本而早衰。具体而言，五脏精气的运动变化产生了喜、怒、忧、思、恐等情志变化，那么七情内伤则必然影响五脏之精气。怒则气上，肝气上逆则气迫血升，血随气逆，可出现呕血甚至昏厥；喜则气缓，心气涣散则神失，轻者心神不宁，重者失神狂乱；思则气结，脾气郁结则水谷不运，气血不生；悲则气消，肺气耗伤则呼吸气短、声低息微；恐则气下，肾气不固于下则遗精滑泄。总之，惊恐思虑等情志太过可致脏腑气机紊乱，使得精气神耗散太过或生成不足，出现心脾两虚、肾精不足、气阴两亏等虚证。

五、症状复杂多变

情志病证具有临床症状多样性的特点，以病种多、心身俱病多见。张曼对 1527 例医案部分症状进行规范、合并后，发现共涉及症状 360 种，出现总频次共 3748 次。临床症状以心悸、不寐、眩晕、惊恐、郁的表现为多（出现频率均在 100 次以上）；症状出现频次在前 50 名者，合计频次为 2563 次，占总频次的 68.4%，症状出现频次≥40 次者有 20 种，占总频次的 46.1%，其中躯体症状 8 种，依次分别为眩晕、纳少、倦怠、汗出、腹胀、抽搐、口干，合计频次为 476 次，占总频次前 20 名的 27.5%。

我们结合中医理论，进一步对情志病证进行症状的因子分析，发现情志病证常见症状中有六组症状群，分别是第一类心肾类，以心悸、眩晕、耳鸣作为一组症状群；第二类主要为实热类，以发热、口干、谵语为一组症状群；第三类神志类，以神昏、抽搐、痫作为癫狂症状而成一类；第四类主要为肺系类症状，因少寐、胁痛的症状与咳嗽、痰多等因子载荷均为正值，故归为一类，提示情志病证医案中见肺系症状咳嗽、痰多的时候兼见其他的神志症状少寐，同时多与胁痛相兼杂，这可能与非情志病证的有咳嗽时的兼杂证有所不同。从症状分析，多为肝气犯肺导致；第五类脾系症状群，以胸闷、纳呆、便秘为一组症状群，主要为肝郁脾虚；第六类肝系类症状群，其中郁闷、嗳气、咽中如有物梗阻成一类，主要为气机郁滞、肝气郁结、肝气上逆证的表现。这可能是由于情志病证病因多情交织，情志致病广泛，涉及包括内、外、妇、儿等各科病证的多种精神及躯体疾患，其在发病中的广泛性决定了情志病证症状的多样性与复杂性。

六、病势缠绵易于反复

情志病证病势常缠绵难愈，易于反复，这可能与个人体质及其所产生的痰、瘀、郁等病理产物有关。

体质具有相对稳定性，一般情况下不会轻易改变，而体质内的性格、情志、心理特点也遵循内在的既定思维习惯和方式，不同的体质在面对外界环境刺激时所产生的反应不同。如《灵枢·阴阳二十五人》中指出：木形之人，有才智，好用心计，多忧劳于事；火形之人，为人有气魄，轻财，缺少信心，多忧虑，善于观察分析，喜爱漂亮，性情急躁。可以看出，五行偏性之人在情志上有所偏颇。一般在生理上，机体能够正常反应、处理、承受外界的各种刺激，但病理上，性格、情志、心理仍遵循原有的固定的模式，不能够迅速调整，导致机体持续受损，这也是我们常言心病难医的原因。《灵枢·本脏》中有："志意和，则精神专直，魂魄不散，悔怒不起，五脏不受邪矣。"又曰："志意者，所以御精神，收魂魄，适寒温，和喜怒者也。"当情志病者心神受损时，志意不和，精神不专，悔怒起，主观上不能够调整对环境不良刺激的反应与举措，而不良环境在短时间内又不能够改变，这样就造成情志病证的反复发生，不易治愈，病程亦久，终则伤及根本。

情志病证多见痰、瘀、郁等病理产物。宋·陈无择在《三因极一病证方论》中指出："七情扰乱，脏气不行，郁而生涎，涎结为饮。"明·赵献可在《医贯》中记载"七情内伤，郁而生痰"，明·徐彦纯《玉机微义·痰饮门》云"夫痰之为病，有因热而生痰者，热则熏蒸津液而成痰。亦有因痰而生热者，痰则阻碍气道而生热"，说明情志失调可使脏腑气机逆乱，机体气化失司，酿液为痰，蒙蔽神明之府，则癫、痫以作；痰蕴日久而化热化火，火热盛则炼津液成痰，痰与热相互转化、相互依附、互为因果、并见共存、循环往复而成痰热胶着，在一定程度上造成了情志病证病程的缠绵漫长，迁延难愈。

由上可以看出，古今医家在情志病证理论的发展与临床实践中都作出了不懈的努力，其中所蕴含的理、法、方、药对当今临床情志病证的防治和理论的构建都有着重要的指导作用。然就目前临床需求来看，中医情志病证理论内涵与临床运用的整理工作仍需不断总结与完善。本书主要通过对古今情志病证相关病案的梳理整合，结合现代情志病证研究文献，深入探讨情志病证的临床特点和治疗规律，推动情志病证研究向高水平的方向发展，以期中医情志学能更好地服务于现代社会，充分体现其应有的实践价值。

【参考文献】

[1] 乔明琦. 中医情志学 [M]. 北京：中国中医药出版社，2019.

[2] 常存库. 中国医学史 [M]. 北京：中国中医药出版社，2003.

[3] 韩成仁. 1984 - 1995 年七情研究文献评述 [J]. 山东中医药大学学报，1997，21 (6)：408 - 410.

[4] 许又新. 两晋南北朝及隋唐时代我国精神病学简介 [J]. 中华精神科杂志，1965，2 (1)：15.

[5] 王米渠. 中国古代医学 [M]. 贵阳：贵州人民出版社，1988.

[6] 潘玲，曾倩，陈聪，等. 论刘完素对情志病病机的新认识 [J]. 现代中西医结合杂志，2006，15 (10)：1275 - 1276.

[7] 马义泽. 试论张从正的心理治疗方法 [J]. 山东中医药大学学报，2003 (2)：107.

[8] 梁喆盈，雷英菊，金玲. 张景岳论治郁证浅析 [J]. 时珍国医国药，2008，19 (2)：493 - 494.

[9] 张慧.《临证指南医案》论治情志相关病症的学术思想探析 [J]. 北京中医，2007，11：721.

[10] 汤朝晖，周志彬，严石林，等. 论七情致病中"思所伤"的中心地位和作用 [J]. 现代中西医结合杂志，2006 (15)：2005 - 2006.

[11] 严灿，王剑，邓中炎. 心理应激的中医药实验研究现状及展望 [J]. 中国中西医结合杂志，2000，20 (1)：73 - 74.

[12] 李峰，杨维益，梁嵘，等. 从中医学看肝脏调节应激反应的作用 [J]. 北京中医药大学学报，1998 (1)：20 - 22，72.

[13] 白正勇. 中医脾脏藏情相关理论发生学研究 [D]. 福州：福建中医学院，2003.

[14] 孙琪，徐志伟. 情志致病内涵解析 [J]. 上海中医药杂志，2008，42 (6)：57 - 59.

［15］张丽萍，张伯礼．情志病的中医药研究现状分析与思考［J］．辽宁中医杂志，2008（3）：349－351．

［16］张丽萍．现代中医情志学［M］．北京：中国医药科技出版社，2011．

［17］陈煜辉．中医情志学科建设及情志病证临床防治框架构建探讨［D］．广州：广州中医药大学，2005．

［18］杜景云．情志致病与养生［J］．甘肃中医，1993（1）：11．

［19］乔明琦，王文燕，张惠云，等．肝气逆肝气郁两证病因流行病学调查及情志致病方式研究［J］．中国中西医结合杂志，2007，27（2）：117－119．

［20］张曼．情志病证病机规律的古医案研究［D］．南宁：广西中医药大学，2009．

第二章　情志病证的论治特点及用药规律

基于情志病证气机升降失调、脏腑功能紊乱的病机特点，我们梳理了古今医家医案的治则、治法和遣方用药，归纳和阐述情志病证的论治特点，并探索和总结用药规律、治疗禁忌及防护原则。

第一节　论治特点

气机紊乱是情志致病的基本病机，情志病证以气机不畅为中介，最终导致脏腑功能损伤、情志表现异常。情志活动与脏腑功能之间在生理上、病理上相互影响，脏腑功能失调影响情志表达，情志太过亦可损失脏腑功能。因此，古今医家在论治情志病证时表现出以调畅气机为要、调节脏腑功能、注重情志疗法的特点。

一、以调畅气机为要

情志致病以气机失调为先导。《素问·举痛论》云："余知百病生于气也，怒则气上，喜则气缓，悲则气消，恐则气下……惊则气乱……思则气结。"情志致病与气机失调不可分开而论。金曦等提出情志导致气机失调的基本病机规律，有气机失和实多虚少、脏腑失常经络不利、气病在先累及津血三大特点，认为由于情志不调致气机紊乱，继而影响津、血运行和脏腑经络功能，虚实病证由此而生。因此，治疗情志病证以调畅气机为要，下面简要归纳古今医家调畅气机治法的应用。

（一）辛开苦降

《临证指南医案·卷六·郁》："情怀悒郁，五志热蒸，痰聚阻气，脘中窄隘不舒，胀及背部。"处方为鲜枇杷叶、杏仁、瓜蒌皮、郁金、半夏、茯苓、姜汁、竹沥。此案为情志不畅、痰气交阻之证。叶天士以"苦辛凉润宣通，不投燥热敛涩呆补"为治疗大法，方中味辛之姜汁、半夏、郁金，配合味苦之杏仁、鲜枇杷叶，苦辛通降，宣肺降逆。辛能散能行，苦能降能泄，合而用之，以药物升降调节气机升降。

现代医家郭蓉娟教授十分推崇人体"中气如轴，四维如轮"的气机运行圆运动的思想，认为人身气机循环无端，一处气乱则处处危机，将调畅气机贯穿于情志病证的治疗始终。郭教授临床常用的调气药对有"柴胡-郁金""旋覆花-杏仁"，其中柴胡、郁金味辛宣散，共助肝气升发，旋覆花、杏仁味苦降气，共助肺气通降。药对配伍，升降并用，共同调理肝升肺降的气机循环。

（二）风药治郁

现代医家张怀亮教授认为情志病证必始于气而终于气，调理气机为第一要务，喜用味辛之品宣畅气机。张教授根据情志病证多郁的病机特点和风药味辛疏散的特点，提出"风药治郁"的临床理念。风药是指具有辛散升浮之性的药物，风药属木，主条达。清·徐大椿认为"风药之轻而气盛者，皆属风药"（《神农本草经百种录》），如柴胡、防风、川芎、薄荷、荆芥等。

李东垣提出"肝阳不足不舒，风药疏补之"，其常用的四逆散、柴胡疏肝散、逍遥散等名方皆有柴胡。另外，据周利霞统计，宋金元时期情志病证医案使用的药物有474种，防风和川芎的使用频次排名分别为13和14，是治疗情志病证的高频药物。综上，古今医家重视情志病证的气机调畅，临证时在郁证处方中加入风药，有引经、鼓动气行之效，使调畅气机事半功倍。

（三）气血同治

《素问·举痛论》曰："人之所有者，血与气耳。"气为血之帅，血为气之母。气郁、气虚则血行不畅，气血失和；气郁化火，则热迫血行，血溢脉外。反之，血瘀阻滞气机，血虚气行无力，亦可气滞。《素问·至真要大论》言："疏其血气，令其条达，而致和平。"气血相互依存，应当同治，使血行不滞，气道畅然。

现代医家王新志教授在治疗情志病证时虽以治"气"为要，却不忘治血，常以血府逐瘀汤之桔梗、川牛膝相配，桔梗主升，川牛膝主降活血，二者配伍，升降并用，气血通调。此外，数据挖掘结果发现，明清医家治疗情志之郁常用药对包括"柴胡-当归""柴胡-白芍"，其中柴胡疏肝行气，当归活血养血，白芍柔肝养血，药对配伍有气血同治之效。

总之，情志病证治疗应首先治气，调节气机升降。由于情志病证患者临床症状多样、多变，对于气血同病，治疗应顺气血之性，气血同调，升降并举。

二、调理脏腑功能

情志病证包含的病证种类繁多，广涉内、外、妇、儿各科。情志活动以五脏精气为基础，五脏功能失调可致情志异常；反之，情志过极也可导致相应的脏腑功能失常。医案数据统计结果表明，情志过极伤及脏腑，以肝、心、脾胃为多。因病证范围广而病位各有侧重，治疗方法也各有不同。

（一）疏肝气，畅情志

肝主疏泄，具有调畅情志的作用，现代学者普遍认为情志致病首伤肝。情志病证以气机失调为主要病机，以致肝之疏泄失职，气血津液的运行输布障碍，常见病机有肝气郁结、肝郁化火、肝郁脾虚、气滞血瘀、气滞痰阻、肝风内动等，辨证处以疏肝理气、化痰息风、行气活血、清热化痰等治法，使肝气条达，情志舒畅。

（二）安心神，摄情志

《类经》云："情志之伤，虽五脏各有所属，然求其所由，则无不从心而发。"《素问·邪客》中又说："心者，五脏六腑之大主也，精神之所舍也。"情志致病伤心，常见病机有心气不足、心火旺盛、心脾两虚、心血瘀阻、痰火内盛等，辨证治以化痰清心、养心安神之法，使心神健旺，情志得以统摄。

（三）和脾胃，调情志

脾胃为气机升降枢纽，脾胃和则能斡旋五脏气机使情志调达，若中土气滞则不能疏达五脏致情志失和。此外，脾胃为后天之本，气血生化之源，心肝得气血濡养，才能驭神有权，疏泄有度，因此治疗情志病证当顾护脾胃。病位在脾胃的常见情志病证病机有脾气不足、心脾两虚、肝脾不和、脾虚湿胜、气滞痰阻、气血两虚等，辨证处以健脾益气、补脾养心、益气养血、疏肝健脾、行气化痰等治法，使脾胃调和，气顺血足，则情志得以调畅。

三、注重情志疗法

情志疗法是中医学独具特色的治疗法方法之一，是指通过调和病人的情志活动达到治疗疾病目的的一类治疗方法，是对中医心理治疗方法的总称。《景岳全书》载："然以情病者非情不解。"《医方考》曰："情志过极，非药可愈，须以情胜。"对于情志病证的治疗，医者除了根据不同疾病的病因、病机用药之外，还需要极大地调动患者对抗疾病的积极因素，做到心身双调，内外结合，多种方法综合运用，将治疗效果最大化。鉴于情志疗法的操作方法及具体机制的不同，将其归纳如下。

（一）情志相胜疗法

情志相胜疗法是用五行相克理论调治情志失和，以达到治疗和缓解情志障碍的一种心理治疗方法。《素问·阴阳应象大论》云"悲胜怒""恐胜喜""怒胜思""喜胜忧""思胜恐"，此即五行生克之理也。对于具体方法的使用，张从正在《内经》的基础上补充了具体的操作方法，如"悲可以治怒，以怆恻苦楚之言感之；喜可以治悲，以谑浪亵狎之言娱之；恐可以治喜，以迫遽死亡之言怖之；怒可以治思，以污辱欺罔之言触之；思可以治恐，以虑彼志此之言夺之"。

（二）以情制情法

以情制情即利用不同性质的情志之间的相互作用，同时不拘于五志之间的相胜关系。《儒门事亲·内伤形》载："项关令之妻，病怒，不欲食。常好叫呼怒骂，欲杀左右，恶言不辍。众医皆处药，几半载尚尔。其夫命戴人视之。戴人曰：此难以药治。乃使二娼，各涂丹粉，作伶人状，其妇大笑。次日，又令作角骶，又大笑。其旁常以两个能食之妇，夸其食美，其妇亦索其食，而为一尝。不数日，怒减食增，不药而瘥。"此案以喜胜怒，不拘于五行生克原理，为以情制情法的具体应用。

（三）开导疗法

开导疗法相当于现代医学的心理疏导疗法，对患者心理状态进行疏导引导，从而达到促进身心健康、防治疾病的目的。吴鞠通在《医医病书》言：
"又必细体变风变雅，曲察劳人思妇之隐情，婉言以开导之，庄言以振惊之，
危言以悚惧之，必使之心悦诚服，而后可以奏效如神……难治之人，难治之
病，须凭三寸不烂之舌以治之。"体现了用言语疏导情志的重要性和有效性。

（四）移精变气法

"移精变气"出自《素问·移精变气论》，王冰注曰："移谓移易，变为
变改，皆使邪不伤正，精神复强而内守也。"移精变气法是指通过改变病人心
理活动的指向性，即转移注意力来缓解某些具有心理暗示性的症状。《儒门事
亲·九气感疾更相为治衍二十六》载："昔闻山东杨先生，治府主洞泄不已。
杨初未对病人，与众人谈日月星辰缠度及风云雷电之变，自辰至未，而病者
听之而忘其圊。杨尝曰：治洞泄不已之人，先问其所好之事。"通过与洞泄不
已患者谈论其所爱好的话题，竟使其忘却临圊而减少便次，此即移精变气之
妙用。

（五）暗示疗法

暗示疗法指医生或催眠者利用言语、动作或其他方式，使被治疗（催眠）
者在不知不觉中受到积极暗示的影响，接受某种观点、信念、态度或指令，
以解除其心理压力负担，消除疾病症状或强化治疗效果。唐·孙思邈言："瞑
目内视，使心生火，想其疾之所在，以火攻之矣，疾则愈矣。"部分患者依从
性强，可通过医者对其进行的积极暗示而不药自愈。

（六）顺情从欲法

《灵枢·师传》说："未有逆而能治之也，夫惟顺而已矣……百姓人民皆
欲顺其志也。"如明·吴崑《医方考·情志门第二十七》记载，谭某因众人以
其语为妄，遂忧愤愧赧成疾，连日不能食，其子顺其父言，遣人取萝卜如人
大者至官所，消除众人疑虑，谭某心愿顺遂则不药而愈。

回溯历代医籍，情志疗法由来已久，不胜枚举，如《内经》设专篇讨论
了古已有之的祝由和移精变气法。《灵枢·师传》中有"人之情，莫不恶死而
乐生，告之以其败，语之以其善，导之以其所便，开之以其所苦"；陈梦雷的
《古今图书集成·医部全录·医术名流列传》中共记载医案 533 例，其中情志

疗法31例，占5.8%；魏之琇的《续名医类案》收集5254例医案，其中，情志疗法医案22例；俞震的《古今医案按》收集医案1074例，其中情志疗法12例。古人在治疗疾病时心身并重，不拘于针药，仍然对我们有很多启发。

随着现代心理学的发展和医学模式的转变，情志因素越来越受关注，情志疗法作为中医心理治疗的手段，被广泛地应用于临床治疗中。我们在应用情志疗法时，仍需加以辨证，审时度势，根据患者的病情特点及各种因素进行选择，切忌生搬硬套，亦不可使用过极。

第二节　用药规律

明清时期，情志理论得到了进一步充实与发展，情志病证医案数量激增。本节以明清为时间节点，依次梳理探讨明清以前、明清时期以及现代医家治疗情志病证的药物在使用频次、药对配伍、功效和性味归经等方面的规律，以期为临床遣方用药提供思路。

一、明清以前验案用药规律

宋代以前，医案尚未形成独立文体，可供研究的医案数量甚少，且医案中鲜有药物的记载，故以医论代之。至宋金元时期，医案逐渐发展起来，医案专著开始问世，现代学者亦对其多有研究。

（一）东汉时期

中医治疗情志病证的方药可以追溯到东汉张仲景的《伤寒杂病论》。《伤寒杂病论》分为《伤寒论》和《金匮要略》，是我国第一部临床治疗学方面的巨著，集秦汉以来医药理论之大成，被称为"方书之祖"。《伤寒杂病论》中论及的情志病证有奔豚气、百合病、脏躁、梅核气、惊悸、不寐等，首创方剂有奔豚汤、桂枝加桂汤、茯苓桂枝甘草大枣汤、百合地黄汤、甘麦大枣汤、半夏厚朴汤、桂枝救逆汤、柴胡加龙骨牡蛎汤等。仲景之方配伍精当，颇具代表性，后世的柴胡疏肝散、逍遥散、归脾丸、温胆汤等多遵其心法而立。鉴于东汉及以前的医案数量少，故以《伤寒杂病论》为代表总结情志病证用药规律。

据统计，《金匮要略》中治疗情志病证的方剂使用最多的药物是甘草，出现频次为 6 次，桂枝、茯苓、芍药、大枣均为 3 次，枳实、半夏、厚朴、川芎、生姜各 2 次。朱文清研究发现，张仲景擅长用含有桂枝的方剂治疗情志病证，并在用量和配伍方面具有明显的规律性：即偏于阳性的情志病证，桂枝用量少，兼配以抑阳药；偏于阴性的情志病证，桂枝用量较大，可配以温阳药。

《本草经疏》言桂枝"主利肝肺气"。《长沙药解》说："桂枝，入肝家而行血分，走经络而达荣郁……最调木气……入肝胆而散遏抑……能止奔豚，更安惊悸。"桂枝味辛，有助于宣散气机。此外，《难经》提出"损其心者，调其营卫"。营卫是情志活动的物质基础，"营卫失谐"可致情志失调。营卫宣通，则心气得充，心血得荣，神机安和，情志调畅。仲景尤善调和营卫之法，"桂枝-白芍"是经典的药对代表，二者一散一收，滋阴和阳，体现了仲景寒热并举、气血同调、阴阳和合的用药配伍规律。

（二）晋隋唐时期

晋隋唐时期的医家治疗情志病证的用药，是对张仲景情志病证治疗方法的继承和发展，在情志病证种类、药物和方剂等方面的认识都有所增加。于华红以《小品方辑校》《针灸甲乙经》《肘后备急方》《脉经》《诸病源候论》《备急千金要方》《千金翼方》《外台秘要》和《新修本草》为文献来源，统计了情志病证的用药频次。结果显示，晋隋唐时期治疗情志病证的高频药物以温补和辛温发散为主，如出现频数 40 次以上的有人参、桂枝、干姜、生姜、川芎、防风和细辛。其次还有清热之黄芩、石膏，安神之茯神、远志，行气之橘皮、桔梗等。综合而论，晋隋唐时期治疗情志病证的药物以甘温补益、辛散透发、行气祛痰、安神定志、清热养阴为主。

另外，王焘辑录的《外台秘要》汇集了初唐及唐以前的医学著作，整理保留了大量民间单方、验方，为研究我国唐代以前的医学提供了重要参考依据。据董雯月统计，《外台秘要》中有 1368 个与情志病证相关的条文，涉及癫狂、腹痛、癫痫、头痛、眩晕等 30 个病证，药物使用频次较高的为人参、甘草、茯苓、龙齿、酸枣仁等，高频药物按功效可分为五类：①补益类，主要有人参、甘草、茯苓、麦冬、当归、白术等；②安神类，主要有茯神、远志、酸枣仁、龙齿等；③行气类，主要有川芎、防风；④化痰类，主要有半夏、远志、牛黄；⑤开窍类，主要有牛黄、远志。这些药物的功效与情志病证初期多气滞、痰阻，后期多虚的病机特征相符。

（三）宋金元时期

宋金元是医案的发展时期，包含了医案的中医个人专著纷纷问世。据周利霞统计，《中华医典》中宋金元时期的中医古籍有 119 部，检索出情志病证医案 1140 个，治疗情志病证的中药共 474 种，出现频次排前的药物为人参、甘草、茯苓、肉桂、茯神、远志、朱砂、木香、麦冬和当归等。按照药物功效分为以下几类：①补益类，主要有人参、茯苓、肉桂、麦冬、当归、甘草、白术和黄芪等；②安神类，主要有茯神、远志、朱砂、酸枣仁和龙齿等；③行气类，主要有木香、陈皮、川芎、青皮和槟榔等；④化痰类，主要有半夏、陈皮、远志和牛黄；⑤开窍类，主要有麝香、牛黄、远志等。情志病证的病性虽以实证为主，亦可虚实错杂，且行气、清热、开窍等药易损伤正气，故宋金元医家临证时常用补益类药物以防患于未然。

周利霞对宋金元时期情志病证医案中频次较多的 100 个药物进行相关性分析，相关系数大于 0.5 的药对有两个：石菖蒲－远志、苍术－香附。其中，石菖蒲－远志针对风痰内扰、痰迷心窍、风痰闭阻而使用；苍术－香附同用主要针对以气滞为主，或兼痰、湿、食积等病邪的情志病证。

二、明清时期验案用药规律

（一）明清时期

明清医家立案蔚然成风，情志病证医案颇具规模，涉及了中医内、外、妇、儿等各科，表明明清医家注重形神一体观，对情志病证的多样性具有深刻认识，将对情志病证病因、病机的认识贯穿于各科疾病的诊疗思路当中。

1. 用药多行气和清热之品

笔者查找明清时期的医案发现，详细记载的医学典籍共有 56 部，记载了情志病证病案 379 个，有 67 种情志病证，包括郁证、血证、癫狂、噎膈、不寐、惊悸、胃痛、厥证、胁痛和痫病等。对以上病案所述情志病证的病性进行统计，笔者发现该时期大量医家认为情志病证属于实证或虚实夹杂，两者占所有案例的 84%，其中实证占比 44%，以气滞、血瘀、痰凝为代表。而对于情志病证的寒热属性，刘河间认为"五脏之志者，怒、喜、悲、思、恐也……情之所伤，则皆属火热"。同时朱丹溪也认为"五脏各有火，五志激之，其火随起"。五志化火是指情志过极或失调导致气机紊乱，气机郁久而生热化火的病机变化。情志病证寒热病性中的热证明显多于寒证，因此在虚实寒热这方面的用药规律和使用频次大多集中在行气散结和清热养阴，行气药有陈皮（76 次）、橘红（44 次）、香附（56 次）、郁金（61 次）；清热药有栀子（58 次）、黄连（49 次）、牡丹皮（64 次）、生地黄（49 次）。

2. 注重治肝、和胃与调心

对脏腑病位的认识在情志病证的用药规律中具有举足轻重的地位。五脏化五气，五气生五志，五行、五脏、五志相互配属。肝在情志病证的病位频次中居于首位，这与肝主疏泄、调情志的生理功能有关。治肝用药多集中在陈皮、橘红、香附、郁金、当归、白芍等，疏肝行气，养血柔肝。其次，情志病证病位与胃、心、脾、肺、肾密切相关。脾胃为气机升降枢纽，情志致病多有气机失调，或肝木乘土，伤及脾胃。调和脾胃的常用药物有甘草、人参、白术、半夏、陈皮、橘红等。心主血脉而藏神，统摄五脏六腑、精神活动以及人的情志思维，五志过极都会对心产生影响，故《灵枢·邪气脏腑病形》言："愁忧恐惧则伤心。"调心的常用药物有远志、茯神、酸枣仁、黄连、栀子等，多为宁心神或清心火之属。同时，甘草归心、脾经，可补益心脾之气。另外，清代医家陈士铎在《辨证录》中记载有情志病证 73 门，包含 449 条方剂，用于治疗情志病证的药物多达 184 味。陈士铎除了与上述医家一样重视脏腑功能恢复，还强调气虚的因素，且以心气虚为代表，因此多用人参补心气之虚，并且配合五味子和麦冬以益心气而宁心神。陈士铎使用人参治疗情志病证共 208 次，而甘草在他治疗情志病证的医案中应用达 199 次，其他药物使用次数高达 150 以上的有白芍、白术、当归、茯苓。

（二）明清及以前的用药总结

随着情志医学和数据挖掘技术的发展，现代学者除了对某个朝代的情志病证用药进行整理，探究用药的时代特色之外，也不乏对古代情志病证医案的汇总研究，以关联规则等数据挖掘技术发现其中用药规律，对临床用药颇具指导意义。

陈友友以《中华医典》为文献来源，查阅了新中国成立以前的 60 部古代医籍，共收集 1527 例情志病证医案。通过对 1527 例情志病证医案中的药物进行关联分析，按符合支持度 > 10、置信度 > 50% 的关联规则，发现治疗情志病证的药对有：半夏－茯苓、石菖蒲－远志、酸枣仁－茯神、远志－茯神、大枣－甘草、枳实－黄连、当归－酸枣仁、黄芪－人参、黄芪－白术、枳实－半夏、川芎－当归、龙齿－茯神、人参－白术，这些均为临床常用药对。

通过对上述 1527 个情志病证医案中的药物用关联规则进行数据挖掘产生的依赖关系网络图可知，使用频数高、关联强度大的药为 3 类：①远志、酸枣仁；②远志、茯神；③远志、茯神、酸枣仁、龙齿、石菖蒲。说明在情志病证医案中化痰类、健脾类和安神类药常联合使用。

三、现代医家临床用药规律

情志致病始于气，累及脏腑。现代医家治疗情志病证的方法和原则不离调和气血、调理脏腑等方式，用药补泻并举，标本兼治，统筹兼顾。

现代医家郝万山教授长期从事《伤寒论》研究，治疗情志病证颇有章法，认为情志致病，气机紊乱，必然导致痰饮、水湿、瘀血、食积等停滞，并结合小柴胡汤、桂枝甘草汤、温胆汤和定志小丸，创制了经验方柴桂温胆定志汤（基础方为北柴胡、黄芩、桂枝、陈皮、法半夏、茯苓、枳实、竹茹、石菖蒲、远志、人参、炙甘草）。该方寒温并用，攻补同施，共成和枢机、解郁结、温少阳、化痰浊、宁神志、定魂魄之剂，经验证对抑郁症的治疗行之有效。

于红等运用数据挖掘技术整理了郝万山教授的 316 例情志病证医案，共 339 个处方，结果表明：高频药物有陈皮（303 次）、柴胡（302 次）、炙甘草（297 次）、法半夏（296 次）、制远志（290 次）等；利用分层网络取度系数为 1.7 时，核心处方由出现频次排名前 16 位的药物构成，和柴桂温胆定志汤的药物组成十分接近；在核心处方之外的子网络，揭示了核心处方的随症加减用药组合，如炒栀子和淡豆豉、麦冬与醋五味子、生姜与延胡索等，显示了在核心处方的基础上随证调和五脏寒热与气血阴阳的治疗思想和个体化的用药特点。

张怀亮教授认为，情志异常是脏腑气血盛衰或失调的外在表现，情志病证的核心病机是"气机逆乱"，而三焦是机体气血津液物质气化的场所，三焦阻遏常见病因有气、火、痰、湿、瘀的瘀滞，少阳郁遏以及脏腑的功能失常。据此，张教授创宣达饮一方，由小柴胡汤、温胆汤及活络效灵丹化裁而成，具体药物有：柴胡、黄芩、半夏、枳实、竹茹、陈皮、茯苓、丹参、当归、生姜、大枣、炙甘草，此方可调达三焦，和解少阳，祛痰理血，与柴桂温胆定志汤有异曲同工之妙。在用药方面，张教授主张内调外养，选方用药不宜过猛，并强调风药在治疗情志病证郁证中的点睛之效。

王新志教授治疗情志病证从整体观出发，提出"情志—气机—脏腑—气机"的情志病证病理发展过程，其处方用药有如下规律：①根据症状和辨气血择方，如胸胁胀满、善太息、情绪低落等选用四逆散、柴胡疏肝散等类方加减，周身胀痛、舌色发暗者，用逍遥散和身痛逐瘀汤加减等。②以药性升降调气机运行，喜用桔梗、川牛膝，上宣肺气，下以活血，一升一降，通调气机。其药量不宜过多，以桔梗 6g，川牛膝 10g 为宜。③注重心神调摄情志的作用，临证常加调心安神之品，如合欢花 30g，朱砂 0.3g（冲服），百合 30g，石菖蒲 12g，远志 12g，茯神 20g。

综上所述，古今情志病证用药一脉相承，现代医家遵循经方的同时，亦能与时俱进，辨证化裁。古今用药皆以补益、行气、化痰、安神、清热、养阴为主，万变不离其宗。

第三节　治疗禁忌与防护

《素问·生气通天论》中记载："阴平阳秘，精神乃治。"中医学以气血阴阳调和为顺，治疗情志病证用药不宜峻猛。临床治疗情志病证常处以行气、清热、化痰、补益之法。本节从情志病证常见治法探讨其禁忌，并提出以调畅情志、顾护脾胃作为防护原则。

一、治疗禁忌

（一）过度行气

《医林改错》言"治病之要诀，在明气血"。气郁是情志病证的基本病机，或气滞血瘀，或气郁水湿生痰，或气郁化火等。运用行气药能够有效治疗和缓解气滞导致的胸腹满闷、胃胀、胃痛等疾病。行气药又称理气药，药性多属辛温香燥，久服或过服易耗气伤阴，出现"破气"的不良反应，加重气阴两虚症状。正如《临证指南医案·卷六·郁》所言，治疗郁证"不重在攻补，而在乎……用辛理气而不破气"。

情志病证患者虽气机郁结明显，但大部分皆由七情直接损伤脏腑气机，以正虚邪实较为多见，或化火伤阴，或过度思虑，暗耗心血。过度行气将进一步消耗脏腑阴气，为治疗禁忌。因此诊治情志病证，欲求气顺血和，气血协调，须行气有度，注意忌刚用柔，防香燥耗阴。

（二）苦燥伤阴

情志病证的寒热病性以热证为主，常见心肝火旺、气郁化火、痰热内盛等证。火属阳邪，易耗伤津液。《灵枢·本神》言："五脏，主藏精者也，不可伤，伤则失守而阴虚，阴虚则无气。"吴鞠通《温病条辨》指出："盖热病未有不耗阴者，其耗之未尽则生，尽则阳无留恋，必脱而死也。"

诊治情志病证热证，法当投以苦寒之品清热泻火。《素问·脏气法时论》云："脾苦湿，急食苦以燥之。"苦能燥湿，过用有劫伤津液之弊。阴阳相互依存，阴虚则阳无以附。因此，用苦燥之属，当中病即止，须固护阴液，忌伤阴液。

（三）滋腻气机

情志病证有虚实之分，虚性病机以气虚、血虚、阴虚为主。情志致病，皆可伤心，久而耗伤心血；情志化火，煎灼阴液，可致阴虚。据统计，情志病证常用药物分类中，补益药出现频次较高，常用白芍、酸枣仁、麦冬、生地黄。若滋阴补血药用量过多或配伍不当，过于滋腻，则影响脾胃运化，壅滞中焦气机。

脾胃为气机升降枢纽，升清降浊，疏散布达气血津液。脾胃气滞则气血生化乏源，精微输布不畅，使脏腑失养，情志病证之虚证更甚。情志病证以调畅气机为要，尤忌滋腻，应谨防气机郁滞，注意配伍疏泄宣通之品。

二、防护原则

（一）调畅情志

古今医家皆重视调畅情志。如《临证指南医案·卷六·郁》中情志疗法比比皆是，如"药无效者，病由情怀中来。草木凉药，仅能治六气外来之偏耳"，"务宜怡悦开怀，莫令郁痹绵延"等。王旭高亦言"情怀郁勃，肝胆风阳上升……务宜畅抱，庶克臻效""病情多系情怀郁勃……又须怡情安养，庶几可瘳"。现代医学模式已经从最初的生物医学模式转变为身心医学模式，情志护理在情志病证治疗中必不可少，强调了情志调畅的重要性。正如《黄帝内经》所言："恬淡虚无，真气从之，精神内守，病安从来。"

调畅情志，医患合力则效彰。一方面，医者需明确患者的情志病证病因，了解患者的情志状态，予以情志疏导和人文关怀。另一方面，患者应当谨遵医嘱，掌握自我调节的方法，不仅能提高患者对自身疾病的正确认识，缓解不良情绪，还能怡情养性，预防情志病证的产生、加重及复发。

（二）顾护脾胃

脾胃与情志关系密切。一方面，脾胃为后天之本，气血生化之源，如若脾胃虚弱，运化不及，则气血乏源，脏腑失养，累及他脏，从而影响正常情志活动。脾藏意，在志为思，脾虚则意无所存，思无所主；心失濡养，则驭神无权，情志无主；肝失濡养，疏泄无力，则情志失于调畅。另一方面，脾胃为气机升降枢纽，脾胃气机失和，可影响一身之气机，导致情志病证的产生及加重。

治疗情志病证热证，宜苦寒泄热，却易损伤脾胃阳气；治疗阴虚证、血虚证，投以滋阴补益药物，但有滋腻碍脾、阻滞气机之弊。脾胃大家李东垣提出："内伤脾胃，百病由生。"现代医家郭蓉娟教授基于多年临床经验，认为脾胃健运是预防情志病证的根本大法。因此在处方用药时应当合理配伍，寒温并用，升降并举，补泻兼施，以达固护脾胃之效。

总之，情志病证的临床治疗，扶正祛邪应该合理应用，根据虚实的先后主次，分清治疗轻重缓急，注意扶正不留邪，祛邪不伤正，既不能伤阴化燥，耗伤气血，又不能过于补益滋腻气机。至于情志病证的生活、临床防护，一定要注意保持情志和调，时刻顾护脾胃。

【参考文献】

[1] 金曦，金冬. 论情志病发病机理 [J]. 中国中医基础医学杂志，2001，7（7）：20 - 21.

[2] 鲁晏武，程旺，陈仁寿. 叶天士治郁气味配伍八法 [J]. 时珍国医国药，2015，26（9）：2219 - 2210.

［3］高维，李谦毅，高东阳，等．郭蓉娟教授诊疗情志病经验总结［J］．世界中医药，2020，15（1）：104－107.

［4］王艳阳，孙倩．张怀亮辨证论治情志病经验［J］．河南中医，2020，40（5）：722－724.

［5］孙娜，王岳青，谢颖桢．从脏腑论风药在郁证中的应用［J］．环球中医药，2020，13（5）：834－837.

［6］周利霞．宋金元时期情志病证证治规律的初步研究［D］．广州：广州中医药大学，2006.

［7］王博，王新志．王新志调整脏腑气机治疗情志病经验［J］．中医杂志，2020，61（11）：954－956.

［8］杜晓娜．明清时期情志病医案的研究整理［D］．南宁：广西中医药大学，2020.

［9］霍磊．《黄帝内经》心理疗法及后世运用研究［D］．北京：北京中医药大学，2007.

［10］苏晶．经典经方与情志病的防治［J］．环球中医药杂志，2017，10（5）：562－564.

［11］于华红．金匮要略与晋隋唐时期医籍情志病辨治的相关性研究［D］．济南：山东中医药大学，2015.

［12］朱文清，吴中平．张仲景运用桂枝治疗情志疾患规律探析［J］．中医杂志，2014，55（20）：1729－1731.

［13］胡春雨，杜世豪，李佳静，等．基于"损其心者，调其营卫"论抑郁症辨治［J］．上海中医药大学学报，2019，33（2）：7－10.

［14］董雯月．《外台秘要》情志病证治初步研究［D］．昆明：云南中医药大学，2019.

［15］王宏伟．《辨证录》情志疾病用药规律研究［D］．南京：南京中医药大学，2017.

［16］陈友友．七情病证治法规律的古医案研究［D］．南宁：广西中医药大学，2009.

［17］郝万山．经方治疗精神抑郁症的思考和实践［C］//白云阁藏本《伤寒杂病论》高级研修班08期、纪念医圣张仲景诞辰1866周年经方论坛、中国中医药研究促进会仲景医学分会2016年学术年会论文选集．南阳：中国中医药研究促进会，2016：75－80.

［18］于红，鲁艺，孙晓峰，等．郝万山治疗情志病用药规律研究［J］．中国中医药信息杂志，2019，26（3）：108－112.

第三章 "执中允和"思想的内涵及
在情志病证中的应用

"执中允和"是中国传统文化的哲学核心，是承载中华民族五千年文明精髓的核心理念，渗透在中国传统文化的各个方面。《中庸》云："中也者，天下之大本也，和也者，天下之达道也，致中和，天地位焉，万物育焉。"中医学属于中国传统文化的一部分，继承了中国传统文化"中""和"之衣钵，确立了独特的整体观、生命观、疾病观、诊疗观、预防养生观，建立起以"中""和"为核心的医学体系。

第一节 "执中允和"思想及中医学内涵

"执中允和"思想其源甚古，可远溯至三皇五帝时代，从《尚书》《诗经》《周易》，以及先秦诸子典籍，以至汉初文献如《春秋繁露》及《淮南子》等重要典籍中，可探寻其脉络。

一、"执中允和"思想及源流

（一）"中""和"字义溯源

1. "和"字义溯源

甲骨文、金文及篆书中，"和"字即以其假借字"龢"的形式出现，因其声旁"禾"而得声，"和"本身之含义与音律相关，是声音相应、配合协调、节奏和谐之意。《说文解字》谓："和，相应也，从口，禾声。"《尚书·舜典》云："律和声。"《国语·周语》云："声音相保曰和。"《道德经》云："音声相和。"而《文心雕龙·声律》更明确提出："异音相从谓之和。"

2. "中"字义溯源

现存甲骨文中，有 50 个以上的"中"字。考"中"一字见于《尚书》

凡49次，字义以"中道""中正""执中无偏"为主，应用层面广泛，上至治国治民，下至治刑治德。例如《尚书》有"各设中于乃心""惟精惟一，允执厥中""建中于民，以义制事，以礼制心"等记载。

春秋末年，儒家的创始人孔子将"尚中"思想演化为中庸之道，指出"中庸"是一种珍贵的美德，并将"和"与"中"结合为"中和"学说。如《论语》中载："子曰：中庸之为德也，其至矣乎！民鲜久矣。"

（二）"执中允和"思想源流

"执中允和"思想在尧舜禹时代已深植民间，夏禹时代已有九德选贤制度，九种德行以尚中贵和为本，开后世中和学说或中庸学说之先河。"中和"理念和"执中允和"的思维模式，发展到诸子争鸣的春秋时代，更为波澜壮阔，逐渐形成了中国人的中庸思维、行为方式和处世作风。

1. 易学的"执中允和"观

《周易》为五经之首，亦为大道之源，标志着中国文化及哲学思想的源头，对先秦诸子学说有重大的影响。《周易》认为"中"是天下之大本，其主体思想是"正"，"正"是无偏无过；"和"主吉主利，各得其所或各得其宜，共同向最佳状态发展，所谓"和实生物"是也。易道即阴阳中和之道，强调尚中贵和，阴阳的运作以中和为本，随时都中和，万变不离中和，变中有常，变与常不离中和。明代大儒张邦奇云："易之道，可一言而尽也，中焉止矣。"惠栋云："易道深矣！一言以蔽之，曰：时中。"

2. 儒学的"执中允和"观

尚中贵和思想在春秋时代甚为普遍，"中"与"和"的概念已大致互用。儒家力主"和为贵"及"执中"，反对"过"与"不及"，灵活运用"时中"，强调和而不同，并将"和"与"中"结合为"中和"学说。另外，孔子提倡中德，将"中""和"与善、德、诚等优秀品质联系起来，为中华民族的认知思维、价值观念、行为准则和社会规范奠定了思想基础。

3. 道学的"执中允和"观

道家蕴藏易经精神，言"和"也言"中"，即"中"寓"和"，"和"寓"中"，提出"万物负阴而抱阳，冲气以为和"及"多言数穷，不如守中"，并将境界提升至"太和"，《庄子集解·外篇天道》除提出"中和民意，以安四乡"之论外，也提出"所以均调天下，与人和者也"之见。管子早就有

"中和慎敬"的言论。

由此可见，先秦儒道两家皆重视"中和"之道，儒家以礼乐致中和，而道家以无为致中和，前者具约束性，后者则无为，任其自然。

4. 其他学派的"执中允和"观

阴阳家邹衍出身羲和之官，掌管天文气象，精通阴阳五行之理，熟悉天文术数变化之道，又创五德终始说，首先提出五行相生相胜，以中和为贵，过则灾害至的观点，对充实《黄帝内经》的内容有很大的贡献。

《吕氏春秋》中以黄老道家思想为主，并熔儒、墨、名、法、农家及阴阳家思想于一炉，指出"天地合和，生之大经"，万物的生化以中和为贵，太过则害，实践中和之道，强调"被服中法，进退中度"。

《春秋繁露》为儒家代表巨著，以天人合一、阴阳五行及三纲五常作为全书骨干，书中言中、言和、言中和之语，其数量之多，俯拾即是，如董仲舒说："成于和，生必和也；始于中，止必中也；中者，天地之所终始也；而和者，天地之所生成也。"

《淮南子》是继《吕氏春秋》后又一杂家代表巨著，书中指出"天地之气莫大于和"，其中和理论，道儒哲理并见，强调"执中含和""百残除而中和作"。《淮南子》在养生方面指出无太过，赞成老子之说，如"节寝处，适饮食，和喜怒，便动静"等，合中和之道。

此外，墨子及韩非子都有提及中和之说，如墨子虽倡兼爱，但也指出"失和"乃"天下之害"，并以"天志"为"中"。《韩非子·难二》指出"举事慎阴阳之和"，其政见又言"世之治者不绝于中"。

综上，先秦时代诸子蜂起，百家争鸣，中和思想活跃于政教思潮，从政治到艺术，从修身到治国，广泛地被吸纳与兼容，尤其是儒家推出《中庸》一书后，中和思想更被推及高峰，成为儒家哲学核心。《黄帝内经》成书于战国至两汉时期，充分汲取了当时先秦显学的儒道二家中和思想，被后世奉为圭臬。

二、中医学"执中允和"的生命观

"执中允和"作为中华民族传统文化的哲学思想，渗透到了中医学的理论体系构建、发展以及临床实践等各个方面，将博大精深的传统文化凝练于对生命与健康的维护之中，形成了中医学独特的以"执中允和"为本的思维模式。

（一）"执中允和"的天人合一整体观

天人合一整体观念是关于人与自然环境、社会环境和谐共处的认识。在先秦前，"天人合一"已经成为一种文化共识，诸子百家尤其是道家对其发挥甚广，从而被中医学理论汲纳，成为中医学独特的理论特色。

1. 人与自然之和

人是自然环境中的人，赖自然界以生存，自然界的寒暑变化、地域差异、昼夜晨昏以及天体运行等因素会影响人的生理、病理，关系到养生防治原则的确立，是中医学整体观念的重要内容。《老子·第二十五章》曰："人法地，地法天，天法道，道法自然。"老子认为人应当顺应自然法则，人与自然万物要相和以生。《素问·宝命全形论》进一步指出人为万物之一，源出天地精气，说"人生于地，悬命于天，天地合气，命之曰人"，"天覆地载，万物悉备，莫贵于人。人以天地之气生，四时之法成"。

人与自然环境和谐统一，生命活动健康有序，是以《素问·上古天真论》有云："上古之人，其知道者，法于阴阳，和于术数，食饮有节，起居有常，不妄作劳。"《素问·四气调神大论》进一步强调指出，四时养生"春夏养阳，秋冬养阴"。如果人不能做到"法于阴阳"，必然会导致人与自然环境的格拒，出现阴阳失调的各种病证，影响生命健康。

2. 人与社会之和

人不仅具有自然属性，同样具备社会属性，社会环境中的人际关系、社会地位、经济条件、家庭环境等因素与人的健康、疾病息息相关。和平的社会环境、和谐的政治氛围、良好的人际关系、顺利的成长经历等，会形成人坚强、乐观的心态，使人能够面对挫折、苦难，释放心理压力，有利于身心健康；反之，则不利于身心健康。不同的社会地位、经济条件、生长环境及教育程度等，会形成不同人群的生理、心理特点，造成不同人群体质差异，易见某种性质多发病、常见病。如《素问·疏五过论》云："凡未诊病者，必问尝贵后贱，虽不中邪，病从内生，名曰脱营。尝富后贫，名曰失精，五气留连，病有所并。"因此，作为生活在社会之中的人，应根据社会环境的变迁，适时调整身心，实现人与社会的和谐。

（二）"执中允和"的生理观

中医学认为人体是一个有机整体，组成人体的各个部分，包括五脏六腑、形体官窍、四肢百骸等，不仅在结构上不可分割，在生理上也相互为用，协调配合，使人体成为一个和谐有序的有机整体。这是"执中允和"思维在中医生理学中的体现。因此，《内经》常以"和"代表各部分功能的正常状态，如《灵枢·本脏》所云"血和""卫气和""志意和""寒温和"等。

1. 形神之和

形与神相互依存，不可分离，形为神之宅，神为形之主，形神协调，和谐统一，即所谓形神之和。形健则神旺，形衰则神疲，反之亦然。因此，《灵枢·本神》曰："故生之来谓之精，两精相搏谓之神。"说明人生之初，形具而神生，形神一体。《素问·汤液醪醴论》亦云："精神不进，志意不治，故病不可愈。"从病理角度阐释了神对形的影响。在养生预防方面，不仅要重视形体的锻炼，神的调养也相当重要，养形安神是中医养生保健、维持机体健康状态的基本原则。《灵枢·本神》曰："智者之养生也，必顺四时而适寒暑，和喜怒而安居处，节阴阳而调刚柔。"

2. 阴阳之和

中医学植根于中国古典哲学，厚养于中国传统文化，兼蓄儒道各家之精华，重视阴阳在对立制约以及互根互用中达到的"和"的状态。《黄帝内经》认为生命健康就是要在阴阳相互作用中达到人体生命活动的最佳状态——"和"。《素问·阴阳应象大论》曰："阴阳者，天地之道也，万物之纲纪，变化之父母，生杀之本始，神明之府也。"阴阳"和"则脏腑组织、形体官窍等都能够正常发挥各项生理功能，生命活动正常进行，机体维持健康。如《素问·生气通天论》指出："阴平阳秘，精神乃治。"《素问·生气通天论》亦曰："凡阴阳之要，阳密乃固。两者不和，若春无秋，若冬无夏；因而和之，是谓圣度。"此虽强调阳气，但更重视在阳气主导作用下的"和"，是以"和之"才能谓之圣度。

3. 五行之和

五行之和是指木、火、土、金、水在生克制化中的平衡状态。人体肝、心、脾、肺、肾，分属于木、火、土、金、水，五脏之间的关系同样遵循着五行生克规律，五脏当中的任何一脏，既有生之脏也有克之脏，因而在生克之中达到平衡协调状态，维持五脏功能正常进行。如有轻微虚实变化，生克之脏相应而起进行适度调节，维持五脏稳定的"和"状态。如《素问·阴阳应象大论》论述了五脏的相生关系："肝生筋，筋生心……心生血，血生脾……脾生肉，肉生肺……肺生皮毛，皮毛生肾……肾生骨髓，髓生肝。"《素问·五脏生成论》指出了五脏的相克关系："心……其主肾也；肺……其主心也；肝……其主肺也；脾……其主肝也；肾……其主脾也。"《素问·六微旨大论》则对生克平衡进行了阐述，说"亢则害，承乃制，制则生化"。

4. 脏腑之和

人是一个以五脏为中心的有机整体，人体各个脏腑形体官窍各自以及相互之间都要处于"和"的状态，从而维持机体正常的生理活动，其实就是形之"和"。

五脏与六腑之和：五脏与六腑在生理功能上协调配合，在经络上相互络属，形成了五脏与六腑的表里关系。如《灵枢·本脏》云："肺合大肠……心合小肠……肝合胆……脾合胃……肾合膀胱……"以脾胃为例，脾和胃升降相因，纳运相得，燥湿相济，共同完成饮食物的代谢活动。

五脏与官窍之和：人体内外表里和谐统一，内在的脏腑与外在的官窍也一样协调为用，《孟子·告子》曰："有诸内必形诸外。"《灵枢·脉度》云："肺气通于鼻……心气通于舌……肝气通于目……脾气通于口……肾气通于耳。"这说明了五脏与官窍的联系，如肝开窍于目，肝中精气在肝气的疏泄作用下沿着足厥阴肝经上达于目，发挥荣养作用，眼睛能够视物清晰，辨色准确。

五脏与五体之和：皮、肉、筋、骨、脉由五脏所主，依赖五脏精气血液的濡养，维持功能活动正常，正如《灵枢·五色》云："肝合筋，心合脉，肺合皮，脾合肉，肾合骨。"以肝合筋为例，肝中精血在肝气的作用下布散全身筋脉以濡养，筋脉才能柔韧灵活有力量。

5. 精气血津液之和

精、气、血、津液是构成人体和维持人体生命活动的基本物质，几种物质之间不仅同源互化，而且相互依存、相互促进，如精能化气、精能化血、气能生血、血能载气、血汗同源等，只有精、气、血、津液代谢达到"和"的状态，人体才能维持健康。如《素问·六节藏象论》曰："气和而生，津液相成，神乃自生。"说明人体"气和"津液才能生。《灵枢·天年》指出气血荣卫调和畅通是生命的基础,"血气以和,营卫以通,五脏已成,神气舍心,魂魄毕具,乃成为人"。

6. 情志之和

情志是喜、怒、忧、思、悲、恐、惊等正常的情绪心理活动,是五脏精气升降出运动对外界刺激的应答反应,如《素问·阴阳应象大论》有云:"人有五脏化五气,以生喜怒悲忧恐。"情志活动是五脏功能活动的外在表现,是中医学"形神一体"观的体现。五脏功能和调则情志平和、安宁而且适度。五脏功能失和则情志不畅,或抑郁,或焦虑,或易怒,或惊恐等,发为多种情志病证,如《灵枢·本神》云:"肝气虚则恐,实则怒。"反之,情志和调有利于五脏功能正常发挥,如《素问·举痛论》认为"喜则气和志达,荣卫通利"。情志不和亦会影响五脏功能活动,如《素问·举痛论》曰:"怒则气上,喜则气缓,悲则气消,恐则气下……惊则气乱……思则气结。"

(三)"失和"的病理观

疾病发生、发展变化的机理,无外乎病因和病机的"失和",六气、情志、饮食、劳逸等只有在太过、不及的情况下,才成为致病因素,伤及人体内在脏腑功能、阴阳平衡、精气血津液代谢等,百病由此而生。

1. "失和"的病因认识

生病之因起于过用,过用即脱离中道,也就是"失和",如《素问·经脉别论》所说:"故春秋冬夏,四时阴阳,生病起于过用,此为常也。"病因失和包括六气失和、情志失和、饮食失和、劳逸失和等。

六气失和:风、寒、暑、湿、燥、火六种正常的气候变化称为六气,本属天之常气,若其气失和则成六淫为害,《素问·六元正纪大论》曰:"寒暑过度,生乃不固。"又如《素问·阴阳应象大论》说:"风胜则动,热胜则肿,燥胜则干,寒胜则浮,湿胜则濡泻。"

情志失和:情志活动以五脏精气作为物质基础,与五脏功能活动密切相关,如若情志失和,多伤及五脏影响脏腑气机,成为疾病病因,如《灵枢·口问》有言:"悲哀愁忧则心动,心动则五脏六腑皆摇。"情志失和不仅影响"形"也会影响"神",如《灵枢·本神》续指出"心怵惕思虑则伤神……脾愁忧而不解则伤意"。

饮食失和:饮食物有寒热之偏性,有五味之不同,有营养之差异,因此饮食摄入要四气均衡，五味和调，营养合理，才能维持生命健康。饮食如有寒热、五味或者营养等长期失和，必然会滋生寒热，影响气血化源，酿生百病。张志聪指出："水谷入胃，寒温不适，饮食不节，而病生于肠胃。"《素问·奇病论》则提出肥甘厚味为患，"肥者令人内热，甘者令人中满，故其气上溢，转为消渴"。关于五味偏嗜，《素问·五脏生成》指出"多食咸，则脉凝泣而变色；多食苦，则皮槁而毛拔"。另外，饮食饥饱失常、食物腐烂变质、嗜酒无度等也是饮食失和的重要内容。

劳逸失和：生病起于过用，过劳包括劳力、劳神、房劳等，过逸主要指缺乏劳动或锻炼，过劳过逸都会引致疾病发生。《素问·生气通天论》认为劳力太多会伤及于骨，提出："因而强力，肾气乃伤，高骨乃坏。"《素问·上古天真论》强调不能过度安逸，要"形劳而不倦"。

2. "失和"的病机认识

疾病的病机是复杂多变的，脏腑、阴阳、气血津液等病理变化相互交织，相互影响，但无论病机多么复杂，都离不开"失和"这一共同基础。

阴阳失和：阴阳失和是疾病的基本病机，是指机体阴阳双方失去平衡协调，出现了偏胜、偏衰、互损、格拒和亡失的一类病理变化。《素问·阴阳应象大论》指出："阴胜则阳病，阳胜则阴病。阳胜则热，阴胜则寒。"《素问·调经论》亦说："阳虚则外寒，阴虚则内热，阳盛则外热，阴盛则内寒。"当阴阳不和发展至阴阳双方难以维系相合，就会发生"阴阳离决，精气乃绝"。

气血失和：精、气、血、津液在生理上相互化源、为用，在病理上必然相互影响。精、气、血、津液"和"，则百病不生；精、气、血、津液"失和"，则百病由生。如《素问·调经论》所说："血气不和，百病乃变化而生。"关于血液和津液的不和为病，《灵枢·血络论》指出："新饮而液渗于络，而未合和于血也，故血出而汁别焉；其不新饮者，身中有水，久则为肿"。

脏腑失和：人体是以五脏为中心的有机整体，组成人体的各个部分不仅在结构上不可分割，在生理上也相互为用。脏和腑由于经络的沟通联系，功能上配合更为密切，一旦脏腑失和，则不仅意味着脏腑各自功能障碍，往往也会影响其所合的五官、五体、五志等。《灵枢·脉度》称："五脏不和则七窍不通，六腑不合则留为痈。"《素问·太阴阳明论》指出"脾不为胃行其津液"，则会出现"四肢不用"。

形神失和：形为神之宅，神为形之主，形神相互依存，互为根本。形衰神就会弱，神疲形就会虚，甚至会形神分离。《灵枢·本神》指出五脏藏精舍神，如若恣情纵欲、情志内伤，则会导致"淫泆离脏则精失，魂魄飞扬，志意恍乱，智虑去身"。《素问·汤液醪醴论》说："嗜欲无穷，而忧患不止，精气弛坏，营泣卫除，故神去之而病不愈也。"

疾病发生、发展变化的核心机制就是"失和"，既有病因的"失和"又有病机的"失和"，还有内外环境的"失和"，"失和"作为疾病的基础毫无疑问是受到了中国传统文化"执中允和"的哲学核心思想的影响。

（四）"执中允和" 的养生防治观

1. "执中允和" 的养生预防法则

中医学养生预防同样遵循"执中允和"思想，就养生预防原则而言要做到"法于阴阳"，春夏要养阳，秋冬要养阴，使人与自然界和谐统一。就顺应四时而言，倡"和于阴阳，调于四时"，"虚邪贼风避之有时"（《素问·上古天真论》）；就调摄情志而言，《素问·上古天真论》说"恬淡虚无"，《灵枢·本神》强调"和喜怒而安居处"；就饮食调养而言，《素问·上古天真论》说要"食饮有节"，《素问·生气通天论》又要"谨和五味"。此外，《素问·上古天真论》认为运动健身要"形劳而不倦"，日常生活宜"起居有常"。可见，《内经》的养生要求无不以"适中"为标准，以"和"为目的。

2. "执中允和" 的治疗法则

"和"文化作为中华文化中的宝贵遗产，成为中医学理论的构建基础。其将调整人体阴阳、五行、脏腑、气血等的太过、不及，恢复机体的"和合"状态，作为治疗疾病的最终目的。

调和阴阳：调和阴阳的法则是"执中允和"思想在医学领域的典型应用和具体体现。《素问·生气通天论》据此提出了"因而和之，是谓圣度"的基本原则。《素问·至真要大论》也说"谨察阴阳所在而调之，以平为期"。《内经》之后，汉代名医张仲景强调人体阴阳调和是疾病向愈的决定因素，"阴阳自和者，必自愈"。所以治疗疾病的本质就是使失衡之阴阳重新趋于调和，这是"执中允和"思想在疾病治疗观中的体现。

调和气血：调和精、气、血、津液在人体的生成、运行输布和排泄，使之化源充足，运行调达顺畅，是疾病治疗所要遵循的基本法则。《素问·至真要大论》有云："疏其血气，令其调达，而致和平。"《素问·阴阳应象大论》曰："定其血气，各守其乡。"《素问·汤液醪醴论》治疗水肿，提出了"开鬼门，洁净府"的治疗方法，即通过发汗解表、利尿通淋来布散津液。

调和脏腑：脏腑的功能活动依赖脏腑之气的升降出入运动，也就是脏腑气机和调，调和脏腑气机，恢复正常的脏腑之气升降出入运动对于疾病的治疗具有重要意义。以脾胃为例，脾升胃降，升降和调，脾胃功能正常。脾不升清胃不降浊，脾胃失和而病生。《素问·太阴阳明论》说"脾病而四肢不用"，《素问·痿论》提出"治痿独取阳明"，因此调和脾胃是治疗痿病四肢不用的不二法则。

调和营卫：营在脉中，卫在脉外，昼夜循行，子时交会。营卫不循常道，失于调和，如《灵枢·营卫生会》说"营气衰少而卫气内伐，故昼不精，夜不瞑"。因此，调和营卫治疗不寐在临床中经常应用。《伤寒杂病论》中调和营卫之法的记载更为多见，如第53、54条强调"荣卫和谐"，即"病常自汗出者，此为荣气和。荣气和者，外不谐，以卫气不共荣气谐和故尔。以荣行脉中，卫行脉外。复发其汗，荣卫和则愈，宜桂枝汤"。

调和形神：神志是脏腑精气及功能活动的外在表现，但神志反之也能主宰脏腑。在疾病治疗过程中，重视患者神志的调摄对于疗效有重要影响。《素问·刺法论》有言："是故刺法有全神养真之旨，亦法有修真之道，非治疾也，故要修养和神也。"《灵枢·九针十二原》认为针刺之道，"意和"尤为重要，"迎之随之，以意和之，针道毕矣"。

综上所述，"执中允和"作为中国传统文化的哲学核心，不仅形成了中医学思维模式，还指导着中医学对健康、疾病的认识，贯穿于中医学理论体系的生理、病理、养生以及疾病防治的方方面面，对于中医学理论体系的形成与发展具有重要意义。

第二节　调和脾胃论治情志病证的理论依据

形神一体观是中医学重要思维模式之一，是中医学理论体系构建的基石，如《灵枢·天年》载"血气已和，荣卫已通，五脏已成，神气舍心，魂魄毕具，乃成为人"，强调形神共俱才能成人。脾胃为形，情志属神，调和脾胃论治情志病证乃是形神一体观在治疗学中的体现。脾胃共居中州,交通上下气机,为气机升降之枢,不仅斡旋五脏气机,协调脏腑功能,还能布散气血津液,升清阳降浊阴,从而使形神健旺,情志活动调达顺畅。临床治疗情志病证,通过调和中焦脾胃,能转枢五脏气机,和调气血阴阳,以养形来调神或可以达到桴鼓相应、拔刺雪污之疗效。

一、脾胃与情志生理

脾胃为中土,升降相因,为人体阴阳往复的枢纽,上承心肺之阳,下启肝肾真阴,居中焦而安五脏,和阴阳而调气血,对情志活动具有调畅的作用。

(一)脾胃和则脏腑和

《内经》五脏藏神理论认为人的神志活动不仅由心主宰,而且归属于五脏,五脏系统整体功能协调,则神有所藏,即所谓的五脏藏神理论。但因脾土位居中央,连通上下,灌溉四旁,有承阴启阳、转枢往复之功,所以对整个情志活动具有重要作用。如《素问·刺禁论》说"肝生于左,肺藏于右,心部于表,肾治于里,脾为之使,胃为之市","使"与"市"均有通畅无阻之意,可引申为转枢,此即描述了肝心肺肾位于四旁,脾胃斡旋气机居中,五脏气机上下升降,内外出入均有赖于脾胃气机转枢而构成的五脏气机协调的基本模式。脾胃和则升降有序,五脏气机调达顺畅,功能活动正常,情志和调而不为患,生命活动健康。

(二)脾胃和则气血从

情志并非无源之水,正如《素问·阴阳应象大论》所云:"人有五脏化五气,以生喜怒悲忧恐。"情志活动的产生以五脏精气作为物质基础,而精气和血液、津液同源互化,相辅相成,因此精、气、血、津液是情志活动依赖的精微物质。脾主运化,胃主收纳腐熟水谷,为精、气、血、津液生化之源,如《灵枢·营卫生会》说:"人受气于谷,谷生于精。"关于血液的生成,《灵枢·决气》中有"中焦受气取汁,变化而赤,谓之血"之说。关于津液的生成,《素问·经脉别论》云:"饮入于胃,游溢精气,上输于脾,脾气散精。"因此,脾胃健运,精、气、血、津液生化有源,能够荣养脏腑,脏腑精充气足,情志活动平和顺畅。另外,脾胃和调,五脏气机调畅,精、气、血、津液的运行输布亦能条达顺畅。

（三）脾胃和则阴阳平

脾胃居中焦，为阴阳升降运动的枢纽，脾升则上输心肺，胃降则下归肝肾，故而心阳降肾水升，肝气升肺气降，五脏阴阳升降和调，机体阴平阳秘健康，情志活动才能不亢不郁。高士宗说："脾为坤土，交会阴阳。"说明中州为阴阳交会之所。黄元御《四圣心源》说："脾为己土，以太阴而主升，胃为戊土，以阳明而主降，升降之权，则在阴阳之交，是谓中气。"又云："中气者，阴阳升降之枢轴，所谓土也。"另外，脾升清胃降浊，清阳能上达头面诸窍以养神调情志，浊阴能下降前后二阴免秽浊上扰之虞，清浊各行其道，精神情志均能安和。

因此，脾胃和调，脏腑安宁，气血充和，阴阳平衡，机体内外和谐一致，能够调节适应各种环境变化，保持情志平和顺畅，避免情志内伤为患。

二、脾胃与情志病理

脾胃与情志在病理上相互影响，脾胃失调，脏腑气机不畅，气血阴阳失和，以致情志异常为患，发为多种情志病证。

（一）脏腑气机失调

脾胃居于中州，斡旋一身之气机，通过脾气升能使肝肾之气上达心肺，通过肺气降能使心肺之气下达肝肾，从而协调脏腑气机升降出入，在脏腑气机调畅中发挥重要作用。若脾胃升降失常，不仅本脏气机逆乱，出现腹胀、纳呆等脾胃病症状，如《灵枢·本神》云"脾藏营，营舍意。脾气虚则四肢不用，五脏不安；实则腹胀，经溲不利"，还会影响情志正常活动，发为情志病证，如百合病、郁证、失眠等。

脾胃失职影响其他脏腑气机，不仅有五脏不安，亦有情志失常表现。如由脾及心，心气不畅，心血瘀阻，除胸闷、心痛、心悸之外，也可见心烦失眠；由脾及肺，肺气失于宣降，水谷精微失于布散，除胸闷、气喘外可见精神不振、头晕眼花；由脾及肾，肾气化不利，水液代谢障碍为痰为饮，随气流行上蒙清窍，或癫或狂或痫；由脾及肝，肝气郁结，气机不畅，可郁怒不畅，情志抑郁。

脾胃不仅是气血之源，亦是调节气机的枢纽，把握一身之气的上下沟通、内外调和，对调畅情志具有重要作用。若脾胃失和，则脏腑气机失调，升降失序，情志活动障碍，如《素问·举痛论》云："百病皆生于气也。"

（二）气血阴阳失和

情志是脏腑功能活动的外在反应，以精、气（阴阳）、血、津液为物质基础。脾胃属土，受纳运化饮食水谷，化生精、气（阴阳）、血、津液输布四旁，推动、濡养脏腑功能活动，因而具有调节七情五志的作用，保证情志活动的适度表达。

脾胃为气血生化之源，情志赖气血等的奉养而调达顺畅，如若脾胃虚弱，不能运化输布水谷精微，则气血乏源，意无所存，思无所主，从而影响正常情志活动。如脾虚清阳不升，头窍失养，可见精神恍惚、精力不足、头晕眼花等；心脾两虚，心血不足难以养神，可致心悸失眠、梦寐恍惚、多梦健忘、精神不振等。

脾胃不仅运化谷食，而且运化水液，亦为津液生成之源。脾虚不能运化水湿，则水湿易聚而生痰浊，可见痰蒙心窍、风痰闭阻、痰火内盛等扰神之患，导致诸多情志异常病证，如癫、痫、狂、痴呆、健忘、嗜睡或不寐等。《素问·至真要大论》则云："诸湿肿满，皆属于脾。"

五脏藏精，精化为气，气分阴阳。高士宗说："脾为坤土，交会阴阳。"脾胃健运，阴阳和调，则情志活动不亢不郁、平和顺畅；如果脾胃失职，阴阳失衡，出现偏胜偏衰等病理变化，必然会影响情志的表达，出现情志异常。如阳亢热盛易于激动、愤怒、亢奋等，而阳虚阴亢则易见到抑郁、悲忧善哭、多思虑等。

综上可知，脾胃失职，气血阴阳失和，不能够为情志活动提供物质基础，情志失养导致情志病证发生。如抑郁症患者多伴有脾胃功能障碍，表现为食欲不振、腹胀、便溏等，故可说脾胃为情志病变之本。

三、调和脾胃治疗情志病证的机理

脾与胃，一脏一腑，一运一纳，一升一降，一燥一湿，相辅相成，维持脏腑和调，气血充盈，情志顺畅。因此，唐·孙思邈认为，调和脾胃气机可使"气得上下，五脏安定，血脉和利，精神乃居"。清·黄元御提出"一气周流"理论体系,认为"左升右降,中气斡旋,一气周流",而中焦脾胃之气转枢斡旋不利,疾病由生,调和脾胃乃治病之本。

(一)转枢脏腑气机

调和脾胃气机以安五脏:脾胃升降和调,五脏气机才能调达顺畅,通过升脾气可使肝肾之气上达心肺,通过降胃气可使心肺之气下达肝肾,使五脏气机恢复和调畅达,功能活动正常发挥,从而可以安五脏。如心肾不交,心火上炎,不能下济肾水,则出现心烦、失眠、焦虑等情志病证。故治疗时不仅要清心火,还要降胃气,使得心阳能够下济肾水,水火既济,心肾和调。

调和脾胃气机以通六腑:由于中焦气机由脾胃所主,脾升胃降则精微得以散,糟粕得以排出,这是维护情志正常与否的重要机制之一;反之,则情志失养,易发生郁证、癫痫等情志病证。腑气的畅行有赖于中焦脾胃气机的调畅,只有脾升胃降,维持"清阳出上窍,浊阴出下窍"的正常生理功能,才能确保水谷精微正常敷布、代谢及其废物的及时排出,达到推陈致新、醒脑宁神的目的。因此,通过调和脾胃气机以畅通腑气,宁心定志,对抑郁症诸多情志病证具有积极的治疗作用。

调和脾胃气机以和脏腑:五脏和六腑功能上相互配合,五脏以藏为用,六腑以泻为用,五脏六腑藏泻互用,相辅相成,则脏腑气机调畅,气血化源充足,情志和调顺畅。是以调和脾胃气机,脾气能升可使五脏藏精气,胃气能降可使六腑传化水谷,脾胃升降恢复和调,五脏六腑藏泻互用功能正常。如肝胆失和,临床易见优柔寡断、胆怯易惊、抑郁不畅、悲忧善哭等症状,可以通过调和脾胃、疏利肝胆进行治疗。

因此,调和脾胃气机可以安定五脏,疏通六腑,和调脏腑功能,使脏腑气机调达顺畅,能够正常应答内外环境刺激,从而达到治疗情志病证的目的。

(二)调和气血阴阳

调和脾胃气机以生气血:人的情志活动有赖于气血的供养,由于脾胃为水谷之海、气血生化之源,因此,气血旺盛的关键在于脾胃功能的强健,而脾胃气机的调畅是其健运之根本。只有脾胃健运,饮食水谷才能通过其受纳、腐熟、运化功能化生气血。调和脾胃气机既有助于增强脾胃功能而补益气血,奉养情志,又可免除内生浊邪销蚀气血之患,可谓寓补于调理之中。

调和脾胃气机以行津液：痰浊是导致情志病证的重要病理因素之一，为水液代谢失常的病理产物。痰浊的铲除则在于健运脾胃、复其升降之职。调和脾胃气机既可强健脾胃运化功能以杜绝生痰之源，又可升清降浊消除痰浊蕴热、化火、生风之患以醒窍宁神，因而在情志病证的治疗中具有不可忽视的作用。

调和脾胃气机以协调阴阳：脾胃是机体阴阳交会之所，调和脾胃可以协调阴阳，阴阳升降有序能够交感和合，情志活动既不会在阳的作用下过于亢奋，也不会在阴的作用下过于抑制，使情绪平和安宁、愉悦舒畅。

综上所述，脾胃居于中州，属土而长养万物，不仅能升清阳降浊阴，化生气血荣养全身，还能斡旋中焦气机，调和脏腑功能，使情志活动物质化源充足，升降出入条达顺畅。脾胃失于和调，既影响气血等物质化源，又干扰脏腑功能活动，以致痰饮、瘀血、气滞，甚或化火夹风，上扰神明，发为多种情志病证。立足中焦脾胃，恢复脾胃升降之职，既能安五脏和气血，又能通六腑祛浊邪，实乃治疗情志病证的根本法则。

第三节 调理脾胃法在情志病证治疗中的应用

重视中焦脾胃治疗思想，既符合"执中允和"的文化传统，也符合中医"整体观"思想内涵，更是历代医家临证实践的经验总结。《内经》《四圣心源》《名医类案》等历代医籍中关于情志病证治疗的论述，均能看出情志病证临证应用中对脾胃的重视。现代有关调理脾胃常用方药的研究中，如对半夏秫米汤、半夏厚朴汤、甘麦大枣汤、加味逍遥散等的证治规律研究发现，这些具有和中、调中作用的方剂，均有安神、养心、清心、祛化痰浊等功效，在情志病证治疗中发挥着重要作用。主编团队临证治疗郁证、痫病、失眠等情志病证注重调理脾胃，也多有验效。

一、古代医籍的临证应用

（一）《内经》中情志病证的认识

《内经》是中医情志理论的源头，不但载有丰富的情志病证病因、发病及病机认识，也蕴含情志病证的治疗思想和治法内容。如在《灵枢·癫狂》中就记载了癫狂病的症状、发病，以及治疗上经络选择的特点。对于"不寐"病，《内经》不但提出了"胃不和则卧不安"的经典理论，还提出了治疗不寐的方剂半夏秫米汤，开辟了不寐从脾胃论治的治法之宗。《内经》中从脾胃治疗情志病证的思想和方法，为后世发展和运用该理论治疗情志病证提供了依据，起到了率先垂范、引领启迪作用。

1. 《内经》中关于癫狂的认识

癫、狂都属情志病证范畴，《内经》关于此类病证的论治，也多认为与脾胃相关。如在《灵枢·癫狂》中记载："癫疾始作，先反僵，因而脊痛，候之足太阳、阳明、太阴，手太阳，血变而止。"对该病治疗，《内经》认为"狂始生，先自悲也，喜忘、苦怒、善恐者，得之忧饥，治之取手太阳、阳明，血变而止，及取足太阴、阳明"，亦有"狂者多食，善见鬼神，善笑而不发于外者，得之有所大喜，治之取足太阴、太阳、阳明，后取手太阴、太阳、阳明"，此外还有"癫疾厥狂，久逆之所生也。五脏不平，六腑闭塞之所生也。头痛耳鸣，九窍不利，肠胃之所生也"。根据这些论述可见，癫狂的病因多由情志不遂导致，治疗总不离脾、胃、大肠三经，充分体现了《内经》中治疗癫狂注重脾胃的特点。

2. 《内经》中关于不寐的认识

对不寐的发病，《内经》中指出："阳明者胃脉也，胃者六腑之海，其气亦下行，阳明逆不得从其道，故不得卧也……胃不和则卧不安，此之谓也。"由此可见，胃不和是导致失眠的重要病机。《灵枢·邪客》也提出："夫邪气之客人也，或令人目不瞑不卧出者，何气使然？伯高曰：五谷入于胃也，其糟粕、津液、宗气分为三遂。"并对治疗指出："补其不足，泻其有余，调其虚实，以通其道而去其邪。饮以半夏汤一剂，阴阳已通，其卧立至……其汤方，以流水千里以外者八升，扬至万遍，取其清五升煮之，炊以苇薪，火沸，置秫米一升，治半夏五合……故其病新发者，复杯则卧，汗出则已矣。久者，三饮而已也。"半夏秫米汤是《内经》经典十三方之一，其中半夏味辛，性温，归脾、胃、肺经，具有燥湿化痰、降逆、通阳明之功；秫米味甘，性微寒，归肺、胃、大肠经，具有除湿、和胃、调和阴阳之功；加上流水千里，扬之万遍，取其流畅而无阻滞之功，以加强药效。全方配伍和治疗围绕脾胃进行立论，疗效显著，成为治疗不寐的诸法之宗。

（二）后世医家的临证应用

后世医家在《内经》基础上不断总结发展。清·黄元御参悟《内经》《难经》《伤寒论》《金匮要略》诸书，通过对经典要义的阐发，总结认为"阴升阳降，权在中气"，以调脾胃之气作为一切情志病证的基础方法。从治疗遣方特点看，常用的治疗情志病证方，如半夏厚朴汤、大承气汤、升阳汤、归脾汤等也多以调节脾、胃、大肠功能为主。这些医家的临床应用均体现了调脾胃法在情志病证治疗中的重要作用。

1. 调理脾胃法论治情志病证的理论依据

《四圣心源》中认为太阴、阳明是调节人体阳神、阴精的基础。如在《四圣心源·精神》中指出："阳神发达，恃木火之生长，而究赖太阴之升；阴精闭蛰，资金水之收藏，而终籍阳明之降。太阴阳明，所以降金水以吸阳神，升木火以嘘阴精者也。"并提出精遗、惊悸、遗泄等病证的产生都与阳明、太阴有关。《四圣心源》在此节中说："阳明不降，则火金浮升，而神飘于上；太阴不升，则水木沉陷，而精遗于下……脾陷则精不交神，胃逆则神不交精。阳神飞荡，故生惊悸，阴精驰走，故病遗泄。"并认为中气升降失职是一切情志病证产生的根源，将培养脾胃中气作为治疗一切情志病证的基本方法，谓："阴升阳降，权在中气，中气衰败，升降失职，金水废其收藏，木火郁其生长，此精神所以分离而病作也。培养中气，降肺胃以助金水之收藏，升肝脾以益木火之生长，则精秘而神安矣。"

对于情志病证病机的认识，黄元御提出"痰为标，湿为本"的观点。《四圣心源·癫狂根原》也认为："劳伤中气，土湿木郁，则生惊悸。湿旺痰生，迷其神智，喜怒悲恐，缘情而发，动而失节，乃病癫狂。癫狂之家，必有停痰。痰者，癫狂之标，湿者，癫狂之本。癫起于惊，狂生于悸，拔本塞原之法不在痰。若宿痰胶固，以瓜蒂散上下涌泄，令脏腑上下清空，然后燥土泻湿，以拔其本。"可见，情志病证的病机关键在于脾湿不运，聚湿成痰，应该通过调理脾胃以燥土泻湿的方法治其本。

综上可见，调理脾胃法可以通达阴阳，和调五脏，使清阳得升，浊阴能降，可以除痰湿，行气血，启示情志病证以调理脾胃为法论治的临证思路。

2. 以调理脾胃为法方剂的遣方用药特点

治疗情志病证的代表方剂也多具有调理脾胃之功，如治疗梅核气的半夏厚朴汤。《金匮要略·妇人杂病脉证并治》曰："妇人咽中如有炙脔，半夏厚朴汤主之。"方中半夏、茯苓、生姜有健脾胃、化痰湿的作用，厚朴行脾胃气机，紫苏叶开郁结。全方以畅达脾胃之气为主，达到痰化气开的作用。《伤寒论》中治疗实热证之热厥、痉病或发狂等病证，采用大承气汤治疗，通过通降阳明腑气达到开窍醒神之功。李东垣《脾胃论》中以升阳汤作为补脾胃、泻阴火治疗失眠的总方。他认为失眠主要病因为"阴火"，故治疗总离不开补益脾胃、清泻阴火，以培补脾胃之元气，兼以调运中焦，令清气在上，浊阴在下，离位之火随之复位，寓补泻于无形，辅以清泻余火，目的是使心神无所干扰，阴阳得合。南宋·严用和《济生方》中提到治疗思虑过度、心悸怔忡、健忘不寐等情志病证的归脾汤，也主要以健脾养心为主。从《名医类案》《续名医类案》《柳选四家医案》三部医案的遣方用药特点看，涉及包括癫狂、不寐、痫、怔忡、嗜卧等情志病证，采用方药治疗的医案有137例，其中属于调理脾胃者的70例，占50%，加上涉及调脾胃的13例，共83例，约占60%。另外根据其统计结果，在治疗惊悸、怔忡、抑郁、不寐、嗜睡等情志病证的药物中，归脾胃经的药物显著多于归其他脏腑经脉的药物。因此，脾胃作为情志活动的中转枢轴，在中医情志病证临床治疗中具有重要作用。

二、现代医家的临证应用

现代医家治疗情志病证也多从脾胃入手，有的以调节脾胃为主，有的则是在调节其他脏腑的基础上加入调理脾胃的药物。从脾胃治疗情志病证的常见方看，半夏秫米汤、半夏厚朴汤、甘麦大枣汤、定痫丸、归脾汤、加味逍遥散、大承气汤等经典方药，仍在临床中发挥着重要作用，且古法新用，在病案上及现代临床研究中，也都显现出较好的临床疗效。

（一）半夏秫米汤的临床应用

魏勇军教授汲取前人经验，认为失眠是人体气血阴阳、脏腑功能失调所致，他结合自身多年临床实践经验，在《内经》半夏秫米汤基础上创制加味半夏秫米汤，临证时随证加减，同时重用半夏，收效甚佳。郝学敏在临床上通过应用半夏秫米汤加减和艾司唑仑治疗50例原发性失眠病人发现，两组患者治疗后失眠严重程度指数量表（ISI）、匹兹堡睡眠质量指数（PSQI），以及睡眠状况自评量表评分（SRSS）均低于治疗前，且半夏秫米汤组的ISI、

PSQI、SRSS 评分均低于对照组，可见半夏秫米汤加减可有效提高原发性失眠患者的睡眠质量。

（二）半夏厚朴汤的临床应用

徐学义教授认为梅核气的发病主要责于肝脾二脏，临证表现为虚实夹杂，以肝气郁结横逆犯脾为本，脾虚湿聚生痰为标，采用加味半夏厚朴汤治疗肝郁脾虚、痰气交阻型梅核气，效果佳。于萍等通过应用半夏厚朴汤与小柴胡汤治疗肝郁气滞型梅核气发现，治疗 2 个月后，半夏厚朴汤组中医证候疗效为 83.4%，而小柴胡汤组为 76.7%，且在治疗的过程中，两组均未观察到肾功能、血液系统的明显损害，临床应用安全。

（三）甘麦大枣汤的临床应用

巩倩惠等通过文献整理研究发现，甘麦大枣汤可灵活应用于多种心理疾病、儿科疾病、消化系统疾病、肿瘤等内科杂病。甘麦大枣汤虽本为治疗脏躁之方，但在临床上辨证属脏阴不足、虚热燥扰之证，以本方为主方，临证加减，辨证施治，都会有良好疗效。王晓波等采用甘麦大枣汤和尼尔雌醇片治疗围绝经期综合征发现，甘麦大枣汤治疗的总有效率为 90%，而尼尔雌醇片治疗的总有效率为 83.3%，说明甘麦大枣汤治疗围绝经期综合征具有相对显著的临床效果，值得在临床中推广使用。

（四）逍遥散的临床应用

逍遥散出自宋《太平惠民和剂局方》，为治疗肝郁血虚脾弱的常用方，由柴胡、当归、白芍、茯苓、白术、炙甘草组成。逍遥散原方"治血虚劳倦，五心烦热，肢体疼痛，头目昏重，心悸颊赤，口燥咽干，发热盗汗，减食嗜卧及血热相搏，月水不调，脐腹胀痛，寒热如疟，又治室女血弱阴虚，荣卫不和，痰嗽潮热，肌体羸瘦，渐成骨蒸"，该方具有疏肝理气解郁、健脾养血调经之功。云南姚氏"重肝脾冲任，重中焦气化"，将其作为妇科治疗基本方，对于经前不寐、产后身痛等均有良效。蒲宝婵在临床研究中，对照了该方配合艾司唑仑与艾司唑仑单独使用的疗效差别，发现肝郁型失眠患者采用逍遥散加味治疗的效果显著，睡眠质量得到了显著改善，具备临床应用与推广的价值。侯阿美等认为，心神清明是情志调畅的关键，逍遥散调节情志的核心就在于疏肝之郁、补脾之虚以充养心血，调养心神，在情志病证的治疗中具有重要作用。

（五）其他常见方药的临床应用

临床上常用方还有定痫丸、归脾汤、大承气汤，草果知母汤、补中益气汤、礞石滚痰丸、温胆汤等，这些治疗情志病证的方剂也多具有调脾胃之效。定痫丸中半夏、茯苓、陈皮、甘草具有健脾化痰之功，对痰蒙清窍之眩晕、癫、痫等均有较好疗效。归脾汤方中以人参、黄芪、白术、甘草等甘温之品补脾，木香醒脾，姜、枣调和脾胃，全方心脾同治，重点在脾，对于抑郁症、失眠、高血压等多有良效。大承气汤通腑泄热，可治疗实热证之热厥、痉病或发狂等。草果知母汤"是以草果温太阴独胜之寒，知母泻阳明独盛之热"，二者共为君药；厚朴、半夏行胃气，化痰浊，佐草果泻中焦之湿蕴，同为臣药；甘草健脾补中，调和诸药，全方从脾胃入手，调畅脾胃气机，在癫痫的治疗中，疗效显著。礞石滚痰丸方中用大剂量的大黄以泻下实热，荡涤胃肠之气，可用于治疗癫狂惊悸、怔忡昏迷。补中益气汤具有补中益气、升举脾气之功，常用于治疗失眠、乏力、眩晕等情志病证。温胆汤用二陈汤燥湿健脾行气，加竹茹、枳实清热通气，达到脾胃畅达、痰湿化解、以畅情志的效果，在临床中对郁证、失眠均有良好治疗效果。

三、主编及团队的临证应用及研究

主编临证工作三十多年，在长期临床实践中，对情志病证的辨证、用药形成了独特理论认识。崇尚"执中允和"思想，在情志病证治疗中，倡导"重中调脾胃"理念，注重中焦脾胃在五脏气机转枢中的关键作用，擅长采用和中顺气、祛化痰浊法，运用温胆汤、草果知母汤、升降散加减治疗郁证、失眠、痫证等情志病证。多年来团队对温胆汤类方的分析总结也为情志病证的防治提供了有益借鉴。

（一）从脾胃论治思路

情志病证的发病机制错综复杂，但关键在于情志不舒，脏腑气机失调而使气、血、痰、热、湿、食内郁。主编认为，脾胃因位居五脏之中央，连通上下，灌溉四旁，在人体五脏气机运转过程中，脾胃斡旋气机发挥着重要的转枢作用,从而使五脏气机调达顺畅。另外,脾胃为人体后天之本,是人体营养来源的根本,脾胃正常输布人体精微物质,则神有所养;若脾胃功能失常,则精微物质不归正化,聚饮生痰,导致情志不畅。同时,若痰浊滞留不去,又可影响脏腑气机,久则痰浊互结,终成胶痼难解之势,造成情志病证反复发作,缠绵难愈。如《医学入门》说:"化痰必先顺气,顺气必先调中。"并且,湿、热、痰、瘀等致病因素的产生与脾胃运化、输布气血津液的功能密切相关,因此,在情志病证治疗中采用调理中焦脾胃的治疗方法,可致脾胃枢轴旋转而畅达诸脏腑气机,祛化湿、热、痰、瘀,使情志舒畅。故在癫痫、失眠、郁证等常见情志病证的临证实践中,主编均以脾胃立论,常用具有调理脾胃作用的温胆汤、草果知母汤、升降散加减进行治疗。

(二)临证举隅

1. 郁证的辨证论治

主编结合多年临证经验总结认为,郁证不论为实证还是虚实夹杂并见,大多可归结为痰气郁结、痰热内扰两种证型,临证常以调中行气、祛化痰浊之温胆汤为主方随证加减调治,疗效较为满意。

(1)痰气郁结型

临床所见抑郁性神经症、神经官能症所出现的抑郁状态等属于迟滞类郁证患者,均以此种证型为多见,临床表现:情绪低落,表情呆滞,思维迟钝,郁郁寡欢,行动迟缓,舌质淡,苔白腻,脉滑等。方用温胆汤治疗,随证加减:如伴见喜悲伤欲哭,咽中如有物阻,脘闷纳呆,口黏不爽,大便不调,多以温胆汤合半夏厚朴汤化裁,药用半夏、竹茹、枳实、橘皮、茯苓、厚朴、紫苏梗、郁金、石菖蒲、生姜调治;伴见胸胁胀痛,痛无定处,脘闷嗳气,腹胀纳呆,女子月经不调,脉弦滑等,多用温胆汤合柴胡疏肝散化裁,药用半夏、竹茹、枳实、橘皮、茯苓、柴胡、香附、郁金、青皮、白芍治疗;如兼面色不华,心悸,失眠,倦怠乏力,便溏,脉缓等,以温胆汤合归脾汤化裁,药用半夏、橘皮、茯苓、郁金、党参、白术、当归、远志、石菖蒲、合欢皮调治;如兼见面色晦暗,胸闷,痰多色黄白相间,大便秘结或不调等,以温胆汤加全瓜蒌、丹参、大黄治疗。

(2)痰热内扰型

临床所见躁郁型郁证、部分更年期抑郁症患者多属此证型,临床表现:

抑郁不舒，烦躁易怒，焦虑不安，失眠，口干苦，大便秘结，舌红苔黄腻，脉弦数等。治以柴芩温胆汤加减，药用半夏、竹茹、枳实、橘皮、茯苓、柴胡、黄芩、郁金、火麻仁、大黄治疗。如兼见惊悸、恐惧，上方加龙齿；兼眩晕耳鸣，加石决明；兼吞酸嘈杂、胃脘灼热者，加川黄连；兼腹胀纳差，加麦芽、鸡内金；兼幻听、幻视、喧扰不宁者，加青礞石、珍珠母治之。

2. 痫证的论治特点

主编认为痫证多虚实错杂，按证候表现虽有不同证型之别，但究其致病之关键却不离脏腑气机失调，痰、瘀、风、热等浊邪为患，实乃气机升降失常所致，虚则为脏腑气机受损引发。气机失于调畅、五脏气机不平是这一疾病的关键病机。在其治疗上具有两大特点。

（1）首治风痰之邪

在癫痫发生发展的全过程中，风、痰位居诸邪之首，尤为重要。如《医学纲目·癫痫》中说："癫痫者，痰邪逆上也。"浊邪聚散无常，以致病发无定时，症状多端。癫痫发作时，风痰扰乱脏腑之气，脏腑气机升降逆乱，神无所养，筋脉失充，则出现神昏、抽搐之症状，风痰壅滞喉中，则有痰鸣或如猪羊叫之症，至其风火之气平，痰邪深伏，脏腑之气平复，则又醒如常人。故治疗过程中要首先采用化痰、息风的方法进行治疗。

（2）调理脾胃枢转脏腑气机

癫痫发病在于脏腑气机不平，调理中焦脾胃不但可以祛化痰浊，还具有协调脏腑气机的功能。清·张琦《素问释义·玉机真脏论》注云："五脏相通，其气之旋转本有一定之次……其左右之行，则水木左升，火金右降，土居中枢，以应四维。"《扁鹊心书》曰："气痫者，经灸中脘穴而愈。"因此，主编提出"五脏藏神，尤重脾胃"的观点。在癫痫的治疗中采用调理中焦脾胃的治疗方法，可致脾胃枢轴旋转而畅达诸脏腑气机，取得较好疗效。

3. 验案举隅

（1）郁证病案

患者，女，22岁，2004年5月初诊。

患者因工作压力较大，半年前开始出现情绪低落、闷闷不乐、少语，渐次出现心烦抑郁、胸闷纳呆，不愿与人语，近日难以入睡甚或彻夜难眠，时有悲观失望情绪，多次烦闷哭泣，伤心不已，有自杀倾向，自诉高中时有精神病史。诊见：情绪低落，神志清楚，语言流利，面色萎黄，表情淡漠，晨起喉中痰多，舌淡红，苔黄腻，脉弦滑。诊断为郁证（痰气郁结）。治以祛痰行气，开郁健脾，佐以心理疏导。方用加味温胆汤去大枣，加远志、厚朴、郁金。5剂，水煎服。

二诊：患者喉中痰鸣减少，胃纳仍欠馨，舌苔渐化。效不更方，前方继服7剂。

三诊：患者喉中痰液渐减，胃纳有增，夜寐渐安，舌淡红苔稍黄腻，脉缓。前方去厚朴，加牡丹皮、栀子，10剂继服。

四诊：患者自诉心情较佳，纳香，夜寐安定，神情自如，舌淡苔薄白，脉和缓有力，予加味温胆汤原方继服10剂，健脾安神，巩固疗效。

随访1年，患者未见复发。

（2）痫证病案

患者，女，17岁，2008年5月8日初诊。

患者因癫痫症状反复发作15年就诊。家长（母亲）代诉。患者于2岁时突然仆倒，不省人事，口吐涎沫，两目上视，四肢抽搐，10余分钟后苏醒。1年后，3岁时出现第2次大发作，以后发作频率逐年增加，每年2～3次，逐渐增加到每月2～3次，发作后伴头痛、呕吐、心慌等症状，几天后方才恢复正常。就诊时症状：精神可，智力正常，纳呆，咳痰，大便秘结，舌红苔黄腻，脉弦滑数。诊断：痫病，风痰闭阻证。治法：健脾化痰，息风开窍。方药：草果仁12g，知母10g，黄芩12g，厚朴8g，清半夏8g，远志9g，地龙10g，炙甘草6g。每日1剂，水煎服。

方解：草果温太阴独盛之寒，知母泻阳明独盛之热，二者共为君药；黄芩通泻上中下三焦之火，厚朴、半夏行胃气，远志化痰安神，佐草果仁泻中焦之湿蕴，同为臣药；地龙清热息风，为佐药；甘草健脾补中，调和诸药。全方从脾胃入手，以恢复脾胃气机转枢功能为要旨。

患者连服20剂，开始服3剂时，出现小发作1次，从第4剂起直至服完20剂，同时配合西药（丙戊酸钠，15～60mg/（kg·d））口服，患者癫痫未再发作。嘱患者继续服用此方半年以巩固疗效。

半年后随访，患者已停止服用全部西药，服用中药期间，未出现癫痫大发作。

4. 温胆汤类方及研究

主编团队整理了近30年温胆汤及其类方治疗情志病证的相关文献335

篇，采用频数分析、Logistic 回归分析、关联规则分析的统计学方法，归纳和分析病种、证候类型、证候要素、症状、治法、方药运用，以及证候要素与症状的对应关系、药物配伍等情况，阐释了温胆汤及其类方治疗情志病证的证治规律。

（1）治疗的病种、方剂名情况

温胆汤及其类方治疗的情志病证证候分布规律为：所涉及的病证包括不寐、癫狂、郁证、痫证、厥证、惊悸共 6 种，其中以不寐出现频率最高，其次是癫狂、郁证；温胆汤及其类方包括温胆汤、黄连温胆汤、十味温胆汤、加味温胆汤、柴芩温胆汤、芩连温胆汤、疏解温胆汤、安神温胆汤、和胃安眠汤、十味温胆汤、十四味温胆汤等 23 种方剂。病种、方药结果说明，历代医家不拘泥胶固，灵活化裁，创制出了一系列温胆汤类方，大大拓展了温胆汤的临床应用范围，使其广泛应用于临床各科疾病，且疗效显著，此举充分体现了中医灵活的辨证思想。

（2）以治疗气机失调、痰热内阻为要

研究发现，温胆汤及其类方治疗的情志病证症状有入睡困难、烦躁、食欲不振、口苦、胸闷、头晕、多梦、心悸、泛恶欲吐等；舌象主要为舌苔腻，其次是舌苔黄、舌质红；脉象主要为脉滑，其次是脉弦、脉数；证候类型以痰热内扰为主，痰火扰神次之；将证候拆分后，共提取了 9 种证候要素，其中病性类证候要素 5 个，以痰为主；证候要素组合形式以两病性类证候要素组合"痰 + 火热"为主。症状、舌脉、证候类型及证候要素研究结果提示，温胆汤及其类方治疗情志病证的关键病理因素与痰、热有关。

（3）以理气化痰、清热安神为治疗原则

研究发现，温胆汤及其类方治疗情志病证的治法以化痰法为主，其次是安神法、清热法等。由治法情况可知，温胆汤及其类方治疗情志病证的关键病理因素与痰有关。因情志不遂，可造成气机不畅，肝气郁结，郁久犯脾，脾失健运，肝脾气机郁滞，清者不生，浊者不降，津液不归于正化，形成痰饮内停；若痰郁日久不解，蒙蔽心神，可见头晕目眩、精神萎靡，甚则突然晕倒，不省人事，口吐清水痰涎；如化热、化火、化风，则见神昏谵妄，或致癫、狂、痫等诸多病证。故治以化痰、安神、清热。

总之，情志病证虽是一种病机复杂、缠绵难愈、治疗相对棘手的疾病，但在中医理论指导下，把握脾胃转枢五脏气机的关键作用，临床上采用调理脾胃的代表方、常见方,如温胆汤、草果知母汤等治疗失眠、郁证、痫证等,疗效佳。尤其需要提出的是温胆汤,该方是近年治疗情志病证中使用较为广泛的方剂,该方载于《集验方》和《三因方》,虽然两处记载的药物组成不同,但其用药思路均在于调理中焦脾胃。方中半夏辛温,降气和中,燥湿化痰;橘皮辛苦温,擅调和中气,祛化痰湿;枳实苦微寒,行气破滞,化痰散结;竹茹甘微寒,化痰开郁,清胃降逆;甘草甘平,生姜辛微温,益气和中,下气降逆。诸药合用,寓辛开苦降之理,共奏调中行气、祛化痰浊之功。由此启示:对于古方今用,不仅在于继承其方药配伍组成,而且要注重方药使用原则和大法。情志病证治疗中注重调和中气、祛化痰浊,把握了这一规律和本质,灵活应用,融会贯通,方可药到病除,发挥中医药治疗特色与优势。

【参考文献】

[1] 耿彦婷,王欢,宋庆桥,等.基于"和"哲学的中医"和"思维探究[J].中华中医药杂志,2017,32(6):2376-2379.

[2] 方满锦.《黄帝内经》中和思想研究[D].广州:广州中医药大学,2009.

[3] 段汉明."中"和"执中"的文化渊源梳理[J].美与时代(下旬刊),2019(2):29-33.

[4] 殷振瑾,闫远杰,张树峰."和"文化在中医"治未病"理论中的应用[J].承德医学院学报,2011,28(4):400-401.

[5] 徐锦中.《内经》哲学的阴阳和谐论[J].宁夏社会科学,2006(4):140-143.

[6] 商庆新.试论中医学范畴的健康状态及其调摄[J].山东中医杂志,2006(6):363-365.

[7] 姚魁武,薛燕星,熊兴江,等.中医学"和合"思想渊源探析[J].世界中西医结合杂志,2011,6(2):93-96.

[8] 黄文彬,郑贤辉,黄苏萍,等.探析脾胃与情志病[J].福建中医药,2017,48(3):49-50.

[9] 张丽萍.脾胃与神志相关机制的研究现状分析与思考[J].中国医药学报,2003,18(2):110-112.

[10] 王洪图,贺娟,翟双庆,等.脾胃转枢对五脏藏神调节的研究述评[J].北京中医药大学学报,2002,25(2):1-4.

[11] 贺娟.调治脾胃方药干预精神神经活动的理论与实验研究[D].北京:北京中医药大学,2004.

[12] 郝学敏.半夏秫米汤加减治疗原发性失眠的临床研究[J].中外医学研究,2020,18(28):40-42.

［13］刘雅雪，徐海龙．魏勇军教授运用加味半夏秫米汤治疗失眠经验［J］．河北中医，2018，40（12）：1772－1774，1818.

［14］俚晨阳，颜勤，徐学义．徐学义教授运用半夏厚朴汤加减治疗梅核气经验总结［J］．中国民族民间医药，2020，29（15）：74－75＋81.

［15］于萍．《金匮要略》半夏厚朴汤治疗梅核气的疗效观察［D］．广州：广州中医药大学，2013.

［16］巩倩惠，祁鹏，姜海蓉，等．甘麦大枣汤临床应用研究现状［J］．中医临床研究，2018，10（25）：27－29.

［17］王晓波，朱永强．甘麦大枣汤治疗围绝经期综合征患者的临床疗效分析［J］．临床医药文献电子杂志，2018，5（16）：143.

［18］余敏，陈英，姚济白．姚氏逍遥散临证验案举隅［J］．中国民间疗法，2020，28（21）：114－116.

［19］蒲宝婵．逍遥散加味治疗肝郁型失眠的临床效果观察［J］．海峡药学，2020，32（3）：162－163.

［20］侯阿美，储继军，郭锦晨，等．从逍遥散组方配伍分析其治疗情志疾病的理论基础［J］．山西中医药大学学报，2020，21（5）：317－318，322.

［21］夏猛．张丽萍教授治痫经验举隅［J］．广西中医药，2011，34（3）：40－41.

［22］张丽萍．温胆汤治疗抑郁症的辨证施治［J］．中国临床康复，2005（16）：3.

［23］宋瑞雯，张丽萍，汤久慧，等．温胆汤及其类方治疗情志病证的文献研究［J］．河南中医，2018，38（1）：148－151.

［24］张丽萍，宋瑞雯，汤久慧，等．温胆汤及其类方治疗情志病证治疗规律的现代文献研究［J］．江苏中医药，2016，48（2）：71－74.

下篇 情志病临证验案

第四章 内科病证

第一节 郁证

一、古代名医临床病案

【病案一】

柴屿青治潼川守母，八十三。在沈阳礼部时，闻伊芳母在京病甚，忽身热吐痰，妄言昏愦。众医俱主发表病势日增，始求治。悲泪哀号，自分必死。诊其右关沉涩微滑，曰：此思虑伤脾，更兼郁结，痰涎壅盛，脾不能运也；身热昏愦，清阳不升，脾气伤也。先用二陈、栝蒌治其标，继用归脾加神曲、半夏、柴胡，调治数日而痊。

——清·魏之琇《续名医类案》

按语：患者闻母病甚，思虑过度，思则气结，更伤脾气，使脾运失常，运化无度，清阳不升，外加痰阻郁结，蒙蔽心窍，最终导致妄言昏愦、身热吐痰。本患者为郁证，与"脏躁"有别。柴氏先用二陈、栝蒌燥湿化痰，理气和中而治其标，再用归脾汤加神曲、半夏、柴胡调理因思虑所伤的脾胃，契合"急则治标，缓则治本"的思想，经过标本双解，患者自然"调治数日而痊"。

【病案二】

朱（三二）因抑郁悲泣，致肝阳内动。阳气变化火风，有形有声，贯膈冲咽，自觉冷者，非真寒也。《内经》以五志过极皆火，但非六气外来，芩连之属，不能制伏，固当柔缓以濡之，合乎肝为刚脏，济之以柔，亦和法也。药用生地、天冬、阿胶、茯神、川斛、牡蛎、小麦、人中白，煎膏。

——清·叶天士《临证指南医案》

　　按语：患者抑郁悲泣，情志刺激，致气郁而结，气机不得条畅通达，一则化火升风，二则逆乱上冲，三则气失温煦，故患者现"有形有声，贯膈冲咽，自觉冷者"之症。抑郁化火，心肝阴精暗耗，故治用生地黄、天冬、川石斛、人中白滋阴息风，清热降火；阿胶、茯神、小麦养血安神，调畅情志；牡蛎平肝潜阳，重镇安神。全方形神兼调，患者气血和调而病愈。

【病案三】

　　老妇，性沉多怒，大便下血十余年，食减形困，心摇动，或如烟熏，早起面微浮。血或暂止则神思清，忤意则复作，百法不治。脉左浮大虚甚，久取涩滞而不匀，右沉涩细弱，寸沉欲绝。此气郁生涎，涎郁胸中，心气不升，经脉壅遏不降，心血绝，不能自养故也。非开涎不足以行气，非气升则血不归常道。以壮脾药为君，二陈汤加红花、升麻、归身、酒黄连、青皮、贝母、泽泻、黄芪、酒芍药，每贴加附子一片，煎服。四贴后血止，去附子，加干葛、丹皮、栀子，而烟熏除。乃去所加药，再加砂仁、炒曲、熟地黄、木香，倍参、芪、术，服半月愈。

　　——徐衡之，姚若琴．宋元明清名医类案［M］．长沙：湖南科学技术出版社，2006．

　　按语：患者平素性沉多怒，肝气必郁，食减形困，由此可知脾弱。肝气盛而乘脾土，继而出现大便下血，谓血不循经，病多在肝脾两脏。另一方面，血虚不能养心则心摇动，气郁不能行水则面微浮，详其脉象，亦是虚中夹实之证。当此之际，肝脾心三脏俱病，唯当先理其脾而调中气，以中气为水谷化源之本，故以二陈汤加味，重在健脾疏肝，行气除湿。方中陈皮、半夏、贝母健脾除湿化痰，青皮、升麻、芍药和肝而理气，茯苓、泽泻除其湿气，黄芪、归身养其气血，酒黄连冷而不寒，善除郁热，附子温而化气，可除湿浊。迫病去大半，再以原方加减进退，颇有法度。

【病案四】

　　潘埙曰：予禀气素偏于火，晚年多难，怀抱郁郁，因而肝气不平，上冲心肺，水火不能既济，殊无应病之药，乃自制一方，名曰兼制丸。以柴胡、龙胆、青皮各五钱平肝，归身一两养肝，生地一两，生甘草五钱，黄柏一两，知母五钱补北方，苍术八钱燥湿，芩、连各六钱清心肺，桂心二钱引经，加白术、防己、陈皮、茯苓蜜丸。每服八十丸，常服有效。

　　——明·潘埙《楮记室》

按语：患者为平素禀气偏于火旺，晚年又多遭苦难，怀抱郁郁，因而肝气不平，郁而化火上冲心肺。病在五脏，以肝、心、肺为主，方中以柴胡、龙胆草、青皮各五钱疏调肝气，归身一两则养肝血，使肝恢复疏泄之功，条达为用。生地黄一两，生甘草五钱，黄柏一两，知母五钱可滋补北方肾水，以助肾水上济心火，水火既济。苍术八钱用以燥湿，防止水滋过盛而生湿邪。黄芩、黄连各六钱清上焦心肺之火。桂心二钱则用作引经之用，加白术、防己、陈皮、茯苓以蜜炼丸，全方共奏疏调肝气而达泻南补北之效。由于病势较缓病程较长，治以丸药，患者常服有效。

二、现代医家临床验案

【病案一】

患者为 60 岁女性，早年丧夫，二子留学国外，退休后自感孤寂，思念亲人，认为已被社会遗弃，烦闷不已，寐多因噩梦悲泣而醒。来诊时发头晕 2 个月，胸闷、呕吐，自觉头中空如无物，胃脘痞闷。经治疗呕吐止，但心悸、头晕等诸症未除。更疑已患不治之症，惶惶度日，精神倦怠，呈萎靡不振无欲状，面色苍白，语言低弱，舌淡胖有齿痕，苔薄，脉细弱无力。

辨证：心脾两虚，清窍失荣。

治法：补益心脾，养肝益志。

处方：党参 12g，白术 10g，茯苓 20g，当归 12g，百合 10g，白芍 12g，炙黄芪 15g，炙远志 6g，大枣 10g，炙甘草 6g。7 剂，每日 1 剂，水煎服。忌食辛辣生冷及肥甘黏腻。

二诊：患者头中空空之感已消失，但胸骨后灼热而窒闷，晨起目窠浮肿。方中加杏仁 10g 以宣机畅络。续进 7 剂。

三诊：患者情绪烦闷可自制，但夜寐不安如初。方中去大枣、茯苓、杏仁，加青龙齿 30g（先煎），柏子仁 15g，五味子 9g，以重镇养心，安神定志。复进 14 剂。

四诊：患者虽仍有疑病倾向，但固执程度减轻，自述对周围事物恢复了兴趣。

按语：患者思虑过度，心脾两伤，气血亏虚，心神失养而见心悸，脾胃运化失司而清窍不充、神机不用，见头晕、惶惶度日、精神倦怠、萎靡不振无欲状，语言低弱等症。忧思过度又致肝血内耗，血不养神，情志不舒而见性格多疑、惶惶度日且固执。姚师认为本病病位在心、脾、肝，情绪思维呈偏执状态。治当以补益心脾为主，养肝益志为辅，方用归脾汤合芍药甘草汤化裁。其中炙黄芪甘温，益气补脾，人参、白术补脾益气，助黄芪益气生血，茯苓健脾利湿，四药合用以健脾而益气养血，使得神明有养；当归、大枣补血养心，炙远志、百合宁心安神，四药合用安心养神，以助神复；芍药、甘草合用酸甘化阴而柔肝缓急，养肝益志。一至三诊用药，均遵其法，神明得养，心神得安，故而患者能够减轻固执，并对周围事物恢复兴趣。

——李琳，陈百先. 治疗老年抑郁症四法 [J]. 铁道医学，1999（6）：418.

【病案二】

俞某，女，52岁，2017年7月23日初诊。近6个月来，家人发现患者逐渐出现情绪低落。患者平素性格内向，不喜欢出门，与人交流减少，自诉容易早醒，白天精力差，现症见郁郁寡欢，不喜言语，胸胁满闷，时有胀痛，痛无定处，嗳气，胃纳欠佳，时有心烦，寐差，大便可，舌尖偏红，苔中薄白根腻，脉弦细。

辨证：肝郁气滞。

治法：疏肝解郁，理气畅中。

处方：柴胡、香附、枳壳、陈皮、郁金、川芎、鸡内金各10g，栀子、生白芍、夜交藤、酸枣仁各15g，合欢皮、合欢花各12g，玫瑰花6g，生甘草6g。水煎服，每天1剂。

二诊：患者服药两周后情绪较前好转，愿意与家人交流沟通，胸胁胀痛较前明显减轻，睡眠及胃口较前改善，舌淡红，苔薄白，脉弦。上方去栀子，改夜交藤30g，酸枣仁25g。

为进一步巩固疗效，嘱患者每两周复诊，每次均在前方适当加减，并告知患者认知行为训练方法，改善睡眠，保持情绪舒畅，随访2个月后，患者诸症明显改善，可正常生活交流。

按语：患者平素为性格内向之人，喜欢将事情郁积在心中。因此长期的情志刺激导致肝失疏泄，气机郁滞，出现郁郁寡欢，胸胁满闷不适、胀痛等症。正如《素问·玉机真脏论》所说："五脏受气于其所生，传之于其所胜，气舍于其所生，死于其所不胜。"故肝郁易犯脾土，影响脾胃之健运，出现嗳气、胃纳欠佳。心烦表示有气机郁滞化火之趋势。方中选用柴胡、香附、枳壳等疏肝理气，郁金、川芎行气活血，夜交藤、合欢皮、酸枣仁安神，加用玫瑰花、合欢花增强疏肝理气之效，鸡内金运脾消食，栀子清心除烦，全方共奏疏肝理气、和胃安神之效，配合情志调适以改善睡眠。

——陈佳飞，邵琼琰，陈丽琼，张永华. 张永华治疗郁证经验［J］. 浙江中西医结合杂志，2018，28（12）：990－991.

【病案三】

李某，男，48岁，干部。患者常年工作繁忙，精神紧张，半年前频繁外出，加之饮食不当，渐觉胃脘堵闷，胀满时痛。其痛发并无规律，喜按，食不下，自觉腹中似有结块，大便溏秘不均，时而秘结，3～6日1次，时而溏泄，1日3～4次。患者乏力倦怠，日渐消瘦，极不耐劳，偶发颜面、下肢浮肿，心中烦乱，思绪纷纭，便增失眠，两胁胀痛，肠鸣，矢气，腹胀，数医经治未得取效，反渐见病进，遂来就诊。刻诊：神志清楚，情绪低落，身材瘦高，衰弱疲惫，面色萎黄，微胖无华，胃脘下痛，按稍舒，腹部胀满膨隆，未触及肿物，舌质淡，舌体胖大有齿痕，舌薄黄，脉滑大少力。

辨证：脾胃气虚，气虚致郁。

治法：补脾升阳，畅达气机。

处方：补中益气汤加减。黄芪15g，党参15g，白术10g，炙甘草15g，当归10g，陈皮6g，升麻6g，柴胡12g，生姜9片，大枣6枚，枳壳10g，川黄连5g，焦三仙（焦麦芽、焦山楂、焦神曲）各10g。

经服药一周后，患者脘腹渐舒，积食得下，且心情愉快。故以此方加减治疗一个月，诸症消退。之后继续诊治四个月，患者痊愈。

按语：患者病前劳累过度，饮食不节，故当首先内伤脾胃，脾胃气虚而气运失常，气机郁滞，故见堵闷胀满等症；气不运食水，而食不下，水湿聚，湿浊下迫肠道则见大便溏薄；食滞耗津，大肠津枯又复见便秘。此总因脾虚不运，故气不得转输而致。患者工作繁忙，精神紧张，肝气不畅，加上脾虚而致肝木来克，故见胁痛、失眠、烦闷等症。补中益气汤补脾胃中气；枳壳助行中腹之郁气；川黄连清中郁之火；焦三仙助消胃中宿食，诸药合用，共奏补脾升阳、行气解郁之效。临床上郁证引起气虚多见，而由于脾胃气虚引起的郁证并不多见，此类疾病常虚中夹实，或真虚似实，不易辨认。

——江丹. 补中益气汤治疗气虚致郁50例病案分析［J］. 北京中医杂志，1987（6）：46－47.

【病案四】

张某，女，64岁，已退休。患者自诉失眠、心慌两月余。患者早年丧偶，一直独居外地，近来与女儿居住。患者体型略胖，体质较壮实。诊见面容憔悴，目光呆滞，情绪悲观，数问才有一答，夜晚难以入睡，多梦，身热汗出，时感心慌，不欲饮食，胃脘部胀满不适，大便四五日一行，干结不畅，上腹部按之满痛。舌质坚老暗红，舌苔黄腻，脉数。患者有胆囊切除史5年。

辨证：肝脾不和，气郁化火。

治法：和解少阳，清热泻火。

处方：柴胡12g，黄芩、栀子、枳实、制半夏各10g，白芍15g，生大黄8g，川厚朴12g，黄连2g，生姜3片，红枣10枚。

二诊：药进7剂，患者诸症减轻，入睡较以前快，心慌感减轻，心情较以前轻松，食欲有所增加，大便日二三行，但仍有汗出。续以原方，川厚朴减为10g。

三诊：上方再服2周，患者再诊时和以前判若两人，面色红润，诸症已不明显，入睡如常、安稳，心慌感已不明显，并能主动与医生打招呼。

——叶志超．黄煌教授运用大柴胡汤治验3则［J］．江苏中医药，2003（1）：33－34．

按语：本案为黄煌教授治疗郁证验案之一。患者因患有失眠、心慌两月余，有胆囊切除史5年。虽患者体质比较壮实，肌肉坚紧，但诊见面容憔悴，目光呆滞，情绪悲观，数问一答，神情抑郁，未见明显疾病体征体态，但脏腑气血已经亏损。病在心，则夜晚难以入睡、多梦、身热汗出、时感心慌，而黄煌教授认为该病似当要用养心安神之法，但考虑其腹部按之满痛又有胆囊切除史，因此使用大柴胡汤加减，且有心下烦、难以入睡、舌质暗红、舌苔黄腻、脉数，由此可见患者有热，故加黄连2g。此外患者便秘数日、腹胀满、烦热，故加厚朴、栀子。黄老提出，临床上出现以下指征即可用大柴胡汤：患者体质比较壮实，营养状况良好，肌肉坚紧；胁腹部满痛，按之充实，有压痛感或不适感；舌苔黄白且比较干燥；有胆囊炎、胆石症、胰腺炎病史者。

三、辨证治疗特点

（一）辨证要点

1. 病因

郁证有气郁、湿郁、热郁、痰郁、血郁、食郁之分，其中气郁有因于情志失调引起者，此为情志之郁。情志之郁多与悲忧恼怒等情志刺激有关，当长期受困于负面情绪，超出自身调节范围，导致人体气血耗伤，脏腑功能失调就会发病。宋·陈无择《三因极一病证方论》提出七情致郁学说："七情，人之常情，动之则先自脏腑郁发，外现于肢体，为内所伤。"这里重点强调情志是致郁的主要因素。

情志之郁多表现为怒伤肝，致肝气郁滞，导致情绪低落，易生烦闷；忧思伤脾，脾失健运，食滞不消而蕴湿、生痰、化热等，脾胃失调则又易致食郁、湿郁、痰郁、热郁，脾胃长期不调，气虚而生郁；压力过大，心事重重，又可致心血不足，心神失养，令人闷闷不乐或惴惴不安。

2. 病位

郁证的发生主要与肝失疏泄、脾失健运、心失所养有关，病位主要在肝、脾、心，故临床应依据相应的症状，辨明其受病脏腑。一般来说，气郁、血郁、火郁主要关系于肝；食郁、湿郁、痰郁主要与脾有关；而虚证证型则与心脾的关系最为密切，或因郁而化火伤及阴血，或因气血失调而生成不足，多见心脾血虚。

3. 病性

郁证基本病机为气滞，而气滞可进一步引起水液代谢、血液运行障碍，产生食积、湿滞、痰结，甚至出现血瘀、化火等病理改变。几者之间常相兼为病，或气滞血瘀，或气郁痰阻，或痰湿蕴结，又可化火耗血伤阴或影响气血的生成，导致心脾失养、肾阴亏耗等。七情是以内脏精气为物质基础，情志之郁除出现上述病理变化外，直接损耗五脏气血，发病以虚实夹杂多见，以肝郁气滞、肝郁脾虚、肝郁痰阻、心脾两虚证最为常见。

（二）临床用药特点及配伍规律

1. 用药特点

郁证常用药物主要包括疏肝解郁类、健脾化痰类、养心安神类和柔肝补血类，用药以温、平、苦、辛味为主，少见大寒大热之品，其中味辛可以助阳气振奋，鼓动气的运行，解郁消滞，味苦可以泻郁滞之实，燥停聚之湿，坚被灼之阴，缓解郁滞引起的各种症状。归经多归于肝、脾、心三经。郁证用药着眼于疏导、宣泄、肃降、畅达，力倡因势利导，以疏郁蠲忿，怡情悦志。用药整体以柴胡、白芍、郁金、茯苓、川芎、当归、石菖蒲为主，其中古代医家郁证用药以川芎、香附、茯苓、半夏、陈皮为核心药物；现代医家郁证用药则以柴胡、白芍、当归、茯苓、香附多见。古今医家用药虽有不同，但均体现了调和肝脾的思想。在邪实方面，古代医家对于血、热、痰、气等兼证常分别配伍桃仁、红花活血，黄芩、黄连泻火清热，竹茹、石菖蒲、贝母化痰除湿，槟榔、沉香行气消积等；现代医家治疗郁证则根据自身经验拟方，常见以路路通、穿山甲通络活血，百合、大枣养心润燥，川楝子、延胡索行气止痛，牡丹皮、栀子、生地黄清热凉血。

——王伟斌，李敬华，于琦，等．基于古代医案的郁证用药规律分析［J］．中国实验方剂学杂志，2020，26（5）：162-167．

2. 配伍规律

郁证用药整体以理气疏肝药、健脾益气药、养血安神药为基本框架，多随证配伍活血化瘀药、清热祛火药、祛湿化痰药、滋养肝肾药、舒筋通络药等。具体配伍多为：①以疏肝之品配以柔肝之品、养血活血之品、健脾之品、开窍之品等，如柴胡配白芍，柴胡配郁金、当归、川芎，柴胡配茯苓，柴胡配菖蒲等；②以柔肝、疏肝之品配以健脾之品，如白芍配茯苓，柴胡、白芍配茯苓；③柔肝养血活血药物共用，如白芍配以当归、郁金等。另外，古今医家在药物配伍上又有着不同的用药特点，除配以清热活血之药外，古代医家多配化痰行气之品，而现代医家多配疏肝养心之品，这可能是因为随着时代的不同，生活环境与节奏有所改变，体现了"因时制宜"的配伍特色。

——王伟斌，李敬华，于琦，等．基于现代医案的郁证用药规律研究［J］．国际中医中药杂志，2020，42（10）：1008-1013．

第二节　心悸

一、古代名医临床病案

【病案一】

章氏妇因失恃于归，劳心悒郁，形志倍伤，遂心悸恍惚，身体如在舟车云雾中，或与降气理痰之剂不应。诊之，两脉虚微，尺脉倍弱，曰：忧劳过度则脾损，脾虚必盗母气以自救，故心虚而悸。心藏神，为十二官之主，虚则无所听命而恍惚不安也。宜大培土气，则脾自复，不仰给于心，而心亦安，神亦守矣。与人参附子理中汤，一剂而安，四剂神气大复，脉和而愈。

——清·魏之琇《续名医类案》

按语：患者因婚后丧母，情志抑郁，忧思劳累，形劳而神伤。脾在志为思，思虑过度则损伤脾气，使脾气郁结，运化失职。一则脾为后天之本，脾虚则气血生化乏源，血不养心，心气不敛，发为心悸。二则子盗母气，脾虚累及母脏，耗伤心之气血，心神失养。其心悸恍惚，如在舟车云雾之症，非痰气交阻、蒙蔽心窍所致，故"与降气理痰之剂不应"。其脉虚微，尺脉倍弱，实乃脾气不足之证，气血衰微，恐伤及肾。故方选人参附子理中汤，温中补虚，培补后天。患者脾气健运，心得荣养，则"神气大复，脉和而愈"。

【病案二】

心悸，初从惊恐得之，后来习以为常，经年不愈。手振舌糙，脉芤带滑，不耐烦劳。此系心血本虚，痰涎袭入也。人参、玄参、丹参、枣仁、天冬、麦冬、菖蒲、茯苓、茯神、当归、远志、五味、桔梗、半夏、生地、橘红、枳壳、柏仁、炙草、竹茹。（原注：此天王补心丹合十味温胆法也。心血本亏，补心丹主之；痰涎袭入，十味温胆汤主之。）

——清·柳宝诒《柳选四家医案》

按语：患者因遇惊恐，忤犯心神，心神动摇，不能自主而心悸。然经年不愈，久病必虚，耗伤心血，损及心神。血虚生风，则手振不止；阴血不足，舌窍失养，脉不得充，故诊其舌糙、脉芤；脉势来往滑利，乃痰涎袭入，充盛于内所致。本病为心悸，病位在心，病性为虚实错杂，方选天王补心丹合十味温胆汤加减。方中人参、酸枣仁、柏子仁、二茯补心宁神；玄参、二冬、生地黄滋阴清热；当归甘补心血，五味子酸敛心气；半夏、橘红、竹茹、石菖蒲、枳壳行气化痰；更以桔梗为舟楫，远志为向导，和诸药入心安神。此方配伍补心血而不滞，化痰浊而不燥，共奏补心安神、化痰开窍之效。

【病案三】

一闻声惊，心怦怦，半日后止。人谓心有痰，痰药不效。久不必闻声亦惊且悸，常若有人来捕者，是惊悸相连而至。虽是心虚，惊悸实不同。盖惊轻悸重，惊从外来动心，悸从内生动心也。若怔忡，正悸之渐也；若悸，非惊之渐也。故惊悸宜知轻重，一遇怔忡，宜防惊，惊宜防悸。然虽分轻重，治虚则一。用安定汤：黄芪、熟地一两，当归、生枣仁、白术、茯神、麦冬五钱，远志、柏子仁、玄参三钱，半夏二钱，甘草一钱。一二剂轻，十剂愈。

——清·陈士铎《辨证奇闻》

按语：此案中患者心气不足，易受惊扰，心怦怦然。心悸据轻重有惊、悸和怔忡之别。此案乃心虚之惊悸，无论轻重，治法则一。陈氏辨治情志病时尤其重视气虚病机。盖因心主藏神，心气不足则神易受扰，终日心中惶惶，悸动不安。方中重用黄芪、熟地黄峻补气血；当归补血活血，补而不滞；酸枣仁、茯神、柏子仁、远志宁心安神；麦冬、玄参滋阴清热；半夏燥湿化痰，防滋腻太过；甘草调和诸药。观其用药精炼，动静相合，攻补兼施，重视补益气血，气血足，心神得养，则心悸自止。

【病案四】

（汤病案）郁火越冒，冲心为厥。厥后心悸不寐，惊恐疑惧，劫肺而为痰血。不时形凛轰热，经行如崩，月行二次。盛暑而厚衣，稀粥不敢下咽。以脉症参之，非真寒，实由疑虑过深所致也。金先生指为劳损不起之症，窃恐未确，当放胆啖饭，不必避风。以怡畅襟怀，佐以药力，可许向痊者。乌犀尖、小川连、云苓、麦冬、大生地、广郁金、白芍、橘白、枣仁、川贝，加建莲子。

（又诊）病人深信所嘱。肝胆舒畅，寒热未作，人咸异之，即俗名疑心病也。信能坚决，何疑之有。所谓智慧剑斩烦恼魔，须药饵外求之者，仍须清畅郁火。补养心脾，方无反复。细生地、乌犀尖、小川连、麦冬、生于术、羚羊角、川贝母、枣仁、米仁、红枣。

（又诊）谷食如常，神情安适，心悸咳血皆止。鼻流腥水如注，此乃郁火从心包而畅于肺经也。养阴佐以清和肺肝。制首乌、玄参心、川贝母、白芍、羚羊角、蔓荆子、淮山药、生甘草、薄荷叶。

（又诊）鼻渊虽止，其郁火未净，心脾气血未复。诸恙和平，癸水尚易骖前。仍从前法减轻为治。细生地、羚羊角、川楝子、左牡蛎、生冬术、川贝母、玄参心、大麦冬、云苓、小红枣。

——清·顾蔓云《花韵楼医案》

按语：汤氏因郁火冲心而厥，厥后郁火未清，扰乱心神，发为心悸。参其脉症，"形凛轰热""盛暑而厚衣"，乃阳气内闭而不能布达四末故也，属真热假寒之证。病位在心，伤及肺、脾、肝等脏。辨证施治，以清畅郁火、补养心脾法治之。此乃郁火净则神安，气血复则心得荣养，心神健旺，心悸可止。治以药饵之余，更嘱患者怡畅襟怀，坚定信心。缘于情志之病当以调畅情志为要。

二、现代医家临床验案

【病案一】

崔某，女，55 岁，长春市人，1989 年 12 月 21 日就诊。患者既往曾患胆囊炎，于 1 个月前因恼怒而致心动悸、失眠。经某医院诊断为"心率失常"，经服乙胺碘呋酮、复方丹参片、琥珀安神丸等药物疗效不显，慕名求治于任老。其症见：心动悸，胆怯，口苦，咽干，脘腹胀满，舌质红，苔微黄，脉现虾游。

辨证：肝胆火旺，扰动心神。

治法：疏肝利胆和胃。

处方：黄连 10g，枳实 10g，半夏 15g，陈皮 15g，茯苓 15g，竹茹 10g，甘草 10g。每日 1 剂，水煎服。

患者服药 3 剂后心悸、胆怯、口苦、脘腹满闷均减，病人喜形于色，服 9 剂后，症消、脉平而告痊愈。

——封婉君. 任继学病案四则［J］. 吉林中医，1990（2）：8 - 9.

按语：患者因恼怒动肝，肝胆火旺，扰动心神而心中动悸。其标在心，其本在肝胆也，故予宁心安神之类无效。胆腑郁热，胆汁泛溢则口苦；肝气犯胃，胃腑失和则脘腹胀满。方选黄连温胆汤，疏肝利胆和胃。无肝胆郁火之弊，则心悸自消矣。《素问·至真要大论》云："谨守病机，各司其属，有者求之，无者求之。"任老见心悸而不拘于此，其审察病机之功力可见一斑。

【病案二】

李某，女性，35 岁。患者从事记者行业，近日来因工作压力大而出现心悸不安，伴有睡眠质量差，不易入睡，心烦，偶有头晕，疲乏，性情平素较为急躁，大便二三日一行。追问其月经史：既往月经经量偏少，月经周期向后推迟 4~5 天。望切诊：舌色淡红，苔薄微黄，脉弦偏细。

辨证：心脾血虚，肝旺乘之。

治法：养血平肝，补益心脾。

处方：党参 10g，生白术 10g，黄芪 15g，白芍 25g，炒酸枣仁 15g，黄柏 10g，甘松 6g，牡丹皮 10g，龙眼肉 10g，龙骨 30g，牡蛎 30g，远志 10g，郁金 10g，苦参 6g，火麻仁 10g，生地黄 15g。

二诊：患者自觉心悸稍减轻，但自测心率仍稍快，睡眠较前明显好转，急躁较前减轻，大便不干，两日一行，成形，服药期间月经期至，痛经 1 天。望切诊：舌象较初诊时出现细小裂纹，脉象不似初诊时弦，仍沉偏细。处方：黄芪 15g，党参 10g，当归 10g，白芍 15g，苦参 6g，甘松 6g，炒酸枣仁 15g，柴胡 10g，黄柏 10g，郁金 10g，生地黄 15g，生龙骨、生牡蛎各 30g，桑寄生 15g。

——赵佳慧，李平. 高荣林教授心肝同治诊疗心悸经验 [J]. 世界中西医结合杂志，2019（12）：1671 - 1673，1676.

按语：患者从事记者行业，工作压力大易致心情烦闷，气机郁结，不得条达舒畅，犯肝脏，故见脉弦。气有余便是火，肝气郁久化火，扰动心气，而致心悸。气火郁闭，肠道津液损伤，故大便不畅。加之患者平时生活作息不规律，纳寐差，后天气血生化不足，故见头晕不清、疲乏、月经量少、脉偏细等虚象。高老辨证为心脾血虚，肝旺乘之，处以养血平肝之法，予归脾汤合通达肝经之品。方中龙骨、牡蛎是高老治疗心悸的常用药对，二者合用，敛神定悸效果极佳；党参、白术、黄芪、酸枣仁、龙眼肉、远志益气养心，安神定志；郁金、白芍平肝解郁；黄柏、牡丹皮、苦参泻火除烦；火麻仁、生地黄滋阴润肠通便；甘松开郁醒脾，固护后天。全方配伍补泻兼施，心肝同治，药到病减。二诊用药，亦遵前法，守方化裁。

【病案三】

朱某，男，55 岁，2017 年 9 月 29 日初诊。患者诉 20 天前开始反复发作心悸，伴双上肢颤抖，情绪激动、紧张时发作，发作时有恐惧感，持续数分钟，服复方丹参滴丸后缓解，无明显胸闷、胸痛，无汗出、乏力、昏厥、头晕、头痛等症，纳寐可，二便调，舌红、苔薄白，脉弦。血压：110/80mmHg。辅助检查：2017年5月16日冠状动脉CTA示左前降支中段粥样硬化病变；心电图示窦性心律，多导联T波改变。

辨证：心胆气虚，风阳扰动。

治法：解郁安神，益气宁心。

处方：解郁定志丸加减。龙齿（先煎）15g，柴胡、白芍、石菖蒲、远志、茯苓、茯神、党参、天麻、连翘各10g，全蝎3g，丹参、炒酸枣仁、麦冬各15g，贯叶金丝桃6g，黄连、五味子各6g。14剂，每日1剂，分2次服用。

2017年10月13日二诊：患者心悸、肢抖明显减轻，情绪较前稳定，3天前患者因工作压力增大，出现胸闷、心悸，无胸痛、气促、汗出等不适，休息后可自行缓解，纳可，夜寐欠安，睡眠浅，二便调，舌红，苔薄微黄，脉弦。患者肢抖已控制，间发心悸，续服原方，改连翘15g，加百合15g，共服药14剂。

2017年11月3日三诊：患者症状已控制，特前来复诊以巩固疗效，舌红、苔薄黄，脉弦。守方，去贯叶金丝桃，加知母10g。

患者服上方14剂后，诸症皆平。

——毛宗裕，程丑夫，刘建和．程丑夫运用解郁定志丸加减治疗心悸验案1则［J］．湖南中医杂志，2019，35（11）：79-80．

按语：本案患者有冠心病史，主症为心悸，伴双上肢颤抖，易情绪激动、紧张，辨为心胆气虚，风阳扰动。心虚胆怯则触事易惊，心悸不安；风阳内动则肢摇，经脉不宁。《薛氏医案》云："肝气通则心气和，肝气滞则心气乏。"程教授在治疗情志疾病时，尤其重视调畅肝气，认为脉诊未见虚象者，当慎用补气、温阳之品，需察其病因，审其病机，予以疏肝解郁之法调达脏腑气机，可获佳效。处以疏肝解郁之柴胡、白芍，配以安神定志丸，名曰解郁定志丸。肢抖者，加天麻、连翘、全蝎以祛风平肝；脉未虚者，党参易人参，平补心胆之气；另以丹参活血养血，酸枣仁养心安神，麦冬、五味子合党参气阴并补，黄连、贯叶金丝桃清热疏肝，解郁安神。全方寒温并用，气血同调，配伍精当，辨证化裁，药到病减。

【病案四】

患者，女，58岁，2017年2月21日初诊。患者以"心慌3个月"就诊。

刻诊：心中悸动，乏力，无故爱生气，纳可，眠差，小便调，大便干，舌红，苔薄白，脉沉细弦。2017 年 2 月 7 日心电图检查显示：窦性心律，异位心律，偶发房室期前收缩，短阵性窦性心动过速，全程 T 波改变。

西医诊断：窦性心动过速；房性期前收缩；冠心病。

辨证：气滞血瘀，气阴两虚。

治法：调气和血，益气养阴。

处方：血府逐瘀汤加减。党参片 15g，柴胡、炒枳壳、赤芍、甘草、桃仁、当归、生地黄、川芎、桔梗、川牛膝、郁金、合欢皮、桂枝、麦冬、丹参、柏子仁各 10g，红花、五味子各 6g。14 剂，水煎服，每日 1 剂，分早晚 2 次服用。

2017 年 3 月 7 日二诊：患者服用上方后仅 2 月 28 日心悸发作 1 次，此后心悸未再发作，舌红，苔薄白，脉沉细。上方加远志 6g，继服 6 剂。

2017 年 3 月 14 日三诊：患者服用二诊方后心悸未再发作，上方加旋覆花 10g，赭石（先煎）15g，继服 6 剂以巩固疗效。

——郭磊，朱文浩. 心悸治验 4 则 [J]. 中国民间疗法，2020，28（5）：94－96.

按语：《丹溪心法·六郁》曰："气血冲和，百病不生，一有怫郁，诸病生焉。"肝喜条达而恶抑郁，本案患者爱生闷气，情志不畅致肝气郁结，肝失疏泄，则气滞血瘀，心脉阻滞，发为心悸。气虚，则乏力；心神受扰，则寐差。肝气郁结，气滞肠腑，兼阴虚，则大便干。参其舌脉，舌红、苔薄白、脉沉细弦，辨为气滞血瘀、气阴两虚证，治以血府逐瘀汤加减。方中柴胡、郁金、合欢皮，疏肝解郁安神；桔梗、枳壳，一升一降，行气宽胸；桃仁、红花、生地黄、当归、川芎、赤芍、丹参、牛膝，养血活血，养心宁神；党参、麦冬、五味子，气阴双补；桂枝温通心脉；柏子仁润肠通便，养心安神。全方共奏调和气血、益气养阴之功。二诊时加远志，意在交通心肾，养心安神；三诊复加旋覆花、赭石，旨在降逆平肝定悸。本案辨证用药得当，疗效显著。

三、辨证治疗特点

（一）辨证要点

1. 病因病机

心悸病因病机包含四个方面。一是体虚劳倦，脏腑功能失调，气血不足，导致心失所养，发为心悸。二是七情所伤，多与惊恐、悲伤、思虑等情志刺激有关。惊则动肝，忤犯心神，心神动摇则心悸；恐则伤肾，心肾不交，心阳浮越亦可悸；悲伤忧思则气机郁滞，心气郁结，心神不宁，或郁而化火，扰动心神而心悸。三是饮食不节伤脾，运化失健而积痰成悸。正如《金匮要略》所言：“食少饮多，水停心下，甚者则悸。”四是感受外邪，内舍于心，心经受损而悸。《诸病源候论》中云“风邪搏于心，则惊不自安。惊不已，则悸动不定”，强调了风邪对于心悸的致病作用。

2. 病位

心悸的病位主要在心、肝、脾、肾等脏。心悸以心中悸动不安为主症，发病部位在心。心之气血阴阳不足，心失所养，或痰饮气血瘀滞心脉，心神受扰，可致心悸；惊动肝气，或郁怒肝气不舒，上扰心神，心神不宁则发为心悸；思虑伤脾，脾虚运化失司，气血生化不足，不能濡养心脉，心神失养则现心悸；惊恐伤肾，心肾不交，肾水不能上济心阴，出现心阴失养，亦可发心悸。

3. 病性

心悸的病性不外乎虚实两端，临证多虚实错杂。虚者，心之气血阴阳不足，或脾虚后天生化不足，心失滋养而发为心悸；实者，心肝火旺、痰火扰心或心血瘀滞，扰乱心神而为心悸。但临床上心悸发病往往虚实错杂，虚实常相互转化，相互夹杂。如心气不足，运血无力，亦可致心血瘀滞而出现虚实错杂之证。

（二）临床用药特点及配伍规律

1. 用药特点

常用药物有补虚药、安神药、理气药、清热药和活血化瘀药。治以补益心脾，宁心安神，理气和血，清热除烦，从而使气血调和，心有所养，心神安定。药性以温性、平性药物为主，药味以甘、辛、苦味较多，归经多为心、肝、脾、肾经。心悸用药着眼于标本兼治，常用药物有桂枝、茯苓、陈皮、当归、郁金、柴胡、牡蛎、白芍、酸枣仁、丹参、黄芪、炙甘草、麦冬、黄连等。心悸首重补益心脾，固护根本，脾气旺则心神得宁，临床使用如黄芪、茯苓、炙甘草等。其次在辨证的基础上对症用药，例如肝气郁结者处以郁金、柴胡和白芍等疏肝解郁柔肝之品；心火旺盛者，加黄连、麦冬，滋阴清热；血瘀者用当归、丹参，活血通脉；心脉痹阻，加用桂枝，温通心脉；心神不宁者，加牡蛎、酸枣仁，安神定悸。综上，心悸在用药上注重虚实夹杂这一临床特点，注重调养心神，兼顾祛邪，辨证施治。

2. 配伍规律

心悸治疗多以养心安神、疏肝解郁、活血化瘀、理气化痰等药物配伍。常用药对有龙骨－牡蛎、桂枝－炙甘草、远志－石菖蒲、生地黄－阿胶、郁金－丹参等。其中，龙骨、牡蛎合用，可增强镇心安神的功效；桂枝伍甘草，温阳通脉，安神定悸；远志合石菖蒲，交通心肾，祛痰宁心止悸；生地黄合阿胶，补血滋阴，养心安神；郁金合丹参，行气化瘀，解郁清心。将现代医家治疗心悸的核心药物配伍后可组成如炙甘草汤、桂枝甘草龙骨牡蛎汤、苓桂术甘汤、桂枝甘草汤、枳实薤白桂枝汤、茯苓甘草汤、生脉散等方。对比古今治疗心悸的方药发现，现代医家在经典方药的配伍上注重辨证施治，临床疗效佳。

第三节　眩晕

一、古代名医临床病案

【病案一】

相国方禹修夫人，触于惊恐，身霭霭如在车船，开目则眩，起立欲仆。医补虚化痰，屡投弗效。余为察脉，左独沉牢。是惊气入心，蓄血为祟。用大黄、穿山甲、归尾、桃仁、降真香、苏木、郁金。一剂而血下，再剂而复下数升，寻愈。

　　——明·李中梓《里中医案》

按语：患者受惊恐后，苦于眩晕，起立欲仆。惊则气乱，扰乱血行。《濒湖脉学》云："寒则牢坚里有余……疝瘕何愁也。"《诊家正眼》云："牢主坚积，病在乎内，左寸之牢，伏梁为病……左关见牢，肝家血积。"患者左脉沉牢，乃里实血积之象，故予行气活血之法，疗效显著。

【病案二】

病因情志抑郁，郁则生火。现在脉细、汗泄、头眩，自宜怡悦开怀，不必逐枝节而求治。霜桑叶、白薇、地骨皮、黄芪、冬术、青防风、赤芍、甘菊、牡蛎。

——清·徐养恬《徐养恬方案》

按语：头为诸阳之会，肝经循行上达颠顶。情志抑郁致肝气郁结，郁怒伤肝致肝失疏泄，气郁日久则化火。火为阳邪，上扰清窍，则发为头眩。火邪劫伤津血则脉细，迫津液外出则汗泄。本案证属阴虚火旺，因此予以清热凉血、滋阴潜阳之法治疗。此外，徐氏认为情志之病宜"怡悦开怀"，强调了疏导情志在疾病治疗中的特殊性和重要性。

【病案三】

龚。木失条达，肝郁胃热。郁则生火，气火上逆犯肺，咳嗽痰中带血，血缕潮热，脉左弦右数，心悸眩晕。阴虚木火上充，恐成郁劳。鳖甲、地骨皮、藕节、麦冬、羚羊角、杏仁、丹皮、银柴胡、贝母、沙参、石决明、蛤壳。

又：肝木抑郁，气火上逆犯肺，咳嗽痰多。两胁、左乳、腰背胀痛，寒热往来，头眩心悸。病属肝郁、情怀之病，不易理者，须得怡悦自释。

——清·沈菊人《沈菊人医案》

按语：肝主疏泄，疏泄失常，致气机郁滞化火，阴液耗伤，阴伤火旺。气火上逆，清窍受扰，则眩晕。木火刑金，肺失清肃，故咳嗽咳血。病位在肝，伤及肺金。治以滋阴潜阳，清肺化痰。再诊，嘱其怡悦自释，调畅情志。盖因"恬淡虚无，真气从之，精神内守，病安从来"。

【病案四】

杨氏，三七岁，寡居，自多愁烦思郁，加以针黹，目注凝神，以致阳气上颠发为眩晕，八脉无气，自带下下冷。内风日动，痹疹与麻木症状，常常有所隐现。叶天士处方以制首乌、三角胡麻、枸杞、甘菊花炭，用红枣捣丸，早上服四钱。

——清·叶天士《临证指南医案》

按语：叶氏擅长奇经辨证，认为八脉赖于肝肾精血之荣养，证候多虚，宜补而通之。此案患者情志不畅，导致肝失疏泄，加之久视耗伤肝血，血虚风动，故有眩晕、痱疹与麻木风动诸症。叶氏谓其八脉无气，处以制首乌配枸杞、红枣，可补肝肾，益精血，治血虚眩晕；三角胡麻清肝明目；甘菊花质地轻，上达头目，散风清热，平肝明目，炭化后有收敛止血之效。诸药配伍，补益八脉，清肝止眩。

——胡木，汤阳，黄毅君，等．叶天士奇经辨证及其方药探析［J］．中医杂志，60（13）：1164－1166.

二、现代医家临床验案

【病案一】

王某，女，36 岁，2018 年 9 月 26 日初诊。患者 10 天前因工作变动出现头晕、头胀，情绪波动时诱发，无呕吐，无昏厥。诊见：头晕、头胀，烦躁易怒，太息，夜寐差，大便干，舌红、苔薄黄，脉弦。

中医诊断：眩晕。

辨证：肝郁气滞，化火上炎。

治法：疏肝解郁，理气降火。

处方：柴胡、郁金、香附、牡丹皮、栀子、枳壳、麦冬、生地黄、当归、白芍各 10g，淡豆豉 15g，升麻、甘草各 5g。7 剂。

患者药后诸症大减，头晕未再发作。

——陈显宏，周靓，李伟林．李伟林运用升降理论治疗眩晕病案三则［J］．浙江中医杂志，2019，54（3）：227.

按语：患者烦躁易怒，肝郁化火，上扰清窍，故头晕、头胀。如《黄帝内经》云："诸风掉眩，皆属于肝。"此案患者病在肝，病机为气机郁滞化火。医者除了予疏肝解郁、滋阴柔肝药物之外，又用栀子配淡豆豉，泻火除烦，宣散郁热，升降相宜；升麻配枳壳，一升一降，调畅气机。药对配伍升降并用，调理气机，气机和则脏腑功能自复。

【病案二】

李某，女，43 岁。患者半月前生气后，晨起突然头晕目眩，闭目难睁，耳鸣如潮，恶心，呕吐绿水，口干酸苦，纳呆腹胀，大便一周未行，小便短赤，下肢浮肿，西医诊断为"梅尼埃病"，经治半月无效，由 4 个人抬至门诊。察其面赤体丰，气息粗大，舌质红，苔黄厚腻，脉滑数有力。此乃肝气夹痰火上冲所致，法宜化痰泻火，疏肝降逆，予芩连二陈汤化裁。

辨证：肝气犯胃，痰火上冲。

治法：化痰泻火，疏肝降逆。

处方：黄芩 9g，黄连 4.5g，清半夏 9g，茯苓 15g，青皮 9g，旋覆花（布包）9g，赭石（先煎）25g，黄柏 9g，川芎 9g，川大黄（后下）6g。日 1 剂，水煎服，4 剂。另予牛黄清热散 3 瓶，早晚各服 1.5g。

患者服上方 4 剂后，诸症减轻，后宗原方进退，连服 10 余剂而愈。

——刘建和，王建国，刘志希.国医大师验方集第 1 辑［M］.北京：人民军医出版社，2014.

按语：患者体态丰腴，素体痰盛，因情志恼怒致肝郁化火，气机逆乱，加之素体痰盛，痰蒙清窍则见眩晕。郁怒伤肝，肝火横犯脾胃，致脾胃瘀滞，脾胃失健，故见纳呆腹胀，大便不行。予以黄芩、黄连、黄柏清泻痰热，半夏、茯苓化痰利湿，青皮疏肝破气，旋覆花、赭石平肝降逆止呕，大黄泄热通便，川芎祛风止眩。药物配伍抓住临床主症，配伍得当，患者服之应效。

【病案三】

胡某，女，40 岁，眩晕，耳鸣，易怒欲哭，烦躁，身颤，精神不快尤甚，严重时常晕倒，心悸怔忡，月经量甚多，面色萎黄不泽，大便偏干，脉沉弱，舌淡无苔。

辨证：心肝失养，下虚上眩。

治法：滋养心肝。

处方：熟地黄 3 两，山药 2 两，山茱萸 2 两，茯神 1 两，枸杞子 2 两，巴戟肉 2 两，肉苁蓉 2 两，龙眼肉 1 两，桑椹 4 两，龟甲 2 两，白人参 1 两，大枣 2 两，珍珠母 3 两，龙骨 3 两，酸枣仁 2 两，清阿胶 2 两，琥珀粉 5 钱。慢火浓煎 3 次，取汁再浓缩，入琥珀粉，烊化阿胶，再炼蜜为膏，早晚各服 2 钱，开水冲服。

患者服药后病情明显缓解，后因生气着急又发病。脉左关独弦数，舌无苔。此属肝肾阴虚，水火不济，治宜滋肝潜阳。

处方：酸枣仁 5 钱，茯苓 2 钱，知母 1 钱，川芎 1 钱，炙甘草 1 钱，蒺藜 3 钱，甘草 2 钱，小麦 4 钱，大枣 6 枚，石决明 5 钱，珍珠母 5 钱，龙骨 3 钱，羚羊粉（分吞）4 分。

一周后复诊，患者服药后渐安静舒适。

——王省，陈洁，刘红权．蒲辅周治疗眩晕症案例赏析［J］．江苏中医药，2017，49（1）：43–45．

按语：《素问·阴阳应象大论》云："年四十，而阴气自半。"女子以肝为先天，患者年四十则肝阴不足，易怒欲哭，烦躁，精神不快，损伤心神而心血耗伤，致心肝失养，下虚上眩。处以六味地黄丸，盖因肝肾同源，以达滋水涵木之功。配以巴戟天、肉苁蓉；加茯神、龙眼肉、珍珠母、龙骨、酸枣仁和琥珀粉，平肝潜阳，养心安神。

【病案四】

患者王某，男，65岁，2017年9月就诊。患者自诉近日头晕明显，腰背乏力，面有烘热感，睁眼不能，视物旋转明显，大便数日未解，腹胀明显，口苦目赤，小便量少色黄，夜寐不安。诊其舌质红绛苔薄黄，脉弦而硬。患者平素性情较急躁，遇事易烦躁，嗜好烟酒，有高血压病史10余年，血压波动较大。诉每遇血压升高时头晕明显。

诊断：眩晕。

辨证：脾肾不足，肝郁化火。

治法：健脾补肾，清肝泻火。

处方：眩晕六味汤合调胃承气汤加减。玄参10g，山药15g，山茱萸6g，茯神15g，葛根20g，川芎10g，生大黄（后下）10g，芒硝（冲服）10g，炙龟甲（先煎）15g。

二诊：患者连服5剂后诉二便已通，仍有烘热感，口苦，双眼干涩，夜寐一般。舌红苔薄干，脉细弦。辨属余火未尽，肝肾阴虚。予原方去生大黄、芒硝、炙龟甲，山茱萸加量至10g，山药加量至30g，加生地黄10g，党参10g，菊花10g，枸杞子15g，柏子仁10g。

患者再服7剂后诉症状明显减轻。

——宋文茜，李虹．李氏内科从"虚"论治眩晕临证经验［J］．浙江中医药大学学报，2018，42（5）：384–386．

按语：患者年逾六十，肝肾阴亏，加之性情急躁，肝郁化火，虚火上逆致眩晕。面部烘热、大便不解、腹胀、舌质红绛，为阳明腑实证；证属本虚标实，治宜标本兼顾。处以眩晕六味汤，旨在补益肝脾肾，平肝息风潜阳，治其本虚；合调味承气汤，祛除肠胃积热以治其标。二诊时胃肠实热已泄，但肝肾阴液尚亏，余火未净，选用平肝滋肾、育阴清热之品，以补阴液不足，清未净之火。

三、辨证治疗特点

（一）辨证要点

1. 病因

眩晕的病因有外邪、情志、年龄、饮食等因素。《诸病源候论·风头眩候》云："风头眩者，由血气虚，风邪入脑，而引目系故也。"寒则收引，风性善袭阳位，湿邪黏滞，燥性干涩，均可导致气血在经脉中运行失常，继而导致脑部失养，发为眩晕。忧郁恼怒太过，肝失条达，肝气上逆，或气机郁结化火，风阳上扰头目，则发为眩晕。年高体弱者，若肾精不足，髓海空虚，无以充养脑，髓海空虚亦可发眩晕。此外，饮食不节，损伤脾胃，脾虚失运，水湿内停，积聚成痰，阻滞中焦气机，清窍失养，则发为眩晕；或饮食失衡致气血不足，脑窍失养，亦可发眩晕。

2. 病位

本病病位在脑窍，但与肝、脾、肾三脏密切相关。《素问·至真要大论》云："诸风掉眩，皆属于肝。"肝主升主动，为风木之脏，若肝肾阴虚，水不涵木，肝阳上亢，上扰头目，则发眩晕。肝主疏泄，性喜条达，若情志过极，影响脏腑气机，致疏泄失常，肝气逆乱，亦可致眩晕。脾胃为气血生化之源，若脾胃虚弱，无力化生气血津液，或脾虚失健，无力运行水液，导致痰浊内阻，均可导致眩晕的发生。肾主骨生髓，脑为髓之海，若肾精不足，致髓海失养，亦可导致眩晕。一般来说，情志失调导致的眩晕首责于肝；气虚亏虚、痰浊上蒙主要关系于脾；阴虚风动主要关乎肝肾。

3. 病性

眩晕的病性不外乎虚实两端，以虚证居多。虚者，有阳虚、气虚、阴虚和血虚之别，如肝肾阴虚、气血不足、髓海失养等。实者，有风、火、痰、瘀等，扰乱清窍。但临床常见虚证，常呈现夹痰、夹火、夹瘀等虚实错杂证，其证多表现为本虚标实，治疗当标本兼顾。

——周雪明. 基于古今病案数据分析的眩晕病证治规律研究 [D]. 哈尔滨：黑龙江中医药大学，2011：107.

（二）临床用药特点及配伍规律

1. 用药特点

治疗眩晕常用药物有平肝息风药、清热药、祛湿化痰药、活血药、解表药、补益药等。以甘、苦、辛味为主，寒温并用。甘能补益和中；苦能泻火、燥湿；辛能疏散肝气，行气活血。根据本病临床常呈现本虚标实这一特点，治疗时以调理肝肾阴阳、补益气血为主，针对风、火、痰、瘀等病理因素，辨证后予以治疗。古代治疗眩晕的核心药物有半夏、陈皮、茯苓、菊花、甘草、生姜、白芍、天麻和白术，功效以健脾理气、燥湿化痰和平肝抑阳为主。现代医家在治疗时使用的高频药物有茯苓、当归、熟地黄、丹参、川芎、黄芩、甘草、生地黄、冰片和泽泻等。古今医家用药的药味虽有差异，但在功效大同小异。如健脾利湿药物，古有半夏、陈皮、茯苓和白术，今有茯苓、泽泻；祛风药，古今分别用天麻和川芎；补血药分别有白芍和当归、熟地黄；清热药分别有菊花和黄芩、冰片。究其差异，古代医家除了清热药，还用生姜，寒温并调；而现代则更侧重于用当归、川芎和丹参活血祛瘀。

——左潇潇．基于古代病案对眩晕病用药规律的聚类分析研究 [D]．沈阳：辽宁中医药大学，2019；都亚楠等．眩晕古今用药对比研究 [J]．世界中西医结合杂志，14（10）：1353－1355.

2. 配伍规律

治疗眩晕的常用药对功效有三类：①健脾燥湿，清热化痰，如半夏配陈皮、竹茹配枳实；②清热养阴，调补肝肾，如钩藤配石决明、生地黄配麦冬、山茱萸配熟地黄、白芍配牡蛎等；③补益气血，宁心安神，如人参配黄芪、生姜配大枣、茯神配酸枣仁等。常用的方组配伍有：①由栀子、牡丹皮、酸枣仁、茯神、牡蛎、白芍、熟地黄等组成的益阴潜阳、清心安神方；②由桑叶、石斛、菊花、蒺藜、石决明、钩藤组成的清肝平肝、息风止痉方；③由天麻、茯苓、陈皮、半夏、枳实、竹茹组成的燥湿化痰、平肝息风方；④人参、黄芪、生姜、大枣、当归、白术、甘草组成的健脾益气方。这些药物的配伍以平肝、健脾、益肾、滋阴、化痰为主，贴合眩晕的病证特点，用药得当。

第四节 不寐

一、古代名医临床病案

【病案一】

程右，郁怒伤肝，肝胆之火内炽，痰湿中阻，胃失和降，懊侬少寐，胸痹不舒。拟温胆汤加减。法半夏二钱，朱茯神三钱，珍珠母三钱，黑山栀一钱五分，北秫米（包）三钱，远志肉一钱，青龙齿三钱，川贝母二钱，炒枣仁三钱，生白芍二钱，鲜竹茹一钱五分，枳实（同捣）一钱，广郁金一钱五分，合欢花一钱五分，夜交藤三钱。

——清·丁甘仁《丁甘仁医案》

按语：患者因情志郁怒致肝胆之火内炽，肝火旺盛，则木旺乘土，脾胃功能受阻，运化失健，加之肝火旺盛炼液成痰，积聚体内，阻滞中焦，则胃失和降。然六腑以通为用以降为顺，《素问·逆调论》云："胃者，六腑之海，其气亦下行，阳明逆不得从其道，故不得卧也。"不寐的病机总属阴阳失交，阳不入阴。脾胃乃气机升降枢纽，可通上彻下，斡旋阴阳，故胃和是昼精夜瞑的基础。方选温胆汤加减，因其证属内火炽盛，原方去陈皮、生姜、大枣等性温之品，予法半夏、川贝母等燥湿化痰，清内蕴之火；黑栀子、竹茹清热和胃除烦；茯神、远志、百合、炒酸枣仁、夜交藤养心安神，配伍珍珠母、青龙齿平肝抑阳，镇静安神，刚柔并济；白芍、枳实、郁金疏肝柔肝，理气宽胸；北秫米养心和胃。诸药配伍，清肝利胆，和胃燥湿，阴阳气机调和，则病愈可知。

【病案二】

思虑烦心，心气不能下达，肾阴不能上潮，虚烦不寐，子午不交，不宜烦劳。川雅连、大熟地、西党参、雀脑芎、杜阿胶、肥知母、枣仁炭、粉甘草、鸡子黄、枳实炭、白茯神。

——清·王九峰《王九峰医案》

按语：心主藏神，思虑过度致心神受扰，心火亢盛于上；肾阴不足，则肾水不能上济于心阴。本案心火独亢，肾水亏虚，心肾不交致虚烦不寐。处以仲景之黄连阿胶汤加减以泻心火，滋肾阴，交通心肾。原方重在扶阳散热，交通心肾，去黄芩、芍药、鸡子黄等，加熟地黄、党参、川芎养血活血，滋阴；枳实炭调畅气机，通达上下；知母养阴清热除烦；酸枣仁炭和茯神增强安神功效。

【病案三】

忧思抑郁，最损心脾。神不安舍，惊悸多疑少寐，肢战食减，容色萧然，脉见双弦，殊为可虑。归脾汤去芪加熟地。

——清·王九峰《王九峰医案》

按语：本案由思虑过度，劳伤心脾，气血亏虚所致。心血不足，则心神失养，心气不足，则心神失摄，发为惊悸、多疑、少寐；脾弱血虚，则肢体官窍失荣，故肢战食减、面色萎黄；脉见双弦，为情志不畅之征。夜寐不安，最为伤阴，且心血亏虚，恐有阴虚火旺之变。《本草新编》谓："熟地，味甘，性温，沉也……真阴之气非此不生，虚火之焰非此不降。"故方选归脾汤，益气补血，健脾养心；去黄芪，以防升阳助热；加熟地黄，使"水升火降，阴阳有既济之美"。全方配伍，补益心脾，养血安神，心脾得养，则心神自收，惊悸自消，夜寐得眠。

【病案四】

某，大病之后，元气未复。兹以惊动肝胆，心悸少寐。脉细左弦。宜宁神以潜阳气。人参须（另煎冲）一钱，于术炭一钱五分，炒枣仁二钱，茯苓（重辰砂拌）三钱，白归身二钱，龙齿三钱，川断肉三钱，炒牛膝三钱，浓杜仲三钱，炒白芍一钱五分，橘皮络各一钱。

——清·张聿青《张聿青医案》

按语：患者大病之后，元气亏虚，心神失养；又胆为清净之府，性喜宁谧而恶烦扰；肝胆受惊扰动，失其宁谧，则气机逆乱，上扰心神，发为心悸少寐。处以人参须配白术炭，益气固本，兼具收敛和潜阳降火之效；以朱砂炮制茯苓，配伍龙齿，增强镇惊安神的功效；炒酸枣仁、当归身、炒白芍补血养心宁神；川续断、杜仲、牛膝补益先天之本，引火下行；橘皮、橘络理气降气，使气调血和，则神安得卧。

二、现代医家临床验案

【病案一】

唐某，女，43岁，2014年11月16日就诊。患者因家中纠纷而情志不舒导致入睡困难、多梦3个月余。刻诊：入睡困难，多梦，易烦躁，神疲乏力，嗳气，健忘，口干目干，大便溏，月经量少，色暗，夹有瘀块，舌苔薄，舌边有齿印，脉弦细。

中医诊断：不寐。

辨证：肝郁化火，脾失健运，气滞血瘀。

治法：疏肝解郁，清热化瘀。

处方：丹栀逍遥散加减。牡丹皮10g，栀子10g，当归10g，赤芍15g，白芍15g，陈皮15g，柴胡10g，茯苓10g，白术10g，薄荷6g，丹参15g，藿香梗10g，紫苏梗10g，枳壳10g。7剂，每日1剂，水煎服，早晚分服。

11月29日二诊：患者服药后睡眠改善，黄褐斑减少，仍有口干目干，有时盗汗。原方去陈皮、枳壳，加麦冬10g，石斛15g。

患者服药14剂后告愈。

——高玉萍，谢超明，周德生，等.陈大舜教授治疗不寐医案七则［J］.湖南中医药大学学报，2017，37（5）：507－510.

按语：患者情志不畅而发为不寐，病位首先在肝。肝气郁滞不舒，则嗳气频作；气滞化火，上扰心神，则失眠、多梦、健忘，易烦躁；女子以肝为先天，肝主藏血，肝郁气滞，气机不畅，气滞则血瘀，故月经量少、色暗，夹有瘀块。神疲乏力、大便溏和舌边有齿印，均为脾虚之象。一诊予丹栀逍遥散加减，方中加藿香梗、紫苏梗、枳壳和陈皮，行气力强，使气机得畅；赤芍凉血散瘀，白芍柔肝养血，二者同用，动静相宜。患者药后肝气得舒，睡眠改善，寐差致阴气失养，且有邪热伤阴，故见口干目干、盗汗等阴虚症状仍未解。守方去两味理气药，加麦冬、石斛等养阴除烦。化裁颇有法度。

【病案二】

患者，女，26岁，办公室白领，2018年2月6日初诊。患者3个月来因工作压力大致夜间难以入睡，常辗转反侧至深夜，内心烦躁，咽干口燥，多梦易醒，二便调，月经平素量多，舌红，苔白，脉沉细。患者有乳腺增生病史。

中医诊断：不寐。

辨证：阴虚火旺。

治法：养血安神，清热除烦。

处方：自拟清心安神方加减。川芎6g，炒知母12g，茯苓12g，炙甘草

9g，酸枣仁 30g，丹参 12g，牡丹皮 12g，栀子 12g，炒黄柏 12g，合欢皮 30g，炒黄连 6g，灯心草 3g，淮小麦 30g，大枣 6g，生地黄 12g，百合 30g。共 7 剂，每日 1 剂，水煎，分早晚 2 次温服。嘱放松心情，勿饮咖啡、奶茶之类，睡前热水泡脚，保持心情愉悦。

2018 年 2 月 13 日二诊：患者睡眠较前大有改善，可入睡，每晚能睡 5 小时左右，但仍易醒，余无不适，舌红，苔白，脉沉细，诊断同前。守上方，加夜交藤 15g，14 剂，每日 1 剂，煎服调护法同前。

2018 年 2 月 27 日三诊：患者睡眠质量明显改善，偶有入睡困难，守原方继服巩固调理 3 个月。

——毛美娇，沈虹，刘萍. 刘萍教授从"心主神明"辨治女性不寐的经验 [J]. 现代中西医结合杂志，2020，29（5）：510 - 513.

按语：刘萍教授认为，女性由于其社会角色、生理特点等原因，病因、病机可因年龄而异。如青年女性因有月经、生育等可致慢性失血的病因，从而出现血虚，以及工作、家庭育儿等压力较大导致思虑过度；临床病机常呈现虚实夹杂。本案患者因工作压力大，导致精神情绪紧张，夜间不寐；加之平素月经量多，耗伤阴血，内心烦躁，咽干口燥，舌红，苔白，脉沉细，均为阴虚火旺之象，病机总属阴血不足，阴不制阳，虚火上扰心神。处以清心安神方，方中知母、牡丹皮、栀子、黄柏、黄连等清心凉血除烦；丹参、川芎养血活血；淮小麦、炙甘草、茯苓、大枣等健脾养心安神；酸枣仁、合欢花宁心安神；百合、生地黄滋阴养血。诸药配伍，共奏养血安神、清热除烦之效。患者服用 7 剂后症状改善，医者随证加减，应手皆效。

【病案三】

程某，女，52 岁。患者入夜潮热不寐反复 1 年余。患者于去年绝经后，即感觉全身潮热，入夜盗汗，经常心烦易躁，于妇科就诊，因不愿服用激素，转中医治疗。刻诊患者：面色潮红，心烦易躁，入夜潮热时伴盗汗，入寐困难，乱梦纷纭，大便干燥，舌红少苔，脉弦细数。

辨证：阴亏火旺。

治法：壮水以制阳光。

处方：黄连阿胶汤加减。黄连、生甘草各 6g，黄芩、生白芍、百合、茯苓各 15g，阿胶 9g，生地黄、熟地黄各 12g，珍珠母 30g。每日 1 剂。

患者服用 7 天后，夜寐改善，尚有烦热，余症有所好转。再以上方加入酸炒枣仁15g，炒知母8g。患者服用3周，夜寐正常。

——胡炜，梁小珍，沈丹，等．不寐的六经辨证治疗临床体会［J］．浙江中医杂志，2020，55（6）：458－459．

按语：《素问·上古天真论》云："女子……七七，任脉虚，太冲脉衰少，天癸竭，地道不通，故形坏而无子也。"本案患者是一位更年期的女性，此阶段的女性易出现血脉虚少、天癸绝；肾阴亏损，不能涵养心阴，致心火偏亢，故入睡困难、乱梦纷纭、心烦易躁；肾阴不足，肾阳偏亢，故有全身潮热、入夜盗汗等虚热表现，舌脉象应之。治疗以黄连阿胶汤加减，方中黄连、黄芩、生甘草泻心火，使心气下交于肾；白芍、阿胶、生地黄、熟地黄滋肾养阴，使肾水上济心阴；百合、茯苓、珍珠母清心宁神。诸药合用，使心肾相交，水升火降，则心烦自除，夜寐自安。复诊随证加减以巩固疗效。

【病案四】

陈某，女，38岁，2018年4月24日初诊。患者以"入睡困难1年余，加重半个月"为主诉就诊。患者自诉近1年来睡眠质量差，多处寻医问药无果，故于何教授处就诊。刻下：患者入睡困难，多梦，睡后易醒，伴有注意力不集中、烦躁、健忘。自觉腰酸畏寒，四肢冰冷，白发增多，脱发，性欲下降。询其月经情况，诉经水量少而经期推迟，未见水肿，二便调，舌淡红，舌中苔黄腻，边稍有齿痕，脉弦细。

中医诊断：不寐。

辨证：肝肾亏虚，中焦湿热。

治法：滋补肝肾，祛湿化热。

处方：杏仁10g，薏苡仁10g，白豆蔻10g，甘草5g，山药30g，白茅根30g，黄精10g，木香3g，川楝子10g。15剂，每日1剂，水煎，分早晚2次服用。

2018年5月15日二诊：患者心情愉悦，述上述症状基本消除，服药后可入眠，近1周来睡眠质量基本恢复至正常水平，仍有脱发。舌淡红，苔薄白，边有齿痕，脉细。于原方基础上加入百合10g，丹参10g。21剂，服法同前。

2018年6月14日三诊：患者面色红润，光泽有神，自述近1个月来睡眠安稳，脱发较前明显缓解，近1次月经量较前增多，经期略有延迟。于前方基础上加入当归10g，共14剂，巩固疗效。

——段梦遥，何泽云．何泽云治疗不寐验案1则［J］．湖南中医杂志，

2020，36（6）：76 - 77.

　　按语：《灵枢·淫邪发梦》曰："魂魄飞扬，使人卧不得安而喜梦。"《灵枢·本神》载："肝藏血，血舍魂。"患者寐差 1 年，病程较长，久病多虚，故见月经量少，脉细。肝血不足，魂无所舍，心神失养，故见失眠多梦、烦躁健忘；肾阳不足，则腰酸畏寒、四肢冰冷、白发增多、脱发、性欲下降；舌中苔黄腻，边稍有齿痕，为脾虚中焦湿热之象。本案病位在肝脾肾，病机总属虚实错杂，本虚标实。在治疗方面，因久病伤阴，故处以山药、白茅根、黄精滋补脾肾；恐寒凉之品伤阳气，故佐以杏仁、薏苡仁、白豆蔻等宣化湿热；川楝子、木香疏肝行气。处方配伍精当，肝脾肾同调。

三、辨证治疗特点

（一）辨证要点

1. 病因病机

　　不寐之发病与情志失调、久病体虚、饮食等有关。抑郁、忧思、恼怒等都可以影响脏腑气机失调而发生不寐。郁怒伤肝，气郁化火，上扰心神；忧思伤脾，致营血亏虚，心神失养；或暴受惊恐，致心虚胆怯，神魂不安，皆可发为不寐。另，久病体虚致脏腑功能失调，气血虚衰，导致不寐；或年老体虚，阴阳亏虚，阴阳不相顺接，水火不济，心肾失交而致不寐。再者胃不和则卧不安，饮食也是不寐发生的重要诱因。饮食失度，损伤脾胃，脾失健运，痰热内积，上扰清窍；食滞胃脘，胃失和降，也可导致不寐。

2. 病位

　　不寐病位主要在心，与肝、脾、肾密切相关。《景岳全书·不寐》中指出："寐本乎阴，神其主也。"睡眠受心神支配，病位主要在心。寤则血随阳动，卧则血随阴静；心主血脉，血充则心脉得养，心神则敛；肝藏血，人卧则血归于肝，肝柔则性条达，疏泄正常；血统摄于脾，则气血生化有源；肾主封藏纳气，肝动肾静，动静相宜，阴阳相接，方能寐。因此，不寐病位主在心，但与肝脾肾关系密切。其他脏腑功能失调扰乱心神，皆可导致不寐，如情志过激，肝火扰心；脾虚血弱，心失所养；肾阴不足，心肾不交，心火独亢等。

3. 病性

不寐的病性有虚实之分。虚证多为阴血不足，心失所养，可见心脾两虚、肝血不足、心胆气虚和心肾不交等证；实证有邪热或痰火扰心、瘀血闭阻心脉等证，致心神不安，发为不寐。另，久病、失治或误治可使病性转化，因此不寐临床表现为虚实错杂之证。

（二）临床用药特点及配伍规律

1. 用药特点

治疗不寐的常用药物有补虚、安神、清热、利水渗湿、解表五类。补虚类：甘草、人参、大枣、黄芪、白术、粳米、蜂蜜、山药、当归、熟地黄、白芍、阿胶、麦冬等，以益气健脾、补血养心为主；安神类：酸枣仁、茯神、远志、柏子仁、朱砂、龙齿、龙骨等，宁心安神，重镇安神；清热类：生地黄、犀角、玄参、黄芩、黄连、栀子、知母、竹叶、石膏等，可用于邪热扰心证，疏肝泻火，清热化痰；利水渗湿类：茯苓、泽泻、猪苓等，与清热药配伍，清热化痰，和中安神，治疗痰火扰心证；解表类：生姜、防风、麻黄、柴胡、淡豆豉、升麻等散寒解表，解肌透邪，治疗外感病邪郁遏肌表，卫阳不能入里，营卫不和等导致的不寐，上述解表药可用。

——崔书克，过伟峰，陈仁寿. 中医药治疗失眠病案用药规律文献研究则 [J]. 中医杂志，2017，58（13）：1150 – 1152.

2. 配伍规律

历代医家在治疗不寐时，选方用药常随证变化，不同证型其处方有所倚重。如心肾不交者，常用酸枣仁汤、六味汤、天王补心丹、栀豉汤、竹叶石膏汤等；痰热扰心证，常用方剂有温胆汤、半夏（秫米）汤、导痰汤、二陈汤等；心脾两虚证，常用方剂有归脾汤、养心汤、六君子汤等。同一证型的选方用药各有侧重，用天王补心丹滋肾水，泻心火，以心肾同治，而用竹叶石膏汤则侧重清胃火，调畅胃腑气机，枢机和，使心肾相交。《黄帝内经》云："谨守病机，各司其属。"历代医家在治疗时谨遵经云，临证多辨证分型，化裁有度。

——朱俐颖. 古代不寐方文献整理研究 [D]. 合肥：安徽中医药大学. 2019.

第五节 痫病

一、古代名医临床病案

【病案一】

一少女患痫，遇阴雨及惊则作声似羊鸣，口吐涎沫，知其胎受惊也，其病深痼难治，先予烧丹丸，继以四物汤入黄连，随时令加减，且令淡味以助药功，半年而愈。

——朝鲜·许浚《东医宝鉴》

按语：《三因及一病证方论》云："夫癫痫病，皆由惊动，使脏气不平，郁而生涎，闭塞诸经，厥而乃成，或在母胎中受惊，或少小感风寒暑湿，或饮食不节，逆于脏气。"胎儿因禀赋异常、受惊等可诱发痫病，以丹溪之烧丹丸治胎惊发痫，用药平和，且随时令加减，用淡味以助药力，皆可取法。

【病案二】

孙（十八），神呆脉沉。因惊恐以致痫疾。语言不甚明了。此痰火阻其灵窍。深戒酒肉浓味。静室善调。经年可愈。（惊恐痰火升）黄连、黄芩、山栀、枳实、橘红、胆星、菖蒲、远志。

——清·叶天士《临证指南医案》

按语：患者因受惊恐，气机逆乱，痰浊内蕴其中，久郁化火，痰火扰神，蒙蔽清窍而致痫。《证治汇补》云："或因卒然闻惊而得，惊则神出舍空，痰涎乘间而归之。"治疗用黄连解毒汤结合导痰汤加减，以清痰火、开心窍，调整逆乱之气机，气和则神情自定，痫证得愈。

【病案三】

予治一人，每发痫时，面白，口吐涎沫。此脾虚风痰上涌。予用白术、白苓、半夏、南星、陈皮各一钱，天麻、僵蚕、细辛、菖蒲各五分，牙皂三分，即醒。后用六君子汤加天麻，十剂以收全功。

——清·洪金鼎《医方一盘珠全集》

按语：患者因脾失健运、风痰上涌而致痫。清·陈士铎《石室秘录》有言："癫痫之症，多因气虚有痰。"脾主运化水湿，脾虚失运则聚湿生痰。土虚而木失其荣，则虚风易动。此案为本虚标实之证，急则治其标，重在化痰开窍，息风止痫，故先予六君子汤加减，去人参、甘草，加天南星、石菖蒲、牙皂以化痰开窍，加天麻、僵蚕以息风止痫，加细辛以辛温通窍。诸症得解后，继予六君子汤加天麻，健脾益气，化痰息风，标本兼治，以巩其效。

【病案四】

痫症时发，湿热痰火素盛，龙雷之火挟而上升。《难经》所谓："重阴者癫。"拟以六味为主，并加味施治。方列后。大熟地四钱，陈萸肉二钱，淮山药三钱，泽泻一钱五分，粉丹皮一钱五分，白茯苓三钱，龙齿二钱，石决明三钱，黑山栀二钱，川贝母（去心）一钱，淡竹茹二钱，川连一钱，橘红一钱。水同煎服。

——清·陈念祖《南雅堂医案》

按语：痫病日久，痰火素盛，痫证病因病机不外乎痰、风、瘀、火、惊等，此案病因主要责之于痰，《丹溪心法》曰："痫证有五……无非痰涎壅塞，迷蒙孔窍。"积痰伏于体内既可蒙蔽神窍，又可内闭脏腑气机，致肝肾阴亏，髓海失养。痰凝日久，夹痰热上扰，痫病缠绵不愈。治以六味地黄丸滋补肝肾，加龙齿、石决明滋阴潜阳，宁心安神；黑栀子、黄连清心热，除烦；川贝母、竹茹、橘红理气化痰。

二、现代名医临床病案

【病案一】

某患，男，35岁，建筑工人。患者3年前在工地摔倒后昏迷约1小时苏醒，1周后突然两目上视，口吐白沫，四肢抽搐，10分钟后苏醒，醒后如常人，此后每隔2~3个月癫痫发作。近月来患者病情加重，发作频繁，就诊前一天癫痫又发。现症见头晕、心烦、口苦、大便干结，苔腻微黄，舌暗红，脉弦细稍数。

辨证：痰浊瘀阻化火，痰蒙心窍。

治法：镇肝息风，清热化痰通络。

处方：全蝎4g（分2次冲服），胆南星6g，珍珠母30g，僵蚕、地龙、赤芍、桃仁、川芎、郁金、枳实、炒栀子、牛膝各10g。

二诊：患者服药1个月，癫痫未作，大便已通顺，时感头晕，苔转薄腻，舌仍暗红，脉弦细。原方去珍珠母，加天麻10g。

三诊：患者服药两月余，癫痫未见大发作，偶有面部小抽动，时有头晕，无其他不适。初诊方去珍珠母、磁石、胆南星、石菖蒲、炒栀子，加天麻、白芍各 10g，夜交藤 13g，鸡血藤 15g，龟甲 10g。嘱其坚持长期服药调治。

2 年后随访，患者告知病未复发，已 2 个月未服药，一切安好，嘱患者进一步行脑电图检查，并坚持服药调治。

按语：患者因在工地摔跌后受惊，过度惊吓导致气机逆乱，临床出现两目上视、口吐白沫、四肢抽搐的症状，查舌苔腻微黄、脉弦细稍数，属痰浊瘀阻化火、蒙蔽心神之证。近来患者病情加重，以定痫汤息风化痰，祛瘀定痫，加钩藤镇肝息风；珍珠母宁心安神；胆南星、炒栀子、赤芍、桃仁清热涤痰祛瘀。患者服药 1 月后症状稳定，二、三诊时痰热已清，酌情减去清热痰之药，增以补心肝肾之药以扶助正气。

——刘改玲，吴延明. 沈宝藩教授癫痫病诊治经验 [J]. 新疆中医药，2008（5）：28 - 30.

【病案二】

王某，女，29 岁，工人，门诊号 40044。患者痫证频作六年，间始一天发作 7~8 次，以后每 4~5 天发作 1 次，或 1 天发 2 次不等。发病多与情绪有关，来势急骤，突然昏倒，不省人事，抽搐或伴无意识动作，口吐白沫，数分钟后苏醒，对发病情况一无所知，日渐虚衰。经某医院神经科诊断为"癫痫"。曾服苯妥英钠、鲁米那及中药治疗数年无效。患者于 1978 年 3 月 27 日来诊，述当日发病，烦躁不安，口干苦，喉中痰阻感，数日来彻夜不眠，深感痛苦。检查：形体消瘦，面黄，双眼发红，舌淡，苔薄白，脉弦细数。余征无。

辨证：肝火挟痰，上扰心神。

治法：清肝泻火，养心安神，祛痰。

处方：龙胆泻肝汤合涤痰汤加茯神、炙远志、柏子仁。

二诊：患者觉良好，已不烦躁，可蒙眬入睡。

三诊：患者情绪大为好转，睡眠佳，但痰多，仍觉喉中有痰阻感，恶心，舌苔转为淡黄，改用银翘温胆汤加黄芪、黄芩、炙远志、五味子、柏子仁。

1978 年 4 月 3 日后，患者每隔 2 日就诊，均以涤痰汤或温胆汤加健脾之剂。至目前为止，病情稳定，上述症状明显减轻，近 2 个月来痫证未发，仍在继续治疗观察之中。

按语：患者因情志失调而发病，其形体消瘦、面黄、双眼发红、脉弦细数。《王孟英医案》云："七情之病必由肝起。"肝失疏泄，肝气郁结，郁而化热，气郁生痰，热痰蒙闭清窍，扰乱心神而致痫。用龙胆泻肝汤结合涤痰汤，泻肝火，除痰热，加茯神、远志、柏子仁宁心安神。患者服药后症状好转。三诊根据其症状改用银翘温胆汤以清热化痰，另加黄芪、黄芩助热痰得清；五味子收敛宁心。后续继用清热涤痰之剂，加健脾剂以健脾益气，使气顺痰消。

——王松丽．痫证辨证施治病案一例［J］．云南中医学院学报，1978（3）：62－63.

【病案三】

患者，女，25 岁，2017 年 1 月 13 日初诊。患者间断性上肢抽搐 1 年。现症：情绪差，时有心烦，口苦，每于癫痫发作后头部昏沉不适，纳一般，眠差，小便稍黄，大便干，舌质红，苔黄腻，脉弦数。患者既往有癫痫病史 1 年，每次均呈上肢抽搐性发作，意识不清，持续 10～50s，间歇时间长短不等，短则 1 周，长则 1 个月，曾在某医院诊断为"癫痫"，长期服用左乙拉西坦。脑电图检查示：异常。西医诊断：症状性癫痫。中医诊断：痫病。

辨证：肝经郁热。

治法：清肝泻火，解郁定痫。

处方：柴胡 15g，白芍 25g，黄芩 9g，栀子 9g，白术 12g，僵蚕 10g，天麻 15g，远志 12g，生龙骨 30g，生牡蛎 30g，茯神 30g，枳壳 12g，陈皮 12g，藿香 6g，海浮石 20g。14 剂，每日 1 剂，水煎服。

二诊：癫痫未发作，偶有心烦伴恶心，余无不适。守上方，去龙骨、牡蛎，加竹茹 15g，继服 14 剂。

三诊：癫痫未发作，诸症向愈。

按语：《临证指南医案》云"女子以肝为先天"，肝主疏泄，调畅全身气机，肝失条达，肝气郁结于内，则易致心情抑郁、心烦。张介宾在《类经·藏象类》云："胆附于肝，相为表里，肝气虽强，非胆不断，肝胆相济，勇敢乃成。"肝气挟胆汁上逆而口苦，癫痫症状发作，清窍受扰，以致头部昏沉不适。舌红、苔黄腻、脉弦数，辨其肝有郁热，用龙胆泻肝汤加减，少佐陈皮、白术补气健脾以防木旺乘土；藿香芳香开窍。二诊时患者症状好转，偶有心烦伴恶心，上方去龙骨、牡蛎，加竹茹除烦止呕。

——薛静，代艳娟，刘文秀，等．王宝亮教授从肝脾肾分期辨治痫病经

验 [J]. 中医研究, 2018, 31 (6): 46 – 47.

【病案四】

陈某, 女, 30 岁。患者 5 年前在火车行车途中突发四肢抽搐, 口流白涎, 小便失禁, 约 10 分钟醒后感乏力头痛, 纳食不香, 后每隔 1 ~ 2 个月上症反复发作, 经医院检查确诊为癫痫。患者近半个月来工作繁忙, 睡眠不实, 癫痫频繁发作, 1 个月来已发作 2 次, 就诊时面色晦暗, 纳呆, 睡眠差, 头晕沉, 便溏, 苔白腻, 脉弦细滑。

辨证: 肝风挟痰上壅, 蒙塞心神。

治法: 息风涤痰, 健脾通络。

处方: 全蝎4g (分 2 次冲服), 僵蚕、地龙、石菖蒲、法半夏、远志、茯苓、制南星、橘红、郁金、川芎、丝瓜络各10g, 山楂13g。

二诊: 患者服药 1 个月后复诊, 饮食睡眠见好, 大便成形, 癫痫在就诊前一天又作, 现身乏气短, 苔较腻, 舌暗, 脉弦细。上方加蜈蚣 1 条。

三诊: 患者服药 2 个月后复诊, 癫痫未作, 饮食睡眠均可, 但气短乏力, 苔薄腻, 脉弦细。初诊方加蜈蚣 1 条, 党参13g, 炒白术、当归各10g, 去郁金、远志、丝瓜络。嘱坚持长期服药。

患者持续服药 9 个月来, 诸症已平, 上方改制成丸药, 长期巩固调治。

按语: 患者久病脾虚, 脾失健运, 痰湿内生, 肝风挟痰上扰, 蒙闭心神。近来症状加重, 痰湿内扰, 用定痫汤去牛膝、枳实, 加茯苓、制南星、橘红、山楂、丝瓜络以息风涤痰, 健脾通络。二诊延用上方并加蜈蚣息风通络止痉。三诊因久病气血亏虚, 适当加党参、炒白术、当归以益气健脾, 养血补心。四诊患者坚持长期服药, 症状平稳。

——刘改玲, 吴延明. 沈宝藩教授癫痫病诊治经验 [J]. 新疆中医药, 2008, 26 (5): 28 – 30.

三、辨证治疗特点

(一) 辨证要点

1. 病因

痫病多由禀赋不足、七情内伤、饮食失节、外伤以及他病导致脏腑功能失调所致。《丹溪心法》云:"痫证有五……无非痰涎壅塞, 迷闷孔窍。"《医学纲目》云："癫痫者,痰邪逆上也。"故痫之为病以痰为主,常由风、火触动。《医学入门·痫证》云："痫有阴阳只是痰……盖伤饮食,积为痰火,上迷心窍;惊恐忧怒,则火盛神不守舍,舍空痰塞。"伏痰既可上扰神明,又可阻滞脏腑气机,且具有随风气而聚散和胶固难化两大特点,因而痫病常发难愈,反复不止,这正是由积聚于体内的"顽痰"所致,因此痫病多由风、火、痰、瘀等所致。

2. 病位

痫病病位在心、脑,与肝、脾、肾相关。痫病日久,暗耗心阴,心血不足,脑髓失养,神明失主。《类证治裁》云："夫人之神宅于心,心之精依于肾,而脑为元神之府,精髓之海,实记性所凭也。"因此,痫病发病与心的关系最为密切。情志不遂,肝失疏泄,化热生风;肝郁乘脾,脾失健运,水液停聚,聚液成痰,气逆、风火触动宿痰,蒙闭清窍,致癫痫发作。《寿世保元·痫证》云："盖痫疾之原……必因惊恐而致疾……肝虚则生风,脾虚则生痰。蓄极而通,其发也暴,故令风痰上涌而痫作矣。"以及《医方集解·补养之剂》云："人之精与志皆藏于肾,肾精不足则志气衰。"由此可见,过度惊恐损伤肾气,肾精亏虚而致脑髓不充、神明不用,亦可发为痫病。

3. 病性

痫病属于发作性神志异常性疾病。根据其发病可分为阴痫和阳痫,病性多虚实夹杂;痫病初期或阳痫多以风痰闭阻、痰火炽盛的实证为主;痫病病久不愈,病程缠绵或阴痫,则以脾虚痰盛、肝肾阴虚等正气损伤的虚证为主。痫病发作期多实或实中夹虚,休止期多虚或虚中夹实。

(二) 临床用药特点及配伍规律

1. 用药特点

在痫病的治疗中,常用药物主要以平肝息风、化痰平喘、安神、补虚以及活血化瘀类药物为主。其中平肝息风类药物主要包括:全蝎、蜈蚣、僵蚕、天麻及地龙等,此类药物具有平肝息风、控制痉挛抽搐、清热解毒、明目等功效;化痰平喘类药物主要包括:天南星、天竹黄以及半夏等,天南星主要用于祛痰、抗惊厥以及镇静催眠等;半夏主要用于止咳、镇静、镇痛以及降低血脂等。此外,常用的补虚药物如党参、甘草等;补血药物如白芍、当归等；开窍药物如石菖蒲等都是痫病治疗中的常见药。

——鞠波，李善友，刘向阳.中医治疗癫痫用药规律分析 [J]. 河南中医，2016，36（2）：352－354.

2. 配伍规律

痫病治疗多以清泻肝火、豁痰息风、开窍定痫为主，兼以宁心安神、健脾化痰、滋补肝肾、活血化瘀等治疗。痫病的用药多从寒热并用、攻补兼施、升降相因、散收结合等方面入手来进行药对配伍，常用的药对：石菖蒲－郁金、当归－丹参、半夏－天竹黄、茯苓－枳壳、党参－陈皮、人参－大黄、柴胡－半夏、柴胡－黄芩、僵蚕－地龙、桂枝－白芍、柴胡－白芍、桂枝－牡蛎等，应用广泛且疗效卓著。

——曾培，范文涛，王倩.中药药对在癫痫治疗中的应用 [J]. 长春中医药大学学报，2019，35（4）：660－662.

第六节　癫狂

一、古代名医临床病案

【病案一】

邱汝诚治女子恒笑不止。求诊，问生平所爱何衣，命着之，使母与对饮，故滴酒沾其裙，女大怒，病遂瘥。

——清·魏之琇《续名医类案》

按语：患者长期笑不止，为癫为狂，邱汝诚通过污其心爱衣裙，使其勃然大怒，使笑病得愈。《灵枢·本神》云："喜乐者，神惮散而不藏。"怒属肝木，喜属心火，根据五行生克关系，木生火，肝为心之母，因此调动母脏（肝）所主之志（怒）以调摄子脏（心）之志（喜），使病得愈。正如《医学正传》"喜伤于心者，为癫为痫，以恐胜之，以怒解之"所言是也。

——狄颖，刘剑锋.五行相生在中医情志医案中的应用浅析 [J]. 湖北中医药大学学报，2017，19（3）：41－43.

【病案二】

某氏。因惊致癫，向暗悲泣，坐卧如痴十余年。神衰肌削，此失心难治痼疾，非大补元气不为功。仿安心丸。人参、黄精、茯神、当归、远志、枣仁、菖蒲、乳香（各研极细）。用猪心切开，入朱砂，以线缚定，再箬裹扎紧，酒煮研烂，入各药末，加煮枣肉捣丸桐子大，（另用朱砂为衣）。每服六七十丸，参汤下，以无力用参而止，惜夫。

——清·林佩琴《类证治裁》

按语：患者因受惊吓而癫，癫病日久，心气不足，神机不振，神乏所养，故向暗悲泣，坐卧如痴。治当以补其不足，采用安心丸加减，养心益智。方中人参大补元气；茯苓宁心安神；黄精、当归补气养阴，益气养血；乳香安神定志。全方共奏补养心气之功。心气足则心神得养，神魂内守，神志安宁。

【病案三】

齐，四十二岁，己巳二月初二日，脉弦数而劲，初因肝郁，久升无降，以致阳并于上则狂。心体之虚，以用胜而更虚，心用之强，因体虚而更强。间日举发，气伏最深，已难调治。况现下卯中乙木盛时，今岁又系风木司天，有木火相煽之象，勉与补心体泻心用两法。洋参（三钱），大生地（一两），莲子心（一钱），黄柏（三钱），白芍（六钱），丹皮（四钱），麦冬（六钱，连心），生龟甲（一两），丹参（三钱），真山连（三钱）。外用紫雪丹（六钱），每次一钱，与此方间服。

初六日操持太过，致伤心气之狂疾，前用补心体，泻心用，摄心神，已见大效，脉势亦减，经谓脉小则病退是也。洋参（三钱），白芍（六钱），丹皮（五钱），真山连（二钱），生龟板（一两），黄柏炭（二钱），麦冬（三钱），女贞子（四钱），莲子（五钱），龙胆草（二钱），米醋（一酒杯冲），铁落水煎。

——清·吴鞠通《吴鞠通医案》

按语：患者因肝郁不舒，气机久升不降，肝气郁结，日久化火，上犯清窍，使神明失司而致狂。木郁日久，肝阴暗耗，心血不足，致心气阴虚。治疗上以西洋参、生地黄、龟甲、麦冬等补气、滋阴之品补心体；以黄柏等清热之品泻心火；以白芍等酸收之品摄心神；莲子心养心安神；再以降气之铁落水煎之，气顺得下，气机升降正常，则肝气舒畅条达，气血充盛以滋养脑窍，神机得复。

——徐天朝．癫狂病因病机及证治规律研究［D］．北京：北京中医药大学，2008.

【病案四】

杨左。心郁化火，脾郁生痰，痰热上忤心包，神志不清，语言昧乱，夜不能寐，势成癫疾。拟清通神明，以化痰热。大丹参、薄橘红、川贝母、黑山栀、石菖蒲、云茯苓、川郁金、琥珀、丹皮、麦冬（朱砂拌）、生石决、枯矾、青果。

——吴中泰编纂《孟河马培之医案论精要》

按语：患者痰火上扰心包，痰蒙心神，影响神志。方取定痫丸合白金丸（郁矾散）化裁，定痫丸着重涤痰息风，开窍安神。白金丸由白矾、郁金组成，白矾酸咸，可除顽痰；郁金苦、辛、寒，行气解郁，清心凉血，痰血去则心窍开而疾已矣，以上用药配伍精当，使顽痰得除，心神自宁。

二、现代名医临床病案

【病案一】

陈某，男，35岁，工人，2012年1月6日初诊。患者因恐惧流言蜚语出现疑心重、沉默寡言，怀疑他人加害自己，恐惧担心，躲避人群，甚至夜间不能入睡，连续2日不饮不食。其家人曾将其送至广州某三甲医院就诊，诊为精神分裂症，给予利培酮、奥氮平口服治疗，服药3周，期间患者诉头痛，恐惧心理未见明显好转，遂由家人送至我处拟行中医治疗。刻诊：患者体质量适中，面色黄白虚肥，精神萎靡不振，目光游移不定，对答尚清楚，反应略迟钝。患者自诉心中惊恐，不敢与人同桌就餐，夜间枕下备刀，彻夜不眠，惶惶如被捕状，精神困顿，莫名伤悲，饮食无味，不知饥饱，口渴不欲饮水，小便清，大便不规律。舌淡红，苔白厚腻，脉沉细滑。

辨证：土湿木郁。

治法：温肾健脾，镇惊安神。

处方：苓甘姜附龙骨汤。法半夏15g，炙甘草10g，干姜10g，炮附片（先煎）10g，茯苓15g，麦冬10g，煅龙骨（先煎）30g，煅牡蛎（先煎）30g。6剂，每日1剂，水煎服。

服药期间，嘱患者每天剧烈运动30分钟。服药6剂后，患者精神转好，自诉已无惊恐被害之感，可以与人同桌进食，夜间亦能入睡，二便可，无不适。效不更方，遂守此方服用30剂，患者症状基本消失。春节后嘱其坚持锻炼身体，继续规律服用此方3个月后停药，随访7年，未见复发。

按语：患者正值壮年，气血旺盛，为血气方刚之龄，然"良人一句三冬暖，恶语伤人六月寒"，流言蜚语如无情刀剑伤人七情深至脏腑，使其变得疑心重，沉默寡言。视诊患者面色黄白虚肥，精神萎靡不振，伴有饮食不调、不知饥饱、口渴不欲饮，为湿困脾土之象；情志之伤，肝木欲发作而为怒，却遏于中土水湿，转而成郁；湿困脾土，肝木郁滞，中气受损，肺肾气滞则寒从中生，肺在志为悲，肾在志为恐，肺肾气旺则悲恐俱作；小便清、舌淡红、苔白厚腻、脉沉细滑，皆为湿寒之象。方中用大辛大热之炮附片，温暖脾胃，以除脾湿肾寒；干姜温中散寒，温暖脾阳，驱散寒邪；茯苓利水渗湿，宁心神；炙甘草益气和中，补益脾胃；麦冬清肺润燥，安心神；煅龙骨、煅牡蛎安魂定惊，秘精敛神；法半夏平冲降逆，和胃消痞，与炮附片相反相成。干姜、炮附片合用以温脾肾之寒；茯苓、炙甘草共奏利湿培土之功；麦冬清肺，法半夏降逆，升降平调而木郁自达；煅龙骨、煅牡蛎镇惊安神则惊恐自除。

——张峰，陈春娣．苓甘姜附龙骨汤治疗癫狂证验案 2 则［J］．光明中医，2020，35（9）：1393 - 1394.

【病案二】

患者，男性，17 岁，学生，2005 年 8 月 6 日初诊。患者少语懒言已半年有余，学习成绩下降，渐至饮食减少，面色不华，形体消瘦，小便少，大便坚结，言语对答尚属正常，目多红丝，苔白腻，舌下纹紫暗、外凸明显，脉涩。患者病起于一次体育课，扭伤腰腿以后，至今行动迟钝。当地医院诊断为精神分裂症、强迫症、抑郁症。患者服抗抑郁西药已久，但见效甚微。亦曾服用中药天王补心丹、归脾汤、导痰汤等，均少效。

辨证：气血凝滞。

治法：理气活血化瘀，养心安神。

处方：法半夏 10g，桃仁 15g，紫苏子 10g，桑白皮 10g，大腹皮 10g，小青皮 10g，柴胡 10g，赤芍 15g，陈皮 6g，生甘草 10g，焦神曲 10g，焦鸡内金 10g，滑石 10g，生大黄（后下）6g，制香附 10g。7 剂，每日 1 剂，水煎服。

二诊：患者服上方 7 剂后，胃纳渐开，二便正常，夜寐较安，舌苔渐化，舌下紫纹转淡渐平。验不变法，原方加淡竹叶 10g，炒麦冬 30g，再服 14 剂。

三诊：患者胃纳渐增，言语渐多，夜寐时间较前为长，学习亦正常，面色渐佳而形体尚瘦。于原处方加益气健脾之白术、茯苓、太子参及滋阴养血之当归、女贞子、夜交藤，调理多剂以期巩固。

按语：患者病起于体育课扭伤腰腿后，行动迟缓，久则气血凝滞。查舌下纹紫暗外凸明显，脉涩，提示瘀血日久，阻滞气机，气血运行不畅，阻滞心、脑，神明受扰，精神失常。此案为癫证，患者曾服用过天王补心丹以养血安神、归脾汤以健脾养心、导痰汤以化痰行气，收效微。现用清代医家王清任的癫狂梦醒汤，"气血冲和，万病不生"，方中桃仁、赤芍活血化瘀；青皮、柴胡、香附疏肝行气；半夏、陈皮燥湿化痰；桑白皮、紫苏子、大腹皮行气宽中；加滑石、甘草清利之品以利尿；鸡内金通淋；大黄通腑；焦神曲健脾和胃。服药后患者症状好转。二诊患者夜寐安，二便正常，加淡竹叶清热利尿、麦冬养阴。三诊使用补益药物以健脾益气，养心安神，心神得充，神明得用。

——何若苹．何任临证经验研究——杂痛诊治病案举隅［J］．上海中医药杂志，2006，40（6）：1－2．

【病案三】

1965 年张老于山东济南诊一妇女，其有胃溃疡史，半年来心情不舒、精神抑郁、烦躁、长吁短叹、胸胁苦满、脘内隐痛、喜听赞扬、厌与人言，被定为精神分裂症，因服西药发生副作用，出现不良反应，乃转中医。患者脉弦滑，饮食不佳，二便、睡眠正常。

辨证：肝气犯脾，脾失健运。

治法：疏肝利胆，健脾化痰。

处方：当归 10g，茯苓 10g，白芍 10g，川芎 10g，白术 6g，柴胡 15g，甘松 10g，砂仁 10g。每日 1 剂，水煎，分 3 次服。

患者连服 1 周，病情减轻，劝其继饮 10 剂后，邪退转安。

按语：患者素有胃疾，胃部不舒日久以致肝气郁结，久则累及脾脏，脾失健运，聚液生痰，加之近年来情志不舒，气机不畅，则痰浊逆乱，上蒙心窍以致清窍失养。以当归散加减，方中当归、川芎补血活血，行气止痛；茯苓、白术健脾宁心，渗湿利水；白芍酸收，养阴柔肝止痛；柴胡疏肝解郁；甘松醒脾止痛；砂仁芳香行散，醒脾和胃调中。诸药合用以达疏肝利胆、健脾化痰、养心补血、宁心安神之功。

——潘琳琳，王淞，孙君艺，等．国医大师张志远治疗癫狂经验拾萃［J］．辽宁中医杂志，2019，46（6）：1150－1153．

【病案四】

刘某，女，55岁，2014年1月25日初诊。患者平素工作压力较大，失眠已数年，入睡困难并逐渐加重，需依赖服安眠药。同时伴有烘热阵作，心神不宁，情绪烦恚，心情抑郁，常常悲伤欲哭，心悸心慌，周身酸楚，关节疼痛。观之舌下纹暗，舌苔白，脉弦。

辨证：气血凝滞。

治法：理气活血，疏肝安寐。

处方：柴胡、姜半夏各12g，陈皮、炙甘草、五味子各10g，大腹皮、桃仁、紫苏子、桑白皮、赤芍、生地黄、合欢皮各15g，川芎18g，丹参、酸枣仁、大枣、百合各30g，淮小麦40g。14剂，每日1剂，水煎400mL，餐后分2次温服。

4月30日复诊：患者诉药后烘热阵作，心神不宁，情绪烦恚、抑郁、悲伤欲哭等症大减。予前方加郁金12g，续服14剂以巩固疗效。

此后在上方基础上略做加减调治近半年，患者情绪稳定，潮热汗出减少，逐渐停服安眠药，夜间可安睡5~6小时。

按语：患者年逾七七，天癸衰竭，肾阴虚衰，阴衰于下，不能上奉于心，水火不济，心肾失交而失眠。加之工作压力大，思则气结，情志不遂日久，肝气郁结不舒，以致疏泄失常，木郁横克脾土，运化无权而生痰涎，痰随气逆，蒙蔽心窍，逆乱神明出现悲伤欲哭、心悸心慌等症状。查舌纹暗，为久病有瘀。痰瘀互结蒙闭心神，痰瘀阻滞肌肉致身体酸楚。采用癫狂梦醒汤加减以理气活血，祛瘀化痰，甘麦大枣汤养心安神，百合地黄汤养阴清热，补益心肺。三方同施以求痰瘀得化，心神安宁，情志舒畅。复诊予疏肝解郁之郁金以巩其效。

——叶璐，何若苹. 何若苹运用癫狂梦醒汤治疗神志病经验[J]. 浙江中医杂志，2019，54（2）：108-109.

三、辨证治疗特点

（一）辨证要点

1. 病因病机

癫狂多因情志异常而发病，以七情内伤为主，或恼怒惊恐，伤及心肝肾，肝失疏泄，胆气不平，心胆失调，心肾不交，水火不济，心神惮散；或暴怒不遏，伤及肝木，肝木生火，冲心犯脑，神明无主；或肝郁不舒，气郁生痰，痰蒙心神；或肝气郁结，气血凝滞，脑髓失养，神机失用则发病。或因阴阳平衡失调，不能相互维系，以致心神被扰、神机逆乱而发病。或因嗜食肥甘厚味致脾失健运，聚而生痰，痰郁化火，痰火上扰心神而发病。此外，癫狂与先天禀赋亦有密切关系，或因腹中受惊，胎气被扰，升降失调，阴阳失平，致脑神虚损，后因气机逆乱发病；另癫狂病患者往往有类似家族病史。综上，癫狂发病与情志、饮食、禀赋等因素有关，以七情内伤为主。

2. 病位

心主神明，"心为五脏六腑之大主"，"脑为元神之府"，心神受损，脑窍失于濡养，影响人的精神、情志、思维、情感、意识等活动。肝主疏泄，疏泄失常则气机逆乱；脾主健运，脾失健运，气机升降出入异常，气血津液不能正常输布与运行，产生痰、瘀等病理产物，扰乱神志活动；肾藏志，亦为水火之宅，易受惊恐所伤致阴阳失调，神明不安。各脏腑功能失常，气血逆乱，反之亦会影响脑主宰的精神情志活动。因此，癫狂病位主在心、脑，涉及肝、胆、脾等，久则伤肾。

3. 病性

癫狂初病多实，久病则多虚。癫病发作多因痰气郁结而起，若日久痰浊壅盛，郁久化热，可转化为狂病；或久延则出现心脾两虚，气血亏耗。狂病多由痰火扰神而发，若经治疗后郁火得宣而痰气留滞，则可转化为癫病；或久延致阴虚火旺，心神不宁。本病多虚实夹杂，癫病常见痰气郁结、心脾两虚证等，狂病常见痰火扰神、火盛阴伤证等。

（二）临床用药特点及配伍规律

1. 用药特点

癫狂病常用药有安神药、补虚药、开窍药、清热药、化痰药等，治疗以宁心安神、解郁化痰、补气养血、滋养肝阴、清虚火、安神定志为主。药性多辛、甘、温，主归心、肝、脾经。常用药物如茯苓、酸枣仁、远志、龙骨、磁石、合欢皮等以宁心重镇，宣窍安神；人参、党参、当归、女贞子、黄芪、甘草补气健脾，养心补血，滋养肝肾；生地黄、麦冬、天冬、玄参滋阴养血；灯心草、淡竹叶清心泻火；柴胡、郁金疏肝解郁；贝母、橘红、胆南星清涤痰浊。

2. 配伍规律

癫病用药多以解郁化痰、宁心安神为主，且注重补气养血，常用药对有木香－香附理气解郁；半夏－陈皮理气化痰；郁金－石菖蒲开窍醒神；人参－黄芪补气养血。临床辨证，常配伍赤芍、桃仁活血化瘀，附子、巴戟天温补肾阳，当归、川芎活血补血，茯苓、白术健脾宁心等。狂病用药多以滋阴降火、祛瘀化痰为主，常用药对有麦冬－生地黄滋阴养血，黄连－钩藤清心火，酸枣仁－远志安神定志，此外，痰凝气滞者，可予礞石、芫花、芒硝荡涤痰浊；气血凝滞者，可予桃仁、红花、赤芍、丹参祛瘀活血；神志昏蒙者，可予苏合香、石菖蒲、冰片等醒神开窍。

第七节　卑慄

一、古代名医临床病案

【病案一】

滑伯仁治一人，病怔忡善忘，口淡舌燥，多汗，四肢疲软，发热，小便白而浊。众医以内伤不足，拟进茸、附等药，未决。脉之虚大而数，曰：是由思虑过度，厥阴之火为害耳。夫君火以明，相火以位，相火代君火行事者也。相火一扰，能为百病，百端之起，皆由心生。越人云：忧愁思虑则伤心。其人平生志大心高，所谋不遂，抑郁积久，致内伤也。服补中益气汤、朱砂安神丸，空心进小坎离丸，月余而安。

——清·俞震《古今医案按》

按语：患者平素志大心高，因思虑过度而致忧思抑郁，《素问·举痛论》云："百病生于气也……劳则气耗，思则气结。"患者长期处于忧虑状态，肝郁不舒，久之气机调节不畅，肝失疏泄，气机紊乱。"情志之伤虽五脏各有所属，然求其所由，无不从心而发"，故投以补虚、安神之剂，效显。

【病案二】

张子和治卫德新之妻，旅中宿于楼上，夜值盗劫人烧舍，惊堕床下，自后每闻有响，则惊倒不知人，家人辈蹑足而行，莫敢冒触有声，岁余不瘥。诸医作心病治之，人参、珍珠及定志丸皆无效。张见而断之曰：惊者为阳从外入也，恐者为阴从内出也。惊者谓自不知故也，恐者自知也。足少阳胆经属肝木，胆者敢也，惊怕则胆伤矣。乃命二侍女执其两手，按高椅之上，当面前置一小几。张曰：娘子当视此，一木猛击之，其妇大惊。张曰：我以木击几，何以惊乎？伺少定击之，惊又缓。又斯须连击三五次。又以杖击三五次，又以杖击门，又遣人画背后之窗，徐徐惊定而笑，曰：是何治法？张曰：《内经》云，惊者平之。平者，常也。平常见之，必无惊。是夜使人击门窗，自夕达曙……一二日虽闻雷亦不惊。

——清·魏之琇《续名医类案》

按语：患者因夜宿旅店遇盗贼烧舍受惊吓坠床而发病，自此之后每听到有声响便倒地，昏不知人。张氏言，受惊之人属阳从外入内，恐惧之人属阴从内而出。受惊者，前提是不知道的；恐惧者，自己内心知道的。于是其采用"惊者平之"的治法，目的是使患者循序渐进地、持续地处于受惊吓的情境中，让患者受惊吓的过程就像见到日常的事物一样平常，提高患者对惊吓的适应性，进而消除恐惧，使之恢复正常。

——庄田畋.中医心理学［M］北京：人民卫生出版社，2013.

【病案三】

有一人痞塞，不饮食，心中常有所歉。爱处暗地，或倚门后，见人即避，似失志状。此为卑慄之病，以血不足故尔，人参养荣汤主之。

——清·沈源《奇症汇》

按语：明·戴思恭《证治要诀》首先以卑慄为病名，述卑慄为"痞塞不欲食，心中常有所歉，爱处暗室，或倚门后，见人则惊避，似失志状"。强调卑慄病因以心血不足为主。明·叶文龄在《医学统旨》中针对卑慄的病机治以补益气血，选方人参养荣汤。王肯堂言："若气血虚而变见诸证，勿论其病，勿论其脉，但用此汤，其病悉退。"人参养荣汤出自《太平惠民和剂局方》，由人参、黄芪、当归、熟地黄、白术、茯苓、陈皮、桂心、五味子、远志、甘草组成，主治积劳虚损诸证，方中诸药共奏益气补血、养心安神之效。

【病案四】

伯牛岗张姓，年三十余，患怔忡惊悸证。夜不安席，每闻人言物鸣，惊恐不定，神情立变，屡治不验。请余往疗，诊得心肝二脉洪数有力，察其气色，满面燥红。又问能饮水否？答曰："善饮"。此乃肝木太旺，心火妄动。经曰："心者，君主之官。"君喜静而恶动。按五行，肝为心之母。世间未有母害子者。此有两说焉，五行得其平者生，亢者害也。欲安国，必先除贼，贼除则君权自复。权复则令行，君明臣良，纷乱之世，化为清平，有何惊悸怔忡不除也？余用四物汤加减，服一帖微效，二帖大效，五帖全愈。四物汤加减：当归 12g，川芎 10g，白芍 12g，生地 10g，龙胆草 6g，胡黄连 6g，青皮 10g，龙齿 10g，丹皮 10g，栀子 6g，柴胡 12g，甘草 6g。水煎服。

——瞿竹亭，张茂珍．湖岳村叟医案［M］．郑州：河南科学技术出版社，1984.

按语：患者肝木太旺上扰于心，"心者，五脏六腑之大主也，精神之所舍也"。心神受扰则夜不安席，易受惊恐。投以四物汤，去熟地黄，加生地黄、牡丹皮清热凉血，养阴生津；胡黄连清虚热；青皮、柴胡疏肝理气，行气解郁；栀子清心除烦；龙齿镇静安神。

二、现代名医临床病案

【病案一】

梁某，男，36 岁。患者病因大惊而起，日夜恐惧不安，晚上不敢独宿，即使有人陪伴，也难安寐而时自惊醒。患者平素饮食减少，白天不敢独行，即使有人陪伴，也能因多惊而畏缩不前。每逢可怕之事（即使并不足怕的事也常引起害怕），即自惊呆而身寒肢厥拘急并引入阴筋，手足心出汗，发作过后则矢气尿多。诊视：舌淡苔白，脉弦。

辨证：心阳虚，神魂不宁。

治法：温补心阳，安神宁志。

处方：桂枝 4 钱，炙甘草 8 钱，生姜 3 钱，大枣 6 枚，生龙骨 1 两，生牡蛎 1 两，远志 3 钱，桂圆肉 2 两，小麦 2 两。

二诊：患者连服上方 3 剂，夜寐渐安，恐惧感明显减退，发呆次数大减，可以独自外出行走，不再需要人陪伴。时值夏至，犹穿夹衣，自汗恶风。守上方加生黄芪 5 钱，白芍 3 钱，再进药数剂而病获痊愈。

——董建华．中国现代名中医医案精华［M］．北京：北京出版社，1990.

按语：患者因受惊而起病，日夜感到恐惧，饮食减少，胆小害怕。《灵枢·本神》云："是故怵惕思虑者则伤神，神伤则恐惧，流淫而不止……恐惧者，神惮散而不收。"患者手心出汗、舌淡苔白、身寒肢厥拘急引阴筋，多为心阳亏虚，不能温养血脉，以致血不养筋，筋脉拘急。根据症状，辨其为心阳亏虚、神魂不守之证，以桂枝汤去芍药加龙骨、牡蛎、远志、小麦、桂圆以温补心阳，安神定志。患者服上方 3 剂后症状缓解，因其在夏至有自汗恶风的表现，增生黄芪、白芍以益卫固表敛汗，以巩其效。

——庄田畋. 中医心理学 [M]. 北京：人民卫生出版社，2013.

【病案二】

患者，女，59 岁，1997 年 12 月 22 日初诊。患者以主诉"烦躁欲死 3 年"就诊，精神卫生部门诊为强迫症、焦虑症。患者病初因生气惊吓所致，现悲观厌世，躁动不安，心跳动欲出，感觉饥饿但吞咽困难，咽中如有物阻，每日下午 5 时左右出汗 1 小时，五心烦热，噩梦，面赤头昏，舌红苔薄白干，脉弦细数。

辨证：肝旺心弱。

治法：疏肝养心，化痰安神。

处方：生白芍 9g，柴胡 6g，川芎 9g，枳壳 6g，姜半夏 6g，陈皮 9g，远志（炙）6g，夜交藤 12g，赭石 12g，郁金 9g，当归 9g，砂仁 9g，甘草 3g，石菖蒲 3g。

二诊：患者服 6 剂后觉咽部畅通，饮食无碍，心中稍安，但五心烦热及汗出如前，遂上方去姜半夏、陈皮，加入生龟甲 12g，生地黄 9g，五味子 9g。

患者加减调理 1 个月，烦躁基本消失，余症亦除。

——毛海燕. 张珍玉教授治疗情志病经验浅谈 [J]. 山东中医药大学学报，2004，28（4）：293-294.

按语：患者因生气惊吓而致长期烦躁不安，肝气郁结，肝失条达，阻滞气机，气滞痰凝，阻结咽喉，故感觉咽中如有异物，吞咽困难；肝郁日久及心，母病及子，心跳动欲出；气火伤阴，阴虚不能制阳，蓄热内蒸，故五心烦热，面赤头昏。治疗以柴胡疏肝散为主，加半夏、石菖蒲醒神化痰；远志、夜交藤、当归补血安神；砂仁、郁金行气解郁，调和肝脾；赭石平肝潜阳。以上诸药共奏疏肝养心、化痰安神之效。患者服后咽部异物感消失，仍感五心烦热，继上方去姜半夏、陈皮，增以养阴清热之生龟甲、地黄、五味子，继续调理 1 个月，其效显。

——毛海燕. 张珍玉教授治疗情志病经验浅谈 [J]. 山东中医药大学学报，2004，28（4）：293-294.

【病案三】

患者，女，33 岁，2016 年 5 月 7 日初诊。患者诉去年冬天开始头晕，坐电脑前立即头晕，心慌胸闷，紧张，不敢独自出门，上半年一直腹泻，遇冷即泻，小便少，胆怯易惊，脉细如丝，胃中得温则气通，多梦，经常梦到水。西医认为是焦虑恐惧症，曾看过心理医生。

辨证：心阳、心血亏虚。

治法：补气养血，宁心安神。

处方：养心汤合三仙汤加减。生黄芪 25g，生晒参 15g，炙甘草 30g，茯苓 30g，川芎 10g，当归 15g，柏子仁 20g，桂枝 10g，麦冬 20g，五味子 10g，炒牡蛎 15g，炒龙骨 15g，泽泻 30g，炒白术 30g，升麻 5g，炒酸枣仁 20g，石菖蒲 15g，远志 15g，仙鹤草 25g，淫羊藿 10g，仙茅 6g。7 剂，水煎服，每日 1 剂。

2016 年 5 月 14 日二诊：患者服药后症状明显改善，偶有心悸，头不晕，腹泻症状减轻，已无惊恐害怕的表现，舌质淡，左脉沉弱。上方加生铁（先煎）8g，14 剂，水煎服，日 1 剂。

2016 年 5 月 28 日三诊：患者精神状态佳，气色好转，右脉滑，尺弱，舌苔水滑，左脉仍沉弱，前天已不害怕，但行走劳累时气短，近日腹泻，小腹冷，有痛泄，睡眠梦多。第一方中加干姜 20g，吴茱萸 5g，14 剂，水煎服，每日 1 剂。

2016 年 6 月 18 日四诊：患者惊恐害怕症状已无，能独处，上周感冒后出现上火，有痰，咳嗽不重，梦多，胃口恢复，手鱼际青，舌淡，苔滑，脱发减。第一方加炙麻黄 5g，制附片 10g，14 剂，水煎服，每日 1 剂。

2016 年 7 月 8 日五诊：患者梦减，最近已无害怕的梦，大鱼际青，舌淡，苔水滑，大便溏，吹空调不适，吹后易泄，不敢独自一人逛商场，劳累后易发。脉细。首方去泽泻，加制附片至 20g，吴茱萸 10g，炙麻黄 8g，14 剂，水煎服，每日 1 剂。

患者调理 2 个月后病愈。

按语：此案患者头晕、心慌，害怕独处，并伴有长时间腹泻，胆怯易惊，其脉细如丝，属虚证。《杂病源流犀烛》指出："卑惵，心血不足病也。"患者因心血不足，以致血不养心，神明失用。《素问·生气通天论》云："阳气者，精则养神。"阳气内化精微以养神气，患者阳气虚弱，胆气不足，神气失养而失持，不敢独处，胆怯易惊之象随生。心阳亏虚，火虚不能生土，致脾阳不足，则出现遇冷即泻，投以温补心脾、养心安神的养心汤合三仙汤化裁，使阳气充足，神志安宁，志安则恐惧泄泻之症皆除。

——杜欣，李长香，张晓瑜，等．王庆国运用养心汤治疗卑慄病验案1则［J］．中医药导报，2017，23（20）：128－129.

【病案四】

吴某，女，33岁，2001年7月18日初诊。患者3年前产后失血过多，且诸事不遂心愿，悲哀气恼，尔后先出现睡眠较差，胸中痞塞，随后逐渐语言欠少，羞怯畏缩，独居室内，不愿见人，常喃喃自语，自责无能。察其面色无华，口唇色淡，表情呆滞，舌质淡苔薄白，脉弱细。

辨证：心血不足，神不守舍。

治法：补养心血，安神定志。

处方：熟地黄12g，白芍12g，当归24g，茯神12g，党参12g，白术12g，炒酸枣仁24g（捣），柏子仁9g（捣），炒远志6g，石菖蒲6g（后下），合欢花10g。每日1剂，水煎服，连服10剂。

二诊：患者服药后胸中痞塞顿释，睡眠安稳，逐渐愿与人语及与熟人、朋友接触，近两天偶有微笑，自责无能、羞怯畏缩亦有好转，舌脉基本同前。故继以原方加减，每日1剂，水煎服。

患者连服30剂，诸症尽除，身体精神状况基本恢复如初。半年后随访未见复发，一切正常。

按语：患者因产后诸事不遂心愿致精神抑郁不舒，再加上产后失血过多致心神不宁。心主血，心主神，肝藏血，肝主疏泄，血液充足才能维持正常的情志思维活动，心血亏虚则神志不宁、失眠、言语减少、羞怯畏缩、不愿见人，自责无能，发为卑慄。《杂病源流犀烛》云："卑慄，心血不足病也。"以四物安神汤去朱砂、黄连、麦冬、栀子，加柏子仁、炒远志、石菖蒲、合欢花养心补血，安神定志。方中白芍、熟地黄、当归滋阴补血；茯神、炒酸枣仁、柏子仁、合欢花、石菖蒲、炒远志安神定志，养心神；党参、白术补气健脾，脾健则气血生化有源；竹茹除烦安神。诸药合用共奏养血、安神、宁心之效。

——柴巍，柴崑，柴瑞霭．柴瑞霭治疗卑慄症经验举隅［J］．中医杂志，2010，51（S1）：95－96.

三、辨证治疗特点

（一）辨证要点

1. 病因

卑慄多由心气亏损、营卫不足、气郁胆怯、瘀血内阻所致。卑慄属心神之病，在《素问·八正神明论》中记载："太上养神，其次养形，故养神者，必知形之肥瘦，荣卫血气之盛衰。血气者，人之神，不可不谨养也。"此外，张介宾注曰："形者神之体，神者形之用，无神则形不可活，无形则神无以生。故形之肥瘦，营卫血气之盛衰，皆人神之所赖也。故欲养神者，不可不谨养其形。"另有清·沈金鳌《杂病源流犀烛·怔忡源流》曰："卑慄，心血不足病也，与怔忡病一类。其症胸中痞塞，不能饮食，如痴如醉，心中常有所歉，爱居暗室，或倚门后，见人即惊避无地，每病至数年。"都提到了保养心神的重要性，以及营卫气血的盛衰与心神的关系。因此若有心血不足、心神失养、精神抑郁、情志不畅等因素，加之平素气血虚弱，致心神失养，则会引起卑慄。

2. 病位

卑慄病位在心，与肝、脾、肾相关。《类经》曰："心为五脏六腑之大主，而总统魂魄，兼该意志，故忧动于心则肺应，思动于心则脾应，怒动于心则肝应，恐动于心则肾应。"五脏皆藏神，与情志都有密切的联系，心为君主之官，总统魂魄意志；脾为后天之本，气血生化之源，若脾失健运，则气血生化不足，无以养心，从而为卑慄的发生提供了基础；肝藏魂，喜条达，肝郁不舒则魂不守舍，肝气郁结，横犯脾土，致使脾失健运，痰饮内生，日久蕴结化热，湿热阻滞中焦，致心虚胆怯，喜居静室，不欲见人，发为卑慄；肾藏志，在志为恐，肾藏先天之精，为五脏六腑阴阳之根，若肾阴虚水少则无以治心火，则虚热内扰，心肾不交，从而导致卑慄的发生。

3. 病性

卑慄病性多虚实夹杂，虚者居多。虚证多为心血不足、心胆气虚、心阳虚损、心神失养或惊恐伤肾，肾阴不能上达于心而致心肾不交；实证由情志不遂致少阳枢机不利，肝气郁结，气滞则气血运行不畅，心脉瘀阻，心失濡养；或由于阳虚不能化水，水湿内停，上凌于心而发病。

（二）临床用药特点及配伍规律

1. 用药特点

卑慄的治疗主要以补益、安神、行气、化痰、清热类药物为主。其中补益类药常用如人参、当归、黄芪、甘草、熟地黄、山药、鹿茸及茯神等以行补益气血之功；安神类药如朱砂、龙骨、磁石、酸枣仁、柏子仁等以达养心安神之效；行气类药如陈皮、枳实、木香、香附及柴胡等用作疏肝理气；化痰类药物如半夏、天南星等用作清热化痰；清热类药物如生地黄、玄参、牡丹皮等用于清热养阴。

2. 配伍规律

卑慄病程日久，多兼其他脏腑的病变，且常虚实夹杂，其治疗主要以补气养血、开窍醒神为主，辅以行气化痰、疏肝解郁、调和肝脾。临床中常用的药对有柏子仁－合欢花、白术－党参、山茱萸－熟地黄、当归－白芍、木香－陈皮、柴胡－香附、桃仁－红花、半夏－枳实、人参－黄芪、龙骨－牡蛎、麦冬－五味子、桂枝－茯苓、生地黄－玄参等。

第八节　胸痹

一、古代名医临床病案

【病案一】

徐，六一，胸痹因怒而致，痰气凝结。土瓜蒌、半夏、薤白、桂枝、茯苓、生姜。

——清·叶天士《临证指南医案》

按语：患者因情志郁怒而发胸痹，郁怒伤肝，致肝失疏泄，肝气郁结，气郁则化火，灼津为痰。气行则血行，郁怒则气上，气机不畅，则血液不行，水津失布，聚液成痰，心脉瘀阻，胸阳不振，则为胸痹。加之患者年迈，肾气渐衰，鼓动五脏功能之力减弱，则出现肾水不能上济心火，心火炽盛，灼伤阴液，则可引起心阴耗损，出现心气不足、心血不足、心阴亏虚、心阳不振，又可致气血运行失常。《灵枢·五味》有"病宜食薤"的记载。《金匮要略》制定了以瓜蒌、薤白为主药的九张方剂，主张以温通宣痹治疗胸痹。叶氏继承前人论述，处方灵活而不用重剂，以辛滑通阳、化痰理气等法治疗。

【病案二】

忧郁不舒，生阳日窒[①]，胸痹呕逆。唯恐成络。旋覆一钱半，半夏一钱半，橘白一钱，益智仁一钱，瓜蒌皮三钱，赭石三钱，干姜五分，郁金一钱，炒白芍二钱。

①生阳日窒：阳气一天天地窒塞。

——张如青点校．孤鹤医案［M］．上海：上海科学技术出版社，2004．

按语：患者肝气不舒，继而情志不畅，致肝木不能条达、生发，不能蓄阳化热，导致上焦阳气日渐减少，胸阳不振则发胸痹，肝失条达横犯中焦脾胃而见呕吐。今胸阳不振，不能鼓动气血，唯恐气血停滞而有瘀血阻络。方中旋覆花、赭石、二陈降胃逆，瓜蒌皮开胸散结，干姜、益智仁温中下焦，俾阳气有生发之源，白芍、郁金润肝解郁。

【病案三】

谭，心痛引背，口涌清涎，肢冷，气塞脘中，此为脾厥心痛，病在络脉，例用辛香。高良姜、片姜黄、生茅术、公丁香柄、草果仁、厚朴。

——清·叶天士《临证指南医案》

按语：此案患者心痛引背，背痛彻心，乃病入血络、本虚标实之证。瘀血阻络，气血瘀滞，脉络不通则见胸脘气塞，不通则痛，故觉心痛。肢冷、口涌清涎、气塞脘中，此乃脾气亏虚，中焦虚寒，气不化津。方用高良姜、丁香辛香温运开通，茅苍术、草果化湿健脾，厚朴理气化湿，姜黄破血行气，通经止痛。

【病案四】

某（六五），脉弦，胸脘痹痛欲呕，便结，此清阳失旷，气机不降，久延怕成噎膈。薤白三钱，杏仁三钱，半夏三钱，姜汁七分，浓朴一钱，枳实五分。

——清·叶天士《临证指南医案》

按语：胸中阳气不振，不能鼓动气血运行，痹阻心脉而成胸痹。气机不畅而胃逆不降，故欲呕；胃逆则肺气亦逆，肺与大肠相表里，肺气肃降失职，大肠腑气不通，则便结。便结日久恐化热伤津，阴液亏竭，阳又不振，气滞痰阻恐成噎膈。遂用薤白振奋胸阳，杏仁开上焦肺痹，半夏、生姜降逆胃浊，厚朴、枳实开通腑气，使气机通畅。

二、现代名医临床病案

【病案一】

患者，男，42 岁，2017 年 8 月 16 日初诊。患者自诉 1 年前因琐事与他人发生争执后感胸部闷痛、气短，持续时间约 2 分钟，休息后胸闷痛缓解，当时未予重视。此后常因精神紧张及情绪激动，导致胸闷胸痛症状反复发作，持续时间为 3～5 分钟。患者前往某三甲医院就诊，行常规心电图检查示 ST 段压低，诊断为冠心病、稳定型心绞痛。予以口服阿司匹林肠溶片 100mg，日 1 次；酒石酸美托洛尔片 12.5mg，日 1 次；单硝酸异山梨酯 20mg，日 1 次；阿托伐他汀钙片 20mg，日 1 次。患者诉胸闷、胸痛仍有发作，疗效不佳。3 天前因工作变动，患者情绪低落，上症再发并有加重之势，服用上述西药无明显缓解。经他人介绍前来就诊。现症：身形肥胖，胸闷胸痛，胁肋部胀满不舒，喜叹息，夜寐欠安，二便可，舌淡紫暗，苔薄白，脉弦。

中医诊断：胸痹。

辨证：肝气郁结，痰瘀阻滞。

治法：理气疏肝，活血豁痰。

处方：四逆散合温胆汤加减。柴胡 15g，白芍 15g，枳实 10g，陈皮 12g，川芎 15g，香附 12g，丹参 10g，九香虫 3g，竹茹 10g，半夏 10g，茯苓 15g，炙甘草 10g。7 剂，每日 1 剂，水煎，分 2 次服用。嘱患者调畅情志。

2017 年 8 月 23 日二诊：患者诉胸闷胸痛发作次数较前减少，程度较前减轻，胁肋胀满较前改善，仍有入睡困难，舌质淡红，苔薄白，脉弦。恐九香虫之辛香性燥有耗气伤阴之弊，故去之，加用生龙骨 30g，生牡蛎 30g 以潜肝阳，酸枣仁 20g 滋养肝阴。7 剂。

2017 年 9 月 1 日三诊：患者述服上方后胸闷、胸痛症状未再发，入睡较前好转。嘱患者调畅情志，规律作息。

按语：患者一年前因为琐事与他人发生争执后出现胸部闷痛、气短，怒则气上，气机逆乱，则肝失疏泄，肝气郁结，此后患者也会常因精神、情志等因素致胸闷、胸痛反复发作，此乃肝气郁结不畅之征。刻诊见患者胸闷胸痛、胁肋部胀满不舒、喜叹息，为母病及子，即肝病及心，肝的疏泄功能失常致气机郁滞，致心气不能推动血液的运行，日久则血脉瘀阻，且气机郁滞日久津液不能正常输布运行，津液聚结痰湿，痰瘀痹阻心脉，则发为胸痹心痛。毛教授审证求因，辨证多从调畅肝气入手，气行则血行，气行则津液亦行。选用四逆散以达疏肝理气之功，如方中的柴胡、香附等，合温胆汤有化痰祛湿之效，如半夏、陈皮、枳实等，再加丹参、水蛭活血通络。二诊时患者肝气得舒，上症大减。入睡困难，加用生龙骨、生牡蛎潜肝阳，酸枣仁滋肝阴。三诊时，患者睡眠好转，症状未再发，嘱调畅情志，规律作息。此案首重调气，先理气疏肝，化痰活血，后宜补气健脾，祛痰化瘀，在临床中取得较好的疗效。

——张杼惠，毛以林．毛以林从气论治胸痹心痛经验［J］．湖南中医杂志，2019，35（5）：14-15.

【病案二】

何某，男，25 岁。情绪易紧张，大学期间生活作息不规律，常常熬夜。近 1 周常觉左侧胸部刺痛，有时放射到左上臂、左手小指，需大口呼气或屏住呼吸才能缓解，发作不定时，常在夜间出现。平卧时可闻及心跳如雷，伴头部胀感，似气血上涌至头，难以入眠，有时于睡梦中突然全身一抽，惊醒后惴惴不安。现未发胸痛，仅觉胸中不畅，胸闷如窒，善太息，舌淡苔白，舌下脉络迂曲扩张，脉滑。

诊断：胸痹。

辨证：气滞心胸，心血瘀阻。

治疗：活血化瘀，通脉止痛，疏肝理气。

处方：胸痹汤合四逆散加减。桂枝 12g，薤白 15g，法半夏 12g，瓜蒌皮 15g，丹参 30g，川芎 12g，三七（捣碎）20g，赤芍 15g，红花（包）8g，当归 20g，地龙 8g，全蝎 6g，蜈蚣 3g，木香 12g，柴胡 15g，枳实 12g，炙甘草 6g。10 剂，每日 1 剂，水煎，分 3 次服。

患者 7 天后诸症消失，为巩固疗效服完剩余 3 剂。

按语：患者精神情志因素明显，生活作息不规律，常常熬夜，致情绪容易紧张，精神焦虑，难以入睡，睡中突然全身抽动，易惊醒，醒后惴惴不安，善太息，乃情志抑郁不舒、气机郁滞所致。再加之自觉左侧胸部刺痛，放射至手臂、手指，发作不定时，常在夜间出现，症见舌下络脉迂曲扩张，此乃气滞血瘀之象。此案为胸痹，《金匮要略》云："平人无寒热，短气不足以息者，实也。"方用胸痹汤合四逆散，宣阳通痹，疏肝理脾。桂枝、薤白、半夏、瓜蒌皮等豁痰降浊，通阳通脉；丹参、川芎、三七、赤芍、红花、当归等养血活血，化瘀通脉；地龙、全蝎、蜈蚣等破血活血；木香、柴胡、枳实等疏肝理气解郁。全方理气解郁与养血活血并用，灵活配伍，化裁有度，药到病除。

——彭炉晓，徐方琼，赵凤林．赵凤林治疗胸痹经验［J］．实用中医药杂志，2020，36（3）：387－388.

【病案三】

帅某，女，68 岁，2018 年 11 月 15 日初诊。患者因"间断胸闷、乏力 5 余年，加重 1 周"就诊。患者 5 年前出现胸闷，爬坡上楼后感气促、乏力，头昏，耳鸣，大小便正常，夜寐差。经诊断为冠心病、高血压，血压控制尚可，现面部两颧潮红，感胸闷、乏力、心慌，头昏、耳鸣，心情烦闷，夜寐差，易醒，纳可，二便调，舌红苔黄，脉细数。心电图示：窦性心律（心率 92 次/分），V5、V6 导联 T 波低平。颈椎四位片示：骨质增生，椎管狭窄。

诊断：胸痹。

辨证：痰浊闭阻，肝阳上亢。

治法：通阳宣痹，平肝潜阳。

处方：瓜蒌薤白半夏汤合镇肝息风汤加减。瓜蒌壳 15g，薤白 15g，陈皮 10g，法半夏 10g，茯苓 10g，枳实 15g，佛手 10g，川芎 15g，钩藤 15g，川牛膝 15g，生龙骨（先煎）30g，生牡蛎（先煎）30g，丹参 15g，黄芩 10g，牡丹皮 10g，生石决明（先煎）20g，炒酸枣仁 30g。7 剂，水煎服，日 1 剂，分 3 次温服。嘱患者规律睡眠，忌操劳。

2018 年 11 月 22 日复诊：患者两颧潮红已退，头昏、耳鸣较前明显改善，稍感胸闷，无明显心慌，睡眠改善，可入睡 5～6 小时，舌红苔白，脉数。原方基础上去龙骨、牡蛎、黄芩、石决明，加香附 15g，鸡血藤 15g。

电话随诊，患者再进 7 剂后，诉胸闷、心烦、睡眠均已改善。

按语：本案患者为老年女性，虽退休，但仍为家中事务操劳，日间劳碌，夜晚睡眠差，阳不入阴，心情烦闷，气机不畅，以瓜蒌薤白半夏汤为主方，合镇肝息风汤平肝潜阳，另加酸枣仁助眠，精神调畅则心气、心血得以正常运行。本案所用瓜蒌薤白半夏汤出自《金匮要略》"胸痹不得卧，心痛彻背者，栝楼薤白半夏汤主之"。方中薤白滑利通阳，瓜蒌壳润下通阴，白酒熟谷之气，上行药性，助其通经活络，温通阳气，则胸中痹结自开。再加半夏一味，和胃而通阴阳，通降中焦。另因患者血压控制尚可，但头晕、耳鸣、面部两颧潮红、夜寐差、易醒、舌红苔黄、脉细数，合镇肝息风汤平肝息风，清热活血，再加酸枣仁养血宁心安神。二诊后患者肝阳上亢之象已退，诸症缓解，临床疗效佳。

——严郑元，周祯祥，汪琼，等. 国医大师路志正调理脾胃法用药规律及其在胸痹中的应用比较分析 [J]. 时珍国医国药，2020，31（2）：463-465.

【病案四】

李某，女，65 岁，2018 年 4 月 2 日初诊。患者胸闷痛反复发作 10 余年，近 1 个月加重。现胸痛如刺，伴胸闷、气短，劳累后加重，自汗，倦怠乏力，畏寒肢冷，舌质淡暗有瘀斑，苔白，脉无力略迟缓。自备心电图示：窦性心动过缓，V3～V5 导联 ST 段压低。

辨证：心血瘀阻，心肾阳虚。

治法：活血化瘀通脉，温补阳气。

处方：白参 15g，黄芪 25g，附子 10g，桂枝 15g，薤白 15g，三七粉 8g，丹参 10g，川芎 15g，当归 15g，姜黄 15g，血竭粉 8g，炙甘草 15g。7 剂，每日 1 剂，水煎，早晚分服。

2018 年 4 月 9 日二诊：患者胸闷痛症状好转，仍乏力。上方黄芪加 5g，7 剂。

2018 年 4 月 16 日三诊：患者诸症好转，偶有胸中微闷。仍用上方，14 剂。

2018 年 4 月 23 日四诊：患者胸闷、胸痛未发，无畏寒肢冷，脉缓而有力。上方附子减 4g，14 剂。

按语：本案患者因"胸闷痛反复发作 10 余年，近 1 个月加重"而就诊，乃气虚与血瘀之征象皆著，兼有阳虚之证。段老诊断为胸痹之气虚血瘀兼有阳虚证。胸闷气短、自汗、倦怠乏力、脉无力略迟缓，此为气虚之象；气虚则无力推动血脉运行故见血瘀，刻诊见舌质瘀斑；瘀血痹阻心脉，故胸痛如刺，痛处固定；气虚日久不得补，胸阳不振，中焦失温，则有畏寒肢冷。段老方用"三参丹饮"加减，方中人参大补元气，附子功温补元阳，二药相伍为参附汤，共为君药，升命门之阳，使肾阳上通心阳，心阳得振。黄芪、桂枝、薤白三者共为臣药，黄芪与人参相伍，助人参大补元气；桂枝、薤白与附子相伍，桂枝温通经脉，助阳化气，薤白通阳散结，二者共助附子温补元阳，温通血脉。"一味丹参饮，功同四物汤"，丹参性寒，有活血化瘀止痛之功，阳虚者不宜多用，故少量；三七、血竭活血祛瘀止痛；川芎、姜黄活血行气止痛。五药共为佐药。当归补血又活血，亦入心经，可引诸药入心经，为引经之使药；甘草调和诸药，亦为使药。诸药合用，共奏益气温阳、活血止痛之效。二诊时，患者胸闷痛症状好转，仍乏力，气虚较重，方中黄芪加量。三诊时，患者诸症好转，胸中偶有微闷，仍用上方，14剂。四诊时，患者诸症消失，手足转温，阳虚得补，附子减量，予14剂以巩固疗效。

——金娟，郭东浩，孔菲. 国医大师段富津运用"三参丹饮"治疗气虚血瘀型胸痹经验撷要 [J]. 辽宁中医药大学学报，2019，21（12）：84－87.

三、辨证治疗特点

（一）辨证要点

1. 病因病机

胸痹心痛的病因主要包括四个方面。

一是寒邪入侵，素体阳虚，胸阳不足，阴寒邪气乘虚侵袭。寒主收引，寒凝气滞，阻碍阳气，则痹阻胸阳，血行瘀滞，而发为胸痹。

二是饮食不当、饮食不节，过食肥甘生冷之物，或嗜酒成性，损伤脾胃，运化失健，聚液成痰，上犯心胸清旷之区，阻遏心阳，胸阳不展，气机不畅，心脉痹阻，则为胸痹。

三是情志失调，或因忧思伤脾，脾伤则气虚失运，水液停聚而生水湿痰饮；或因郁怒伤肝，肝失疏泄，肝郁气滞，日久化火，灼津为痰。无论气滞或者痰阻，均可导致血液运行不畅，脉络不利，而致气血瘀滞，或痰瘀交阻，胸阳不运，心脉不通，不通则痛，发为胸痹。

四是年迈体虚，本病多见于中、老年人，其年过半百，肾气逐渐虚衰，如若肾阳虚衰，则不能鼓舞五脏之阳气，心阳不振或心气不足则无力推动气血，血脉失于温运，痹阻不畅，发为胸痹；若肾阴亏虚，则不能滋润五脏之阴，水不涵木，肾阴不能上济心阴，因而心肝火旺，耗伤心阴、心血，心脉失养，则发胸痹；若心阴不足，心火炽盛，下汲肾水，进而损伤肾阴；心肾阳虚，阴寒痰饮乘于阳位，阻滞心脉。凡此均可在本虚的基础上形成标实，导致寒凝、气滞、痰浊，而使胸阳失运，心脉阻滞，发生胸痹。

2. 病位

胸痹的病位在心，与肝、脾、肾有关，临床辨证应根据症状权衡受病之脏腑。寒凝心脉，痹阻胸阳，心阳不振，血脉不通，发为胸痹；郁怒伤肝，肝气郁结，气郁化火，灼津成痰，母病及子，肝气郁结，郁久化火，传及子脏，心阳不振，无力推动气血，则发胸痹；忧思伤脾，脾失健运，气血生化无源，中焦失运，不能温养肢体形骸，聚液成痰浊，痰瘀交阻，而成胸痹；肾气虚衰，不能滋润五脏之阴阳，水火不济，心肾不交，亦可以发为胸痹。综上其病位主要在心，与肝、脾、肾有关。

3. 病性

胸痹的病性为本虚标实，虚实夹杂。实证多因寒凝、气滞、血瘀、痰浊等因素，导致痹阻心脉，心脉阻滞则发胸痹；虚证多因气虚、血虚、阴虚、阳虚等因素，以致肝、脾、肾等脏虚损而致心脉失养。

胸痹的发展趋势由标及本，由轻转剧，轻者多为胸阳不振，阴寒上乘，阻滞气机，出现胸中气塞、短气；重者痰瘀交阻，可因实致虚，因虚致实。虚实之间错综复杂，相互转化，相互夹杂。阴寒凝结，气失温煦，日久寒邪伤及阳气，亦可向心阳虚衰转化；心肾阴虚，水亏火炎，炼液为痰；前者为因实致虚，后者为因虚致实。其发病有轻重、虚实之分。

（二）临床用药特点及配伍规律

1. 用药特点

治疗胸痹的常用药物包括温里药、补虚药、理气药、化痰止咳平喘药以及活血化瘀药等。在辨证时当分清标本虚实，实证者治以辛温通阳，活血化瘀，泄浊豁痰，以治标为主；虚证治宜补养扶正，或滋阴益肾，或益气养阳，或温阳补气等，临证据症状灵活配伍。

药性多以温性、热性为主；药味以苦、甘、辛、酸味较多；多归为心、肝、脾、肺、胃等经；使用频次排前五的药物分别为丹参、瓜蒌、甘草、当归、川芎等。胸痹的治疗注重以通为补，通补结合，治疗上以活血化瘀、补气通阳、化痰散结为基本治法，临床注重活血化瘀、补气、化痰、温阳等，如丹参、瓜蒌、甘草、当归、川芎等药物；注重宣痹通阳，温通血脉，常用如肉桂、桂枝、附子、吴茱萸、干姜等温中散寒，温通血脉，通则不痛，经脉通畅则疼痛自解。此外在治疗中还注重脏腑之间的联系，如脾虚者加黄芪、人参、白术、炙甘草等益气健脾；肝气郁结者加柴胡、香附、陈皮、枳壳等理气解郁；气阴两虚者加生地黄、玄参、麦冬、人参、黄芪、炙甘草等补气滋阴。

胸痹的用药特点体现了其通补结合、注重标本虚实、辨证施治的特点，在治疗中对气滞、血瘀、寒凝、痰浊等予以疏理气机、活血化瘀、辛温通阳法，尤注重活血通脉；对于本虚者，注重补气温阳，养血滋阴，纠正偏衰之脏腑，审证求因，化裁有度。

——段锦龙，姚魁武，尚小立．胸痹的中医证候及用药规律文献研究 [J]．世界中西医结合杂志，2019，14（6）：772 - 775；袁士月．古代医案文献治疗胸痹心痛病的用药规律分析 [D]．沈阳：辽宁中医药大学，2019.

2. 配伍规律

古代医家在胸痹的治疗方面留下了行之有效的方剂，其药物配伍多以温通散寒为主，佐以扶正补虚、理气等以增强药效，配伍活血化瘀、化痰等法，贴合胸痹本虚标实、虚实夹杂的病因病机。后世医家在此基础上，对胸痹病因病机进行深入研究，认识到除寒邪可致胸痹外，如阴虚精亏、气滞、痰浊、邪热等也可致胸痹。因此在药物配伍上既遵从散寒通阳、宣阳通痹等治疗方法，也在药物配伍上增加了如益气活血、理气、益阴、和中、祛痰等，总结出胸痹易致瘀血、阴虚精亏、气滞等证，辨证施治，灵活化裁。

自《金匮要略》立胸痹"阳微阴弦"之病机，以瓜蒌薤白白酒汤为主方，治以散寒温里行气等后，后世医家在此基础上，深入研究后还提出了芳香温通法，并配伍益气、养血、滋阴、温阳类药物，完善胸痹的病机与治疗。随着认识的加深，众医家在明清时期还提出了用桃仁、红花、降香、丹参等活血化瘀行气药治疗胸痹。现代医家博采众长，临证多审证求因，辨标本虚实，灵活配伍；主张先治其标，后治其本，再予扶正，必要时兼顾同治。针对实证，如气滞、血瘀、寒凝、痰浊等因素，常疏理气机，活血化瘀，辛温通阳，泄浊豁痰，注重活血通脉法在胸痹治疗中的使用；对于虚证，常权衡心之阴阳气血不足，以及他脏有无亏虚，补气温阳，滋阴益肾，纠正偏衰之脏腑，重视心气的补益。因此在胸痹的治疗以及药物上，随着历代医家对胸痹心痛认识的不断深入，不同时期的医家用药存在配伍侧重，在此过程中完善了其治疗方法和药物配伍规律。

——牛英硕．基于古今中医文献的冠心病心绞痛病机分析和用药规律研究 [D]．济南：山东中医药大学，2015.

第九节 奔豚

一、古代名医临床病案

【病案一】

俞（齐门，二十八岁），气自少腹攻至心下则痛，气渐下归而散。问惊恐为病，由肝肾之厥逆。仲景厥阴例，不以纯刚。乌梅、白及、川椒、川楝、桂枝、淡干姜。

——徐灵胎.徐批叶天士晚年方案真本［M］.北京：中国中医药出版社，2018.

按语：本案患者发作时气自少腹上冲至心下则痛，此乃奔豚气病的典型症状，奔豚气病与惊恐密切相关，其发病常很突然，缓解后如常人。此案患者自觉其气上冲至心而痛，气渐下归则痛散。乃因情志因素致肝肾之气逆乱，阴阳不相顺接。肝气亢逆，升发太过，气血并行于上则厥，子病犯母，影响肾间动气，出现肝肾气机逆乱，阴阳失衡，则不能相互贯通。方用乌梅丸加减，宗仲景不以纯刚之伐，以酸收辛开苦降调之，以达调整阴阳寒热虚实之功。

【病案二】

一老人大怒，气自脐下上攻，两胁作痛，喘息不卧，此动少阳之火也。两胁肝胆部分，怒气伤肝，而动龙雷之火，故逆上作痛耳。用伏龙肝煎汤下左金丸愈。补脾泻肝兼寓降逆，制方何其简妙。

——清·魏之琇《续名医类案》

按语：患者大怒后，肝气郁结化热，随冲气上冲，气自脐下上攻，则出现喘息不卧。情志郁怒致肝气郁结，肝郁则气滞，气滞则血液运行不畅，扰动肝胆之气，则两胁作痛。方用伏龙肝煎汤温中补脾，合左金丸清肝泻火，两者配伍辛开肝郁，温中降逆。

【病案三】

顾（氏），阅病原是劳损，自三阴及于奇经，第腹中气升胃痛，暨有形动触，冲任脉乏。守补则滞，凉润则滑，漏疡久泻寒热，最为吃紧。先固摄下焦为治。人参、炒菟丝饼、芡实、湖莲、茯神、赤石脂。

——清·叶天士《临证指南医案》

按语：患者劳损伤及奇经，致冲任不固，自觉腹中之气上冲胃脘出现疼痛，觉有形动触，乃冲脉之气上冲之证。究其病因，患者漏疡久泻致阳虚，冲脉虚乏，腻补甘润皆不宜。旧有漏疡即痔疮下血，及寒热起伏，因此当以温润补益、固摄冲任奇经为要，奇经损伤致寒热起伏，故奇经固则寒热自息，漏疡泄泻亦可止也。患者病在下焦，涉及肝肾，冲脉循行并于肾经，任脉与三阴经相交，用补肾和收敛之药，且患者不耐寒热，补太多则虚不受补，清虚热则容易凉滑。故方用人参、炒菟丝子补气固涩，收敛阳气；芡实、莲子固涩精止泻，补脾益肾，合赤石脂固涩下焦；另赤石脂疗漏疡，茯神平冲气，标本兼顾。

【病案四】

马元仪治袁某，患小腹厥气上冲即吐，得饮则吐愈甚，诸治不效。诊之，两脉虚涩，右尺独见弦急，曰：人身中，清气本乎上，而反陷下，则为注为泄。浊气本乎下，而反逆上，则为呕吐。今病正在下而不在上也。下焦之浊气上腾，则胸中之阳气不布，故饮入于胃，在上壅而不下达耳。经云：云雾不清，则上应白露不下。非地道下通，浊气何由而降？呕吐何由而止？以调胃承气汤一剂，下宿秽甚多，继培中气而愈。

——清·魏之琇《续名医类案》

按语：患者觉小腹有其气上冲，即发呕吐，想饮不得饮，饮后则吐甚，脉诊见两脉虚涩，右尺独见弦急，此乃病在下焦。患者自觉小腹厥气上冲，乃肾间动气挟下焦浊气上冲胸膈，继而导致胸阳不振、胸满泛吐清冷，察两脉虚涩，处以调胃承气汤，缓下宿秽而不伤胃气，然后再培育中气，培土制水，气机自畅，则病愈。

二、现代名医临床病案

【病案一】

郭某，女，38岁，2004年12月26日初诊。患者值夜班时突发气上冲胸，咽部不畅，伴气短、胸腹胀满，身颤困痛。查生命体征正常，短时难寻病因，遂予解痉镇静药物治其标，患者安睡2小时症悉如常人。细询知其深夜上下班途中受惊吓数次，心中时常恐惧，曾于10天前轻微发作，休息后缓解故未求医。刻诊：口苦咽干，五心烦热，便干，失眠多梦，纳可，舌红有裂纹，苔薄黄，脉弦紧。

诊断：奔豚气。

辨证：肝气郁结，肾阴亏虚。

治法：疏肝解郁，滋补肾阴，除烦安神，引火归原。

处方：奔豚汤加减化裁。李根白皮 40g，柴胡、当归、黄芩、川芎、白芍、半夏、葛根、甘草各 20g；牡丹皮、生栀子、茯苓、山药、山茱萸、柏子仁、酸枣仁、郁金各 15g；生姜、肉桂各 5g。3 剂，每日 1 剂，水煎，昼 3 夜 1，分 4 次温服。

2005 年 1 月 4 日二诊：患者仅服药 3 剂，诸症除，继服 3 剂巩固，随访 1 年未复发。

按语：《金匮要略·奔豚气脉证治》云："奔豚病，从少腹起，上冲咽喉，发作欲死，复还止，皆从惊恐得之。"该案患者在发病前曾多次受到惊吓，心中实感恐惧，轻微发作，休息后缓解。患者在值夜班时突发气上冲胸，咽部不畅，伴气短、胸腹胀满，身颤困痛，此乃肝气郁结兼肾阴亏虚之惊恐奔豚；症见失眠多梦，则由惊恐伤神所致；气上冲胸、咽肿气短、脉弦紧，此为肝气郁结之象；口苦、咽干、五心烦热、便干、舌红有裂纹、苔薄黄，乃阴虚火旺之象。治以疏肝解郁为主，方中李根白皮下气，为治奔豚气主药；甘草缓解急迫；当归、川芎、白芍和血调肝；柴胡、黄芩、葛根、牡丹皮、生栀子清热除烦；郁金、山药、山茱萸、柏子仁、酸枣仁、茯苓滋补肾阴，除烦安神；生姜、半夏降逆；肉桂引火归原，纳气固本。综观全方，辨证准确，遣方巧妙。患者先后服药 6 剂，顽疾告愈。

——赵平生. 奔豚气治验 3 例 [J]. 山西中医，2012，28（8）：34 - 35.

【病案二】

都某，男性，72 岁，2011 年 11 月 15 日初诊。患者自诉平素忧思情志不畅，近 20 年夜间时感小腹胀痛，有气从小腹上冲于胃，致胃脘胀痛、纳差，无烧心泛酸，常常痛醒，矢气 20～30 次，症状持续 1～2 小时渐自行缓解。多次查胃镜、结肠镜未见异常，反复行中西药治疗无明显效果。近半月，患者复因情志不畅致上症加重来诊，刻诊：舌质暗红，舌苔薄黄，脉沉弦。行胃镜示：慢性胃炎；结肠镜未见异常；腹部及泌尿系彩超、血常规等理化检查均未见异常。该患者症状特点是腹痛，有气从小腹上冲于胃，故拟诊为奔豚气病。该患平素忧思情志不畅，肝气郁结，肝郁化热而发奔豚气病。

诊断：奔豚。

辨证：肝气郁结，肝郁化热。

治法：养血平肝，和胃降逆。

处方：奔豚汤合小柴胡汤加减。党参25g，吴茱萸5g，姜半夏10g，干姜10g，炒白芍20g，茯苓15g，当归20g，葛根20g，黄芩15g，柴胡10g，炙甘草10g，鸡内金20g，厚朴15g，黄连5g，蒲黄10g，五灵脂10g。4剂，每日1剂，水煎，早晚分服。

二诊：患者胃脘胀痛消失，仍感小腹胀痛，但疼痛程度减轻，持续时间缩短，自觉有气上冲至脐部而停，矢气次数减少为15次，舌质暗红，舌苔薄黄，脉沉弦。药用：党参25g，吴茱萸5g，姜半夏10g，干姜10g，炒白芍20g，茯苓15g，当归20g，葛根30g，黄芩15g，柴胡10g，炙甘草10g，鸡内金20g，厚朴15g，黄连5g，丹参20g，炒莱菔子20g。7剂，每日1剂，水煎，早晚服。

三诊：偶有小腹胀痛，持续时间明显缩短，矢气次数减少为5次，舌质暗红，舌苔薄白，脉沉弦。前方去黄芩，加枳实以行气消痞。患者服用10剂后，诸症皆除。

按语：该案患者平素多忧思，情志不遂，致肝气郁结，日久肝气郁结化热，随冲气上逆。肝气郁结，气滞则血行不畅，故腹中疼痛，症见患者近20年夜间时感小腹胀痛，有气从小腹上冲于胃，致胃脘胀痛、纳差，无烧心泛酸，常常痛醒，矢气20~30次，症状持续1~2小时渐自行缓解。治宜养血平肝，和胃降逆。方中吴茱萸、黄连、葛根、黄芩清火平肝；炙甘草、炒白芍缓急止痛；当归养血调肝；姜半夏和胃降逆；肝郁则气滞，气滞则血行不畅而发腹痛，故加蒲黄、五灵脂以活血化瘀止痛。患者已有肝气郁结化热之证，肝胆互为表里，肝郁则少阳之气不和，症见夜间发作有时，故合用小柴胡汤以和解少阳。木郁则乘土，影响气机，脾胃为气机升降之枢纽，"脾宜升则健，胃宜降则和"，脾主升，胃主降，升降相因，功能正常，气机则畅，故予党参、干姜、茯苓、鸡内金、厚朴健脾和胃，行气消痞。

——迟伟，曲秀娟. 奔豚气病验案2则［J］. 中国中医急症，2012，21（10）：1711.

【病案三】

叶某，男，78岁，2010年5月4日初诊。患者有高血压、糖尿病、冠心病病史30余年，平素乏力，腰膝酸软，四肢不温，小便清长，大便时溏时结。3 日前患者外出爬山，感寒后头痛、发热、咳嗽，自服连花清瘟胶囊后好转。昨夜突然出现心悸、气短、汗出，似有气团从下腹上窜至咽喉，烦躁不安，头晕目眩，动则尤甚。现症见面色晦暗，精神欠佳，时时欠伸，四肢不温，下肢水肿，舌胖大，舌色暗，苔白腻，脉结。辨证：素体心肾阳虚，阴水泛溢，加之外感，愈伤阳气，不能下制肾水，挟气上逆，发为奔豚。

辨证：心肾阳虚，水饮内动。

治宜：温阳利水，降逆止悸。

处方：桂枝加桂汤加减。桂枝 50g，肉桂 20g，白芍 30g，生姜 30g，大枣 12 枚，生牡蛎 30g，附子 10g，白术 30g，茯苓 30g，生山药 30g，丹参 15g，炙甘草 30g。煎服 7 剂。

二诊：患者诉心悸除，仍感乏力，去桂枝，加太子参 30g。

患者继服上方半月余，诸症告平。

按语：该案患者素体虚，平素乏力，心肾阳虚，无力运化水液，阴水内泛，挟气上冲。患者腰膝酸软、四肢不温、小便清长、大便时溏时结，此乃阳虚的表现。患者年事已高，外出运动时感受寒邪，寒邪入里，上凌心阳，直至心下，症见心悸气短汗出，似有气团从下腹上窜至咽喉，烦躁不安，头晕目眩，动则尤甚。处以桂枝加桂汤，方中桂枝以振奋心阳，平冲降逆，肉桂温肾阳制阴水，既有桂枝加桂汤之根基，又得真武汤之玄妙。桂枝加桂汤是张仲景《伤寒论》中治疗奔豚证的方剂，乃是桂枝汤重用桂枝之量而成，佐以甘草、生姜、大枣，使辛甘合化，助心阳而降冲逆，用芍药之酸甘化阴，共为调和阴阳、平冲降逆之方。

——王学军，何永生. 桂枝加桂汤加减治疗奔豚气例析 ［J］. 实用中医内科杂志，2011，25（4）：55.

【病案四】

患者，男，65 岁，2002 年 3 月 2 日初诊。患者患前列腺增生症已多年，近两年来出现发作性脐下动悸，以手触之应指明显，继而出现气从少腹上冲，至心胸则悸烦不安，呼吸不利，并可见到头身汗出，每天发作 1～2 次。近几日，患者由于感冒后发汗过多，气逆上冲症状加重，故前来就诊。刻诊：脐下悸动，自觉有气上冲，不欲饮食，四肢不温，大便不调，小便短少不利，有排尿不尽之感。舌质淡，苔滑，脉沉弦。

辨证：水气下蓄，阳虚饮动。

治法：温阳利水。

处方：茯苓桂枝甘草大枣汤加味。茯苓 30g，桂枝 12g，炙甘草 10g，白术 10g，猪苓 12g，大枣 12 枚。6 剂，每日 1 剂，水煎 2 次，分 3 次服。

1 周后二诊：患者脐下悸动程度有所好转，气上冲胸发作次数减少。

患者又以前方累计服用 30 余剂，小便短少不利、排尿不尽症状已明显好转，气上冲胸的症状已不再发作。

按语：患者有前列腺增生症已多年，下焦素有水饮内停，气化不利，心阳受伤，水饮内动。阳气虚微则四肢不温，阳不制水则脐下悸动，觉有气上冲。外加患者感受寒邪，汗出不当，损伤阳气，逆气上冲，出现不欲饮食、心胸悸烦不安、呼吸不利。治以茯苓桂枝甘草大枣汤，通阳降逆，培土制水。《伤寒溯源集》云方中茯苓"气味淡而渗，阳中之阴，其性上行而后下降，能滋水之源而降下，本草谓其能利小便而伐肾邪"；桂枝温阳化气、化水，平冲降逆；炙甘草温中补虚；大枣、白术健脾以制水，意在培土制水；猪苓助茯苓，淡渗利水，以利下焦之水。临证应根据气逆上冲的特点，抓住病机，及时选方用药，灵活变通，故药证相符，直达病所。

——王成宝，葛秀英. 以仲景奔豚方治疗气逆上冲证验案举隅 [J]. 北京中医，2007，26（6）：374 – 375.

三、辨证治疗特点

（一）辨证要点

1. 病因病机

奔豚多与情志变化及脏腑失调有关，其典型的症状为气"从少腹起，上冲咽喉，发作欲死，复还止"，发作时患者常感极端难受，难以忍耐，随即又平复如常。其病因复杂，既有七情所伤，如：突受惊恐或忧思过度，心神被扰，或肾虚感寒而致脏腑气机逆乱，循经上冲为患；又有下焦寒水之气停于脐腹，乘心肾阳虚而上逆胸咽之嫌。但究其本质，惊恐等情志与本病的发作最为密切。"惊怖"乃不良情志因素所致的精神症状，惊则气乱，恐则气下，忧思则气结。忧思惊恐等情志过极，可损及心、肝、肾、脾之气，影响脏腑气机，进而导致脏腑气机逆乱上冲心胸、咽喉，发为奔豚。另脏腑功能失调，无力运化水湿、浊邪，导致下焦气结，寒饮停积，亦是奔豚发作的原因。

2. 病位

奔豚病位涉及心肝脾胃肾等脏腑，其发病与惊、恐等情志因素密切相关。

惊悚恐怖多伤及心、肾、肝，忧则碍胃伤脾。肾藏志，心藏神，惊恐则心肾损伤，扰动神志，体内之气，随之运行失常；忧则气郁，思则气结，损伤脾胃，脾胃为中焦之枢纽，其功能化生气血并上输下传，枢纽失常，则气机逆乱；惊则气乱，惊恐伤肾，肾气不固，加之心阳不足、心阳虚衰，不能下温少阴水火之脏，心肾不交，水火不济，虚阳鼓动沉阴，阴寒之气随肾间动气上冲至咽喉，则发奔豚。再则，情志失调，惊恐恼怒伤肝，忧思伤脾胃则气结，气的升降出入由肝所主，情志郁怒导致肝气郁结，久郁而化火，下焦肾间动气挟肝胆之郁火上冲，亦发奔豚。

此外，误治、发汗太过后，阳气受损，寒邪内侵，阴寒内盛，上凌心阳，其气上冲，亦可致奔豚。或素有水饮内停、气化不利者，加之心阳受伤，饮水内动，脾失健运，脾阳虚衰，土不制水，则脐下筑筑动悸，发为奔豚。总之，奔豚病位涉及心肝脾胃肾等脏腑，责之肾。

3. 病性

奔豚气病发病多为虚证，但临床常呈现虚实夹杂之状。

其发病既包括寒邪、忧思、抑郁、惊恐等因素，又涵盖了失治、误治，抑或治疗后处理不当等原因。临床可见肝气郁结、心阳不足、肾阳虚衰等证，但其基本病机还是肾阳不足。寒邪侵袭人体，循经而入，损伤人体阳气、肾气，肾为一身阴阳之主，肝肾同源，肾寒则肝寒，寒邪留驻少腹，积聚不散，久则发为奔豚；或体内脏气因惊恐而逆乱，或抑郁忧思伤及中焦脾胃，使气机升降失常，寒气相加，进而影响肝的疏泄功能，或治疗调护不当，皆可导致奔豚的发生。综上，奔豚之为病，临证多现虚实夹杂之状，但究其本质还是以虚证为主。

（二）临床用药特点及配伍规律

1. 用药特点

奔豚病的治疗常以补虚药（补气药）、温里药、理气药、活血化瘀药、解表药等为主，治以行气、散寒、利水、活血、降逆、解表、平肝、养血、益气等。药物多以辛、甘味为主，辛味能行、能散，起疏肝解郁、行气消积、活血化瘀之功，辛温之品可温阳化饮，温阳散寒；味甘、性平药多滋补气血津液，缓急止痛；药物多归经于脾、胃、肝、心、肾、肺等经。使用频次较高的药物包括李根白皮、当归、川芎、半夏、白芍、葛根、黄芩、茯苓、桂枝、生姜、大枣、甘草等药，包含张仲景在《金匮要略·奔豚气病脉证治》中的奔豚汤、桂枝加桂汤、茯苓桂枝甘草大枣汤3个方剂的所有药物。

汉代以后，随着对奔豚气病的认知多元化，医家在用药上也更加多元，除温里药外，理气、活血化瘀以及补气药使用亦较多，增加了如具有行气消积功效的木香、槟榔、牵牛子，疏肝行气的三棱，温肾助阳的巴戟天等。而现代医家认为奔豚属情志病的范畴，因此增加了养心安神定志之品，如浮小麦、酸枣仁、百合、远志、石菖蒲等。纵观古今医家在奔豚的用药，随着对奔豚的认识逐渐加深，众医家确定了平降冲逆、疏肝行气、活血通络、温中行气活血、行气消积、益气温阳等治法，这一发展的过程也充分体现了对奔豚这一疾病的认识在不断丰富和完善。

2. 配伍规律

奔豚病用药配伍以平冲降逆药、温阳化饮药、散寒行气药、疏肝解郁药等为主，在治疗时使用如桂枝、肉桂、吴茱萸、牡蛎等平冲降逆，半夏、人参、附子等温阳散寒，延胡索、川楝子、全蝎、茴香等疏肝行气，活血通络。随着对奔豚病因病机的认识更加多元，汉以后的医家沿袭《难经》《金匮要略》的病因病机分类，还认识到奔豚发病还存在中焦气滞、中气亏虚、阳虚寒凝血瘀、肝郁气滞血瘀等病机，认识到五脏皆可引发奔豚气病，非独肝肾也，因此在用药上多配伍木香、槟榔、牵牛子等行气消积；三棱、青皮、陈皮等疏肝行气；桃仁、巴戟天等温肾助阳、活血化瘀之品。纵观古今医家在药物配伍上的变化和发展，其对奔豚气病的认识不断加深，这里面既有对先贤智慧的继承，又有时代背景下的推陈出新。

——李明，丁艳亭，于彩云，等. 基于中医传承辅助系统现代医家治疗奔豚病用药规律分析 [J]. 国医论坛，2020，35（5）：22-26.

——耿琦，崔晨，蒋健. 基于数据挖掘的奔豚气病古方用药治则规律分析 [J]. 世界科学技术-中医药现代化，2015，17（10）：2008-2015.

第十节　胃痛

一、古代名医临床病案

【病案一】

邵敬圃令眷，常胃脘痛，由气郁而起。近以产后下痢红白，而胃脘之痛不止，汗多，六脉滑大无力，法当收敛。以小建中汤为主，白芍药酒炒四钱，炙甘草一钱半，桂皮、五灵脂醋炒各一钱，香附、糖球子各八分，水煎饮之，痛减，汗未全敛。次日前方加御米壳醋炒过一钱，两帖全止。

——明·孙一奎《孙文垣医案》

按语：《备急千金要方·卷三》中提及可用内补当归建中汤治疗妇人"产后虚赢不足，腹中刺痛不止，吸吸少气，或苦少腹中急、摩痛引腰者，不能饮食"。该患者产后下痢红白、胃脘痛不止、汗多、六脉滑大无力，主要是产后虚赢不足所致，合并有胃脘痛。酒白芍、炙甘草、桂皮、糖球子取小建中汤之意，因当归具有滑肠作用故去之。患者素体气郁，日久兼瘀，配伍香附、五灵脂起到疏肝解郁、活血化瘀止痛之功效。

【病案二】

张某，十九，壮年面色萎黄，脉濡小无力，胃脘常痛，情志不适即发，或饮暖酒暂解，食物不易消化。脾胃之土受克，却因肝木来乘。怡情放怀，可愈此病。郁伤脾胃阳虚。药用人参、广皮、半夏、茯苓、苡仁、桑叶、丹皮、桔梗、山栀。水泛丸。

——清·叶天士《临证指南医案》

按语：少壮之年，本当面色荣润，但张某面色萎黄、胃脘作痛、脉濡小无力，应是饮食不节、脾胃受戕所致，导致气血乏源，不得充养脏腑百骸，则见诸症。患者得温痛减（饮暖酒可缓解），提示脾胃以阳虚为主；又常因情志不适而发，则兼有木土失衡。药用人参补虚，广陈皮、半夏、茯苓、薏苡仁、桔梗健脾燥湿化痰，桑叶、牡丹皮、栀子平肝清泻肝火，全方起到清金制木、健脾清肝的功效。

【病案三】

虞（右），木郁土中，中脘作痛，胃脘之间，时有烘热之象，脉细关弦。

肝经之气、火冲侮胃土。急宜开展襟怀，使木气条达。醋炒柴胡、杭白芍、金铃子、广郁金、当归身、制香附、青陈皮、麸炒枳壳、粉丹皮、姜汁炒山栀。

二诊：中脘烘热较退，痛亦略松。然每晨面肿，头晕耳鸣。无非火气生风蔓延所致。金铃子、制香附、川雅连（淡吴茱萸同炒）、麸炒枳壳、白蒺藜、东白芍、蜜水炒小青皮、十大功劳叶、桑叶。

三诊：气注作痛渐轻，而咽中仍然如阻，时仍潮热。还是气火之郁。磨苏梗、朱茯神、生香附、炒枳壳、磨郁金、炒枣仁、龙齿、白蒺藜、粉丹皮、钩藤、逍遥丸。

——清·张聿青《张聿青医案》

按语：本案病机为木郁土中，治疗当以疏肝为主，方选柴胡疏肝散加减。方中醋炒柴胡、杭白芍、广郁金、当归身、制香附、青陈皮、麸炒枳壳疏肝理气，加牡丹皮、栀子清泻肝火，金铃子行气止痛。二诊患者中脘烙热较退、痛亦略松、每晨面肿、头晕耳鸣，乃是肝火上炎所致，用金铃子、制香附、麸炒枳壳、蜜水炒小青皮疏肝理气，十大功劳叶清金制木，雅黄连（淡吴茱萸同炒）、蒺藜、东白芍、桑叶平息肝阳。三诊患者气注作痛渐轻，而咽中仍然如阻，时仍潮热，还是气火之郁未消，治疗上需继续疏肝健脾，防木克土。

【病案四】

姚，胃痛久而屡发，必有凝痰聚瘀。老年气衰，病发日重，乃邪正势不两立也。今纳物呕吐甚多，味带酸苦，脉得左大右小。盖肝木必侮胃土，胃阳虚，完谷而出，且呃逆，沃以热汤不减，以其胃气掀腾如沸，不嗜汤饮，饮浊弥留脘底。用药之理，远柔用刚，嘉言谓能变胃而不受胃变，开得上关，再商治法（肝犯胃兼痰饮痹阻证）。紫金丹含化一丸，日三次。又议以辛润苦滑，通胸中之阳，开涤浊涎结聚。古人谓通则不痛，胸中之位最高，治在气分。鲜薤白（去白衣）三钱，栝蒌实三钱（炒焦），熟半夏三钱，茯苓三钱，川桂枝一钱，生姜汁四分，调入。

——清·叶天士《临证指南医案》

按语：本案中患者高龄且胃痛日久，其表现为呕吐甚多，味带酸苦，呃逆以热汤不减，脉得左大右小，病机应是胃阳虚弱，肝木侮土，痰瘀凝聚停留所致。叶氏用紫金丹攻痰逐瘀，再用辛润苦滑之鲜薤白、瓜蒌实、熟半夏、茯苓、川桂枝、生姜汁通阳散结，原因是"薤最滑，露不能留，其气辛则通，其体滑则降，张仲景以主治胸痹不舒之痛，栝蒌苦润豁痰，陷胸汤以之散结，半夏自阳以和阴，茯苓淡渗，桂枝辛甘轻扬，载之不急下走，以攻病所，姜汁生用，能通胸中痰沫，兼以通神明，去秽恶也"。

二、现代医家临床验案

【病案一】

某患，女，60 岁，农民，2012 年 10 月 12 日初诊。患者主诉胃痛反复发作半年余，加重 10 天，曾在某医院行胃镜检查，诊断为十二指肠溃疡，予抑酸剂疗效不显。此次因情志刺激诱发并加重，症见胃中胀痛伴烧灼感，口中泛酸，大便秘结，舌红，苔薄黄，脉弦。

辨证：肝气犯胃，气郁化热证。

治法：疏肝泻热，行气和胃，理气止痛。

处方：化肝煎合厚朴三物汤合金铃子散加味（青皮 10g，陈皮 10g，牡丹皮 10g，栀子 15g，浙贝母 10g，泽泻 10g，白芍 10g，川楝子 10g，玄胡 10g，厚朴 30g，枳实 15g，大黄 3g，广木香 6g，瓦楞子 10g，甘草 6g）。每日 1 剂，早晚 2 次，饭后温服，20 剂，水煎服。

二诊：患者胃中胀痛稍微减轻，灼热感有所缓解，仍然大便秘结。舌红，苔薄黄，脉弦。在原方基础上大黄用量加至 4g，加火麻仁 30g 以润肠通便，再进 20 剂，患者胃脘部疼痛明显缓解。

按语：肝藏血，主疏泄，性喜条达而恶抑郁。肝郁气滞，疏泄失常，血行不畅，不通则痛，故见患者胃中胀满而痛，伴有烧灼感，大便秘结，且疼痛随情志变化而波动，此为肝气犯胃、气郁化热所致。治疗以疏肝理气、通腑泄热、和胃止痛为法。化肝煎为明代医学家张景岳所创之方，由青皮、陈皮、栀子、牡丹皮、泽泻、芍药、贝母七味药组成，治疗"怒气伤肝，因而气逆动火，致为烦热，胁痛，胀满，动血等证"。本方的最大特点是善解肝气之郁，平气逆而散郁火。厚朴三物汤出自《金匮要略》，组成为厚朴、大黄、枳实等，主治实热内积，气滞不行，腹部胀满疼痛，大便不通。金铃子散出自《太平圣惠方》，主要功效为泄热疏肝，行气止痛。三方同用，效专力宏，药后患者胃痛得以显著缓解。

——姚欣艳，李点，何清湖，等．熊继柏教授辨治胃痛经验［J］．中华中医药杂志，2015，30（1）：143－145.

【病案二】

患者高某，女，45 岁，2008 年 11 月 14 日初诊。患者因"上腹部胀痛反复发作 3 年，加重 6 日"就诊。患者 6 天前生气后上腹胀痛加重，牵涉后背，纳呆，恶心，干呕，怕食油腻，大便偏干，小便黄，月经不调，先后不定期，9 月来过，本月未到，失眠多梦，汗出，乏力，头痛头晕；时会自言自语，不自主的间断性唱歌，有时会哭笑无常，或偶有下颌颤动；舌红，苔黄燥，脉弦。曾在当地就医排除精神疾患。2008 年 11 月 15 日本院胃镜诊断：慢性浅表性胃炎伴糜烂（胆汁反流）。幽门螺杆菌检测为阳性。

辨证：肝胃不和证。

治法：疏肝清火，和胃止痛，益气安神。

处方：四君子汤合甘麦大枣汤加减。潞党参 20g，白术 12g，茯苓 10g，浮小麦 30g，柴胡 6g，白芍 10g，黄芩 8g，栀子 8g，菊花 5g，竹茹 3g，神曲 10g，紫苏叶 3g，莲子 10g，大枣 10g，甘草 10g。8 剂，配合院内制剂胃疾灵散及胆胃康胶囊两种中成药共同服用。

2008 年 12 月 3 日二诊：患者服药后症状稍有好转，上腹胀痛减轻，食可，恶心干呕减轻，大便正常，小便黄，月经不调，先后不定期，10 月来过，本月未到。患者失眠多梦有所缓解，汗出，乏力改善，头痛头晕减轻。时会自言自语，不自主的间断性唱歌，有时会哭笑无常，舌红，苔黄，脉弦。诊断同前，中成药同前。处方：潞党参 20g，白术 12g，茯苓 10g，浮小麦 30g，柴胡 6g，白芍 10g，黄芩 8g，栀子 8g，菊花 5g，竹茹 5g，龙骨 10g，煅牡蛎 10g，莲子 10g，大枣 10g，甘草 10g。8 剂，服法同前。

2008 年 12 月 20 日三诊：患者服药后症状明显好转，偶感上腹饱胀，偶少眠。诊断同前，中成药同前。处方：潞党参 20g，白术 12g，茯苓 10g，浮小麦 30g，柴胡 6g，白芍 10g，当归 8g，茴香 10g，佛手 10g，莲子 10g，大枣 10g，甘草 10g。8 剂，服法同前。

按语：本案患者脾胃本虚弱，脾虚肝乘，脾虚肝郁，肝脾不和，肝胃不和，加之恰处更年期年龄段，故除了典型的肝胃不和证的表现，还出现了明显的情志症状。肝主疏泄，肝火上炎可见头痛；肝风内动可见下颌颤动；肝阴不足见头晕；肝气横逆，肝气过旺，致精神情志失调，时会自言自语，不自主的间断性唱歌、哭笑无常。故采用疏肝清火、和胃止痛、益气安神之法组方。首诊服药后，患者肝胃不和症状有所缓解，但情志症状依旧，故加入了龙骨、煅牡蛎，取其重镇安神之功。龙骨，《本草经疏》云："入足厥阴、少阳、少阴，兼入手少阴、阳明经。"《药性论》云："逐邪气，安心神，止冷痢及下脓血，女子崩中带下，止梦泄精，梦交，治尿血，虚而多梦纷纭加而用之。"现代药理研究提示龙骨有抗惊厥、镇静、催眠作用。煅牡蛎入胃与胃酸作用形成可溶性钙盐，经吸收后可抑制神经、肌肉的兴奋。

——程韵洲，段明，段洪光．段洪光老中医治疗更年期肝胃不和胃痛经验举隅［J］．光明中医，2017，32（20）：2925－2927．

【病案三】

患者甲，男，42岁，2019年7月10日初诊。患者平素体健，2天前因天气炎热，喝冰啤酒500mL，当时感周身凉爽，夜间即感胃脘部疼痛难忍，不欲饮食，上腹部满胀，大便3次，呈稀水样，用热水袋热敷后胃痛可稍减轻。患者曾在诊所输液治疗，效果差。近日来诊，刻下症见：胃脘部冷痛拒按，得热痛减，进食则吐，舌淡苔白，脉弦紧。

辨证：寒邪客胃证。

治法：温中散寒，理气止痛。

处方：附子理中丸加减。黑附片10g，党参15g，茯苓20g，干姜9g，甘草6g，延胡索15g，莱菔子20g，生姜15g，姜半夏10g，吴茱萸4g。7剂，水煎服，日1剂，口服。

二诊：患者诉服药后胃脘部疼痛大减，温暖舒适，纳食好转，舌淡苔白，脉沉。去黑附片，改为高良姜15g。

患者继服7剂，诸症皆消。

按语：本案系寒食伤中，致使寒凝气滞，胃气失和，胃气阻滞，不通则痛。胃阳被遏，不得舒展，致气机阻滞，故胃痛暴作。寒邪得阳则散，遇阴则凝，故患者得温痛减，遇寒痛剧。故予附子理中丸加减以温中散寒，加延胡索、莱菔子行气止痛，生姜、姜半夏、吴茱萸温中止呕，使寒除痛止，胃阳得运。

——吴秀霞，李鲜，刘高仁．李鲜教授辨治胃脘痛的经验［J］．中医临床研究，2020，12（14）：57－59．

【病案四】

张某，男，41岁。患者胃脘疼痛1年余，加重半月。患者2016年初开始胃脘灼痛，吞酸嘈杂，食少纳呆，乏力消瘦，大便干，小便黄。吉林大学中日联谊医院内镜科胃镜报告提示：慢性胃窦炎。患者曾于吉林大学中日联谊医院消化内科住院治疗，病情好转出院，后曾多次复发。半月前，患者胃痛突然加重而来吉林大学中日联谊医院中医科就诊。现患者形体消瘦，面色无华，急躁心烦，时有干呕及吞酸嘈杂，口干口苦，舌红苔黄，脉弦。

辨证：肝火犯胃，兼有瘀热证。

治法：泻火清肝，和胃止痛。

处方：左金丸合柴胡疏肝散加减。姜黄连 10g，吴茱萸 5g，柴胡 6g，杭白芍 15g，青皮 10g，川楝子 10g，枳实 10g，龙胆草 10g，栀子 10g，黄芩 10g，知母 10g，竹茹 8g，甘草 3g，12 剂，水煎服。并嘱其保持情志舒畅，忌食辛辣刺激之品。

二诊：患者胃脘疼痛、吞酸嘈杂等症明显减轻，口干口苦消失，食欲增加，精神好转，舌淡红，苔黄，脉弦。一诊治疗后，患者肝热已清，胃气得以和降，诸症缓解，药证相符。效不更方。

患者继服 5 剂痊愈。

按语：本案系胃病日久，脾虚失运，土壅木郁，肝郁化火，横乘犯胃，故胃脘灼痛，痛连胁肋，烦躁易怒；肝胆互为表里，肝热则胆火上炎，故见口苦咽干；其舌苔脉象皆为肝郁化火犯胃之征。胃脘痛虽病位在胃，但与肝关系密切，遂应用肝胃同治之法。方中以龙胆草、栀子、黄芩、知母清肝泻火，且防阴伤；黄连、吴茱萸辛开苦降，制酸止痛；柴胡、白芍、青皮、川楝子疏肝行气解郁；枳实、竹茹、甘草和胃降逆。

——刘明晖，赵树华，薛均来. 赵树华教授治疗胃脘痛经验举隅 [J]. 中国医药导报，2019，16（31）：119 – 122.

三、辨证治疗特点

（一）辨证要点

1. 病因病机

胃脘痛发生的常见原因有脾胃虚寒、饮食不节、肝气犯胃。

《医学正传·胃脘痛》说："胃脘当心而痛……未有不由清痰食积郁于中，七情之气触于内之所致焉。"寒伤胃阳，寒凝气滞。《素问·举痛论》说："寒邪客于肠胃之间，膜原之下血不得散，小络急引故痛。"临床常见脾胃虚寒患者于冬春气候寒冷、气温降低之时感受寒邪，胃中阳气不得宣通而发生胃痛，或因过食生冷，寒凉伤中，胃阳被遏，正邪交争而胃痛。

饮食停滞，胃气滞塞，饮食过多，或咀嚼不完全，或饮食质不恰当，致使宿食停滞，胃气滞塞而痛，确如《素问·痹论》所说"饮食自倍，肠胃乃伤"。湿热内生，气机失调。《医学正传·胃脘痛》谓"致病之由多因纵恣口腹、喜好辛酸，恣饮热酒煎爝、复餐寒凉生冷，朝伤暮损，日积月深……故胃脘痛"。故饮酒过量、过食肥甘、偏食等因素使脾胃受伤，湿热阻滞，气机失调而致胃脘痛亦颇多见。

肝失疏泄，横逆犯胃。《沈氏尊生书·胃痛》里提出"胃痛，邪干胃病也……唯肝气相乘尤甚，以本性暴，且正走也"。胃痛是由于邪气干扰胃，邪气中又以肝气犯胃最常见，因肝本刚脏，胃腑性本弱致肝气及胃。根据犯胃不同情况可分肝气郁结、气郁化火、气滞血瘀三种类型。①肝气郁结：忧思恼怒伤肝，肝气郁结失于疏泄，横逆犯胃，胃失和降，胃气滞塞而痛。②肝胃郁热：肝气郁结，日久化火，火性急迫犯胃，痛势急、疼痛剧。肝胃郁热化火，也会导致肝胃之阴液亏耗，胃失濡养而经常发生胃痛。③气滞血瘀：胃中有热，或肝火犯胃，日久导致阴络损伤而成血瘀络伤之胃痛，瘀血内结，气滞不通，不通则痛，疼痛可更为顽固，痛位也较固定，痛状如刺，胃络伤可有呕血或便血。

2. 病位

胃痛与脾、肝密切相关。脾胃痛居中焦，互为表里。脾胃虚弱易被邪气侵犯，脾胃与肝，相互为用，肝气疏胃，助其运化之力，胃气养肝，助其疏泄作用。若肝气不疏，常易侵害胃肠，胃气失和，也易导致气乘虚而犯。故胃脘痛病机虽在胃，而与肝脾的关系密切。

3. 病性

新病暴痛，痛势急迫，进食后加重，空腹时痛轻者为实；久病痛缓，痛势绵，得食则痛缓者为虚。痛时手按得减，喜按者为虚；按之痛甚或拒按为实。服补益药后痛加重为实；痛处固定，喜温，喜按大多为虚证；痛处不固定甚至移动，痛至右下腹则属他脏之痛。临床胃痛多虚实夹杂，必须仔细鉴别，以免延误患者诊治。

（二）临床用药特点及配伍规律

1. 用药特点

治疗胃痛的常用药物主要包括陈皮、半夏、茯苓、甘草、香附、干姜、厚朴、桂枝、延胡索、白芍等，药物类别主要涉及理气药、行气调中药、温中散寒药、活血化瘀药，药性以温平居多，药味以辛苦甘居多，归经以脾胃肺肝居多。治疗胃痛多用理气、补虚、活血、化痰之法。治疗上呈现出两个显著特征，一是从气与痰出发，重理气化痰，并活用温通；二是以虚实通补并用、阴阳寒热制衡以达中焦平衡和合。

2. 配伍规律

组方配伍规律多以补中益气健脾的白术、茯苓、人参为基础，常配伍辛开之半夏、苦降之黄连。因情志失调引起的肝失疏泄、横犯脾胃、胃失通降的胃痛多配伍具有疏肝理气、行气止痛、消食导滞功效的药物，如木香、沉香、槟榔、青皮、三棱等；瘀血停滞导致的胃痛者，多配伍牡丹皮、桃仁以活血化瘀，凉血止血；寒邪客胃者多配伍肉桂温阳散寒止痛。胃为六腑，实而不满，饮食积滞不能运化，久积化湿化热，故湿热中阻之胃痛可配伍祛风除湿利水的五加皮，清热泻火、滋阴燥湿之知母、黄柏等。

第十一节 便秘

一、古代名医临床病案

【病案一】

龚子才治一男子，年六十七，因怒，左边上中下三块，时动而胀痛，揉之则散去，心痞作嘈，食则胃口觉滞，夜卧不宁，小便涩，大便八日不通。一医以大承气汤，一医以化滞丸，一用猪胆导法，一用蜜导，俱不效。诊之，六脉弦数有力，此血不足，气有余，积滞壅实。大黄末三钱，皮硝五钱，热烧酒调服，下黑粪如石数十枚。如前再进，下粪弹盆许遂安。后以四物汤加桃仁、红花、酒蒸大黄、黄连、栀子、三棱、莪术、枳壳、青皮、木通、甘草，十数剂而愈。

　　　　——清·魏之琇《续名医类案》

按语：本案中患者左边上中下三块，时动而胀痛，揉之则散去说明上中下三块非有形之实邪，乃是因怒气伤肝，肝气行于左，故在左侧形成气滞之象。心痞作嘈，食则胃口觉滞，乃是肝气犯胃导致气机升降失常，郁滞中焦而成。夜卧不宁乃是肝火扰心，因心与小肠相表里，故小便涩。大便不通乃是肝郁气滞导致腑气不通。六脉弦数有力此乃肝火旺盛之象，肝火旺易伤精血。遵急则治其标、缓则治其本的原则，使用大黄末三钱、皮硝五钱，热烧酒调服以通腑泄热，继则以养血活血、疏肝行气、清热泻火通便的药物进行巩固治疗。

【病案二】

一妇因久积郁，患后心痛，食减，羸瘦，渴不能饮，心与头更换而痛，不寐，大便燥结。与四物汤加陈皮、甘草百余贴，未效。予曰：此肺久为火所郁，气不得行，亦蓄塞，遂成污浊。气壅则头痛，血不流则心痛，通一病也。治肺当自愈。遂效东垣清空膏例，以黄芩细切，酒浸透，炒赤色，为细末，以热白汤调下。头稍汗，十余贴汗渐通身而愈。因其膝下无汗，瘦弱，脉涩，小便数，大便涩，当补血，以防后患。以四物汤加陈皮、甘草、桃仁、酒芩服之。

——明·卢和《丹溪纂要》

按语：肺与大肠相表里，大便燥结乃是因肺久为火所郁，气机宣发肃降不得，从而蓄塞成浊。欲通其便，必先除肺中郁火。黄芩苦、寒，归肺、胆、脾、胃、大肠、小肠经，具有清热燥湿、泻火解毒的功效，能够清泻肺中郁火，黄芩以酒浸透，可入血分，药借酒势而上升，用于上焦肺热及四肢肌表之湿热，同时能缓和黄芩的苦寒之性，以免损伤脾阳而致腹痛。患者痊愈后出现血虚症状，故予养血活血之四物汤加陈皮、甘草、桃仁、酒黄芩以理气健脾，活血润肠，清肺热。

【病案三】

朱翰林太夫人，年近七旬，于五月时，偶因一跌，即致寒热。群医为之滋阴清火，用生地、芍药、丹皮、黄芩、知母之属，其势日甚。及余诊之，见其六脉无力，虽头面上身有热，而口则不渴，且足冷至股。余曰：此阴虚受邪，非跌之为病，实阴证也，遂以理阴煎加人参、柴胡，二剂而热退，日进粥食二三碗，而大便以半月不通，腹且渐胀，咸以为虑，群议燥结为火，复欲用清凉等剂。余坚执不从，谓如此之脉，如此之年，如此之足冷，若再一清火，其原必败，不可为矣。经曰：肾恶燥，急食辛以润之，正此谓也。乃以前药更加姜、附，倍用人参、当归。数剂而便即通，胀即退，日渐撤消矣。

——明·张景岳《景岳全书》

按语：本案系阳虚外感，真寒假热。理阴煎由熟地黄、当归、炙甘草、干姜、肉桂组成以温元阳，滋真阴，加人参大补元气，柴胡解表退热。老年便秘须关注肾。《兰室秘藏·大便结燥》云："肾主大便，大便难者，取足少阴。"根据"肾苦燥，急食辛以润之"，故加姜、附温肾元，倍人参益气，当归养血润肠，便通胀消。

二、现代医家临床验案

【病案一】

患者，女，42岁。患者排便困难10余年，大便干结，质硬，一般2～4日一行，最长时达1周，腹胀、腹痛难忍，肛门坠胀，需用开塞露才可解出少量干结大便，便后疼痛稍有缓解。患者精神抑郁，急躁易怒，胸胁满闷，纳眠差，舌红，苔黄，脉弦数，心理评估提示中度焦虑伴抑郁。

辨证：肝郁化热证。

治法：疏肝理脾，和胃宁心。

处方：柴胡疏肝散加减。柴胡20g，陈皮20g，川芎15g，枳壳15g，香附20g，芍药20g，合欢花15g，远志15g，绿萼梅10g，谷白皮60g，建曲15g，生白术30g，黄连12g，黄柏15g，甘草6g。7剂，水煎服，日1剂，每天3次，每次200mL，并予以黛力新口服，每次1片，每天1次。1周后复诊，上述症状明显好转。

按语：柴胡疏肝散出自《景岳全书·卷五十六》，主治肝气郁滞证，证见：胁肋疼痛，胸闷善太息，情志抑郁易怒，或嗳气，脘腹胀满，脉弦。本病患者以情志抑郁、急躁易怒、胸胁满闷为主症，结合舌脉象，是为肝气郁滞，郁而化火。方中柴胡疏肝解郁，香附理气疏肝止痛，川芎活血行气止痛，陈皮、枳壳理气行滞，芍药、甘草养血柔肝，缓急止痛；绿萼梅平肝和胃，调畅气机，合欢花、远志宁心安神以助睡眠，加白术、谷白皮、建曲健脾和胃以助运化，白术生用可补虚通便，黄连、黄柏清热燥湿。全方疏肝理脾，和胃宁心，兼润肠通便，标本兼顾，疏肝理气，本病自愈。

——刘强，王成川，杨向东. 从"情志失调"论便秘 – 杨向东教授对便秘的诊治 [J]. 中国肛肠病杂志，2018，38（2）：75 – 76.

【病案二】

患者，龚某，女，50 岁，2015 年 9 月 14 日初诊。患者近 3 年来解大便 3 ~ 4 天 1 次，质硬难解，偶有黏液，无脓血，时有腹痛、腹胀，时有嗳气，胸胁胀闷，无恶心呕吐，纳差，夜寐欠安，小便正常。常因恼怒后上述病情加重，舌质红，苔薄黄，脉弦。患者否认手术史及其他特殊病史。查电子肠镜、电解质、肝肾功能、血尿粪常规等项指标均未见明显异常。

辨证：肝脾不和证。

治法：运脾柔肝，导滞通便。

处方：生白术 30g，决明子 15g，莱菔子 15g，蒺藜 10g，当归 10g，白芍 10g，党参 10g，黄芪 10g，枳实 10g，厚朴 10g，柴胡 10g，川楝子 10g，延胡索 10g，茯神 15g，生甘草 6g。7 剂，水煎服，日 1 剂，分早晚温服。

患者服药后症状明显好转，大便 1 ~ 2 天 1 次，质稍硬，腹痛、腹胀症状明显缓解，纳寐均可，继续调理 1 月以巩固疗效，随访 3 月未复发。

按语：本例患者病程较长，且每因恼怒后腹痛、便秘加重，可知该患者发病主要为长期肝郁气滞、肝气不舒而致，肝气乘脾，脾胃虚弱，脾运失健，从而导致肠道传导无力。方用生白术、党参、黄芪、决明子、莱菔子共奏健脾益气、润肠通便之效；蒺藜、当归、白芍三药配合使用可柔肝解郁，养血敛阴止痛，缓解情绪因素引起的相关不适症状；枳实、厚朴破气行气，消积导滞，加强大肠的传导；生甘草调和诸药。该患者肝郁气滞明显，伴有失眠、嗳气等症状，故加用柴胡、川楝子、延胡索、茯神疏肝解郁，行气止痛。

——孙建梅，田耀洲. 田耀洲教授治疗便秘型肠易激综合征 [J]. 吉林中医药，2017，37（2）：122 – 124.

【病案三】

陆某，女，26 岁，1992 年 6 月 30 日初诊。患者自 1992 年一月初产后，大便 3 ~ 7 日一行，经常服用麻仁丸、润肠丸等。患者就诊时体质肥胖，头目眩晕，心烦急躁，脘腹胀满，纳食不佳，下肢轻度浮肿，大便近 2 周未行，舌红苔白腻，脉濡滑且数。

辨证：湿热瘀滞证。

治法：疏调气机升降，除湿清热通便。

　　处方：蝉衣、片姜黄、枳壳、防风各 6g，僵蚕、大腹皮、槟榔、焦三仙各 10g，瓜蒌 30g，大黄 2g。嘱其忌食肥甘厚腻。

　　患者服药 7 剂后，大便日行 2 次，偏稀，余症皆减。原方改大黄 1g，去瓜蒌加莱菔子 10g，隔日 1 剂，连服 3 周，诸症皆愈，体重亦有所减轻。

　　按语：患者经常便秘，服麻仁丸、润肠丸有效但不能根除病因，所以服药则便畅，不服药则便秘，久而久之，依赖药物通便。此为肠胃传导之病，湿热积滞壅阻，致三焦气机不畅。戴元礼云："郁者，结聚而不得发越也，当升者不得升，当降者不得降，当变化者不得变化，此为传化失常，六郁之病见矣。"故治疗用升降散疏调气机，调整升降，加大腹皮、槟榔、焦三仙、枳壳疏导三焦，气机调畅则传导自分。故患者药后便秘即除，肥胖亦减矣。

　　——彭建中，杨连柱. 赵绍琴临证验案精选 [M]. 北京：学苑出版社，1996：115.

三、辨证治疗特点

（一）辨证要点

1. 病因

　　便秘多由肠胃燥热、津液耗伤、情志影响、气机郁滞、劳倦内伤、年老体弱、气血不足等，导致大肠功能失常所致，与脾、肺、肾、肝关系密切。《黄帝内经》中载肾开窍于二阴，指出肾与大便秘结的关系。《兰室秘藏》记载："肾主五液，津液润则大便如常……津液亏少，故大便结燥。"隋·巢元方认为便秘由五脏不调、阴阳偏胜、三焦不和、冷热壅滞肠胃而结聚不宣所致。明·虞抟著的《医学正传》阐述："皆房劳过度，饮食失节，或恣饮酒浆，过食辛热。饮食之火起于肠胃，淫欲之火起于命门，以致火盛水亏，津液不生，故传导失常。"此外，气滞和气血亏虚也是产生便秘的常见原因。大便的正常传导变化必须依赖津液濡润和阳气的推动，胃腑津液充足，脾脏输津正常，可使津液下润肠道；肾主五液司"二便"，肾阴不虚，则精血充足，津液不竭，大肠自能得其润养；肾阳不虚，则阳气运行，大肠气机通利而传导正常；肺与大肠相表里，肺气下降，则大肠腑气亦通。悲忧恼怒等情志刺激可导致脏腑功能失调，如果脏腑功能紊乱，肠道气机失调，津液不足，则发生传导失常而致便秘。

2. 病位

便秘的发生与大肠、肺、脾、胃、肝、肾等脏腑的功能失调均相关，主要病因病机为肠道气滞、热结津亏、气阴两虚、脾肾阳虚、肺脾气虚。气机郁滞，日久横逆犯脾胃，脾胃运化失常，糟粕难以下行，停滞于肠道，而致便秘；气虚不能生血，血虚不能化气，阴血亏虚而致肠燥便秘。

（二）临床用药特点及配伍规律

1. 用药特点

肠道气滞者以理气药为主。理气药以枳壳、枳实为首，两者均归脾、胃、大肠经，枳实长于破气消积、化痰除痞，枳壳长于行气开胸、宽中除胀，柴胡可疏肝行气，调理气机，使之升降有常，肝气条达，疏泄如常，则大便通。补气药如白术与甘草，二者均有益气健脾之功效，可调节脾的运化功能，使之运化有度，大便得以通。另外补血药中的当归、清热药中的决明子、泻下药中的火麻仁，三者均可润肠通便。

气阴两虚者以滋阴清热药为主。清热药中地黄、玄参使用较多，地黄甘、苦、寒，清热凉血，养阴生津；玄参甘、苦、咸、微寒，清热凉血，泻火解毒滋阴。二者均可治疗阴虚肠燥而致的便秘。佐白术以益气健脾、燥湿利水；佐当归治疗因血虚肠燥而导致的便秘；佐麦冬以养阴润肺，益胃生津，清心除烦。

脾肾阳虚者以温阳药物为主。温阳药中以肉苁蓉使用较频繁，肉苁蓉甘、咸、温，归肾、大肠经，可补肾助阳，润肠通便。甘能补，温以补阳，为补肾阳、益精血之良药，且通腑不伤津。附子辛、甘、大热，归心、肾、脾经，可助心阳，补脾阳，温肾阳，为回阳救逆第一要药。

肺脾气虚者以补气药物为主。补气药中以白术使用较多，益气健脾。其次为黄芪，取其补气健脾之功效，为补中益气之要药。党参、太子参归脾、肺经，二者均可补益肺脾之气。配伍理气之陈皮，理气的同时可健脾，治以中上焦为主的脾胃气滞。陈皮还可燥湿化痰，治疗由于肺气亏虚而致的痰饮，为治痰之要药。配伍化痰之瓜蒌，瓜蒌甘、微苦，归肺、胃、大肠经，在清热化痰、宽胸散结的同时可润肠通便。

热结津亏者以清热泻下药物为主。首选以火麻仁为代表的润下药，入脾、胃、大肠经，能润肠通便，促进大便排泄。大黄、芒硝为攻下药，主入胃、大肠经，有峻下热结之功。配伍黄芩、黄连可清中上焦之热。配伍理气之枳实破气消积，化痰除痞，可以治疗胃肠积热而产生的便秘。配伍化湿之厚朴，燥湿化痰的同时下气除满，消积导滞。

2. 配伍规律

便秘的用药涉及疏肝理气药、补气健脾药、滋阴补血药、润肠通便药、清热泻火药、温肾助阳药等。针对热结下焦与脾胃气虚者，配伍泻下药与补虚药，如大黄、甘草；针对阴血虚、润泽荣养不足所致便秘者，多配伍当归、地黄、芍药等补血药；针对气虚水停、温煦传送无力所致便秘者，多配伍补气药与利水渗湿药，如人参、白术、茯苓；针对外感寒邪与瘀血停滞者，多配伍发散风寒药与活血化瘀药，如羌活、防风、桂枝、川芎；针对湿热壅滞、气机内停所致便秘者，多配伍清热燥湿药，如黄连与黄柏；针对热盛津伤所致便秘者，多配伍清热泻火药、清化热痰药与发散风热药，如栀子、桔梗、柴胡；针对情志失调、气机郁滞者，多配伍理气药，如陈皮、木香；针对湿气瘀滞、气机不通所致便秘者，多配伍理气药与化湿药，如香附、沉香、青皮、枳实、厚朴、槟榔；针对寒凝气滞、痰饮内停者，多配伍理气药与温化寒痰药，如枳实、半夏；针对津液亏损、大肠失润所致便秘者，多配伍芒硝与麦冬。

第十二节 泄泻

一、古代名医临床病案

【病案一】

一人年五十余，形色苍白。五月间，与人争辩，冒雨劳役，受饥，且有内事，夜半忽病，发热恶食，上吐下泻，昏闷烦躁，头身俱痛，（此症头身俱痛，症之不可恃也，如是夫。）因自发汗，汗遂不止，遣书云：脉皆洪数。汪曰：脉果洪数，乃危症矣。盖吐泻内虚，汗多表虚，兼之脉不为汗衰，亦不为泻减，在法不治。古人云：治而不活者有矣，未有不治而活者，令用人参五钱，以救里，黄芪五钱，以救表，白术三钱，干姜七分，甘草五分，以和中安胃，白茯苓一钱，陈皮七分，以清神理气，（用理中汤）水煎，不时温服一酒杯，看其病势如何。服至六七贴，则见红斑，（吐泻之后见斑。）而四肢尤甚，面赤，身及四肢胀闷，告急于汪。汪氏仍令守前方，服十余贴，诸症悉减，斑则成疮，肢肿亦消而愈。

——明·江瓘《名医类案》

按语：患者情志过激后，复受寒湿之邪，出现发热、吐泻，脉洪数，内虚为根本，投以理中汤后出现红斑，斑症自吐泻者多吉，谓邪从上下出也，但伤寒发斑，胃热所致，此发斑，由胃虚而无根失守之火，游行于外也，可补而不可泻，可温而不可凉。若用化斑汤，升麻、玄参之类，则死生反掌矣。遂汪氏建议继予理中汤，后诸症悉减。

【病案二】

吴仲峰为人多忧思，过服寒凉，败伤脾胃，自春至秋，脾泄不愈，日夜十二三行。时值仲秋初二日，其脉六部皆沉微，面色黄白带青，两颐与四肢浮肿，小便不能独利，必与大便并行，肠鸣，四肢冷，口渴，饮食大减。治以人参、白术、黄芪、茯苓、益智仁、苍术、泽泻、附子、炮姜、炙甘草、升麻、防风、连服八剂，诸症皆减。

——清·孙一奎《孙文垣医案》

按语：患者平素多忧虑，因忧思伤脾、过服寒凉加重脾胃虚寒不运，面色黄白带青、肠鸣、饮食大减等症皆为脾胃虚寒积湿所致；而脾主四肢肌肉，四肢冷为脾阳不充；另两颐为肾经所过部位，浮肿说明肾阳不足。孙氏以温补升提之法治之，方用东垣升阳益胃汤、升阳除湿汤与益胃汤加减，四君子汤合黄芪甘温益气健脾，茯苓、泽泻渗湿利水，升麻、防风、苍术之类风药胜湿，附子、炮姜、益智仁温中散寒。诸药合用，以达益气升阳、温中化湿之功。

【病案三】

一老妪，年八十余，常头晕脚软，撑载上身不起，行须人扶，否则眩晕，跌仆，大便溏泄，小水淋沥，此下元虚惫所至，以人参、黄芪、白术、薏苡仁各二钱，山茱萸、杜仲、茯苓各一钱，陈皮、山药、粉草各八分，八帖而愈。

——清·孙一奎《孙文垣医案》

按语：张景岳云："元气败伤，则精虚不能灌溉，血虚不能营养者，亦不少矣。"肾为五脏阴阳之本，亦为先天之本，肾藏精，精化气，肾精所化之气为肾气，肾精亏则肾气衰，肾其充在骨。患者年过古稀，下元虚衰，精血亏虚，化气乏源，肌体失于濡养，故症见头晕脚软，行需人扶，否则眩晕。肾为先天之本，脾为后天之本，先天后天相互滋生，相互促进，先天之精匮乏，后天之精亦不足，脾失健运，患者症见大便溏泄，肾气不固，则小便淋沥，法当益肾健脾，滋补元气。方中人参、黄芪、白术滋补先天元气；茯苓、薏苡仁燥湿健脾，陈皮理气健脾脾；再佐以山茱萸、杜仲、山药温补肾健脾，强健筋骨。是故药证合拍，投之即效，八帖而愈。

【病案四】

一锦衣夏月饮酒达旦，病水泄，数日不止，水谷直出。服分利消导升提诸药则反剧。时珍诊之，脉浮而缓，大肠下弩，复发痔血。此因肉食生冷茶水过杂，抑遏阳气在下，木盛土衰，素问所谓久风成飧泄也。法当升之扬之。遂以小续命汤投之，一服而愈。昔仲景治伤寒六七日，大下后，脉沉迟，手足厥逆，咽喉不利，唾脓血，泄利不止者，用麻黄汤平其肝肺，兼升发之，即斯理也。神而明之，此类是矣。

——明·李时珍《本草纲目·草部卷之十五·麻黄》

按语：本案系因患者彻夜饮酒、饮食过杂，酒热内盛导致汗孔开泄，风邪乘机入内。后玄府闭，内热趋向肤表，脾肾失其温煦，风木克脾土，脾胃及大肠失去温煦，则水谷不化，随大便泄下。但此时尚非虚证，亦非积滞、中气下陷所致，故服消导升提药会加剧病情。饮酒达旦，脉浮缓，本案病人或兼太阳中风之证。风邪闭于内不得外出，故久泄。《素问·脉要精微论》云："久风为飧泄。"《素问·风论》载："饮酒中风，则为漏风……久风入中，则为肠风，飧泄。"风为木气，内通于肝，肝木乘脾，脾气下陷，日久而成泄泻。李时珍判断本案病人为木盛土衰便是此意。

二、现代医家临床验案

【病案一】

李某，女，32岁，2006年3月17日初诊。患者近1个月来反复出现腹胀、腹痛，多在情绪紧张时出现，痛则欲泻，腹泻与寒热无明显关系，每日4~10次，口干苦，嗳气纳差，不思饮食，神疲乏力，睡眠一般，舌红，苔薄白，脉弦细。

辨证：肝郁脾虚证。

治法：健脾疏肝止泻。

处方：痛泻要方加减。焦白术 10g，白芍 10g，陈皮 10g，防风 10g，败酱草 15g，连翘 10g，砂仁 10g，红藤 10g，炒麦芽 30g，鸡内金 10g。7 剂，水煎服，每日 1 剂。

2006 年 3 月 24 日二诊：患者大便次数明显减少，诸症好转。

按语：肝在五行属于木，脾在五行属于土，生理情况下，肝木疏土，有利于脾之健运。病理情况下，若肝气太旺，疏泄过度可致肝旺乘土，脾虚不运而腹痛、泄泻。本例属于肝旺乘脾证，抑木扶土为其治，故疗效甚佳。

——贺兴东，翁维良，姚乃礼. 当代名老中医典型病案集——刘祖贻病案［M］. 北京：人民卫生出版社，2009：616.

【病案二】

王某，女，25 岁，2018 年 6 月 19 日初诊。患者大便有血丝、黏液反复 2 年余，因长期饮食不规律引发。2016 年 2 月查肠镜示：直肠广泛性糜烂充血。2018 年 1 月肠镜示：直肠黏膜充血糜烂、浅溃疡形成。患者于 2017 年 9 月、2018 年 1 月 2 次因大便出血，经灌肠治疗后好转，饮食稍不慎则易致腹痛腹泻。刻下见：面色少华，形体消瘦，胃脘尚舒，时有嗳气，无反酸，纳谷尚可，大便尚成形，夹黏冻血丝，不伴腹痛，每天 1 ~ 2 次，夜寐多梦，神疲乏力，舌质淡红苔白稍腻，脉细。现口服美沙拉嗪 2 粒，每天 3 次。

辨证：脾肾不足，湿热内积。

治法：健脾补肾，清热化湿，安络和营。

处方：薏苡附子败酱散加味。薏苡仁、败酱草、生地榆各 30g，生黄芪、秦皮、炒白术、地锦草各 20g，附子（先煎）、黄柏、白槿花、乌梅各 10g。7 剂，每天 1 剂，水煎服。

2018 年 7 月 10 日二诊：服药后患者诉大便夹血丝、黏液减少，每天 1 次，纳谷尚调，肢体怕冷，舌质淡红，苔白稍腻，脉细。原方去秦皮，加莲子肉 20g。7 剂，每天 1 剂，水煎服。

2018 年 7 月 17 日三诊：服药后患者大便出血止，无黏液，每天 1 次，神疲乏力，不耐寒热，舌质淡红，苔白稍腻，脉细。美沙拉嗪减至 1 粒，每天 3 次。效不更方，原方继进 7 剂。

患者经上方加减治疗 1 个月余，大便正常，嘱其停用美沙拉嗪，再进益气健脾之剂加减调补数剂，诸症俱平。

按语：本案为久泻患者，大便血丝、黏液反复发作，是因长期饮食不规律，湿热内积，损伤脾胃，又素体消瘦，脾肾阳气不足，湿困脾土，肠道功能失调，湿热滞于肠中，损伤肠络，而发为病。病机为脾肾不足兼有湿热，虚实夹杂，医者采用薏仁附子败酱散加减以健脾补肾，清热化湿，安络和营，洁肠止泻。方中薏苡仁利湿排脓泄浊；败酱草清热解毒，排脓破瘀；附子温经祛湿，温补脾肾；黄柏清热燥湿止泻；黄芪补气健脾，升阳固涩；炒白术健脾益气；乌梅酸能收涩，具有收涩止泻作用；地锦草、白槿花清热燥湿，凉血止血；生地榆清热解毒，凉血止血，消肿敛疮。

——方子燕，王邦才. 王邦才运用经方治疗泄泻病案 3 则 [J]. 新中医，2019，51（8）：67-68.

【病案三】

苏某，女，43 岁，2005 年 9 月 3 日初诊。患者 3 周前无明显诱因出现黄色水样大便，无赤白黏冻、里急后重、肛门坠胀等，伴下腹部隐痛、嗳气，舌红，苔薄白，脉濡。

辨证：寒湿困脾证。

治法：化湿散寒。

处方：藿香正气散加减。藿香 8g，大腹皮 8g，砂仁 8g，炒白芍 10g，炒枳壳 10g，佛手 10g，麦芽 15g，山楂炭 8g，茯神 15g，丹参 10g，炒莱菔子 8g。5 剂，水煎服，日 1 剂。

复诊：患者服药后，大便已成形，腹痛、嗳气已消失，精神食欲可。察：舌红，苔薄白，脉如常。

患者继服 10 剂后，症状消失。

按语：外来湿邪，最易困阻脾土，以致升降失常，清浊不分，水谷混杂而下，发生泄泻；寒邪直接损伤脾胃，使脾胃功能障碍，引起泄泻，故见水样大便。《黄帝内经》云："湿胜则濡泄。"泄泻之疾多因湿为病。本案之泄泻为寒湿所致，故以藿香正气散芳香化湿，解表散寒。方中藿香辛温散寒，芳香化湿；茯苓健脾除湿；大腹皮理气除满；加枳壳、佛手、莱菔子增强理气之功；麦芽、山楂炭、丹参、白芍起到活血和胃之功。全方共奏芳香化湿、解表散寒之功。若湿邪偏重，泻如水样，腹满肠鸣，小便不利或小便清长，多加白茅根、车前子利小便以实大便，如《景岳全书·泄泻》说"凡泄泻之病，多由水谷不分，故以利水为上策"；若寒湿阻滞，脾失健运，气机升降失调，症见脘腹胀满、纳差，多加莱菔子、砂仁、佛手、制香附、陈皮健脾理气。

——贺兴东，翁维良，姚乃礼．当代名老中医典型医案集［M］．北京：人民卫生出版社，2009：619.

三、辨证治疗特点

（一）辨证要点

1. "脾虚湿盛"为泄泻的主要病因病机

泄泻的常见病因包括风邪、寒邪、暑邪、湿邪、饮食、脾虚、情志等，风邪致泄的病机是因为风性急速而开泄，风在脾胃肠内可荡涤肠胃，致使饮入的水谷尚未被脾胃运化即排出，发为泄泻；寒为阴邪，易伤阳气，寒在中焦，伤及脾胃阳气，使脾胃不能运化水湿，则腹痛泄泻；暑邪常挟湿邪留滞脾胃，令脾胃失其运化而成泄；脾喜燥恶湿，又有运化水湿之能，若湿邪困脾，则水湿不化而成泄泻；脾主运化，胃主受纳，饮食不节，超出脾胃运化腐熟能力，食积于内而成邪，久积伤及脾胃，不能发挥运化水湿、腐熟水谷的职能，成为食积泄泻；脾胃虚弱，则直接影响其运化水湿、腐熟水谷的能力，同样会导致泄泻。七情当中的怒、忧思最易致泄，怒则肝有余而克脾，思虑又易伤脾，均可影响脾的正常功能导致泄泻；虽然以上邪气皆能各自致泄，但《内经》云"中气不足，溲便为之变"，脾虚无以运化水湿，清气不升，则生泄泻。湿邪是泄泻的主要致病因素，湿邪困脾，易阻滞脾胃气机。

2. 情志不畅是泄泻发病的重要原因

中医早在《黄帝内经》时期就已指出情志因素可以导致泄泻的发生，情志致病常与气机失调有关，《素问·阴阳应象大论》谓"清气在下，则生飧泄；浊气在上，则生䐜胀"，《素问·举痛论》曰："怒则气逆，甚则呕血及飧泄，故气上矣。"又如《素问·举痛论》中："百病生于气，怒则气上，喜则气缓，悲则气消，恐则气下，惊则气乱，思则气结。"后世医家相继对各种情志因素导致的泄泻进行了详细的分析，如宋·陈无择在《三因极一病证方论》提到喜、怒、忧、惊皆可致泄，"喜则散，怒则激，忧则聚，惊则动，脏气隔绝，精神夺散，必致溏泄，皆内所因"。

情志与泄泻互为因果，忧思伤脾，脾虚不运，正气不足，运行迟滞，发生气滞；再者，脾位于中焦，脾气主升，胃气主降，升降相因，是气机升降的重要枢纽，而脾胃不调，则斡旋失职，升降失常。故情志相关性泄泻多迁延不愈，湿困于脾，脾不健运，运化水谷精微功能受损，久泻必虚，久病多脱，四肢百骸、五脏六腑得不到水谷精微润养，长久会致各脏器功能失调。

（二）临床用药特点及配伍规律

1. 用药特点

泄泻病情有虚实之分，引起泄泻病因多样，且容易导致气机失调，用药需作兼顾，气机得畅，泄泻可止。

泄泻与脾密切相关，林佩琴指出："泄泻者，胃中有水谷不分，并入大肠，多因脾湿不运。"治疗泄泻的处方中温性药占比最多，药物归经以脾经最多，其次为胃、肺等。一般多以甘、辛、苦三味配伍，蕴有甘缓、辛开、苦降等意，能达温阳、淡渗、燥湿、解表、升提、疏肝理气之功。甘"能补、能和、能缓"，可以补虚调和止痛。补虚药、利水渗湿药多具有甘味。辛"能散、能行"，可以发散，行气行血。解表药、理气药、化湿药、活血药多具辛味。苦"能泄、能燥、能坚"，可以清泄火热，泄降气逆，燥湿坚阴。泄泻患者中有一部分由于热邪所伤者，治疗中必当重视苦味药的应用，清热药、化痰药多具苦味，而且"肺与大肠相表里"，因而治肺亦能理肠止泄。

2. 配伍规律

在药物运用方面，补虚药、理气药、祛湿药（包含利水渗湿药、化湿药）是治疗泄泻的常用药物类别。补虚药补益五脏精气血津液之不足，精气血津液充足则神气完备，故配伍补虚药物。补虚药中又以补气健脾药使用最多，能够使脾健得以运化水湿，湿祛脾健，泄泻则止。久泻使用收敛固涩药无效时，加用补气药能够益气固脱，升提敛津，扶正调治。配伍理气药，能够畅通气机，气化则湿化，助脾运以祛湿，胃和以降逆。脾气健运，胃气和降，升降协同，气机得畅。湿邪是泄泻病的重要致病因素，配伍化湿药及利水渗湿药皆能祛湿有助于健脾。另外，基于"风能胜湿""辛散肝郁"，解表药的运用也较广泛。在药物配伍方面，白术配伍白芍、白术配伍陈皮、白术配伍甘草、白术配伍茯苓、陈皮配伍白芍、防风配伍白术、防风配伍白芍、甘草配伍白芍、防风配伍陈皮是出现频率较高的配伍。方剂运用以痛泻要方为主，其次为四逆散、参苓白术散、柴胡疏肝散、四神丸、四君子汤等。

第十三节　消渴

一、古代名医临床病案

【病案一】

吴茭山治一老人，年逾七十，素有痰火，过思郁结，因得消中之患，昼夜饮食无度，时时常进则可，若少顷缺食则不安，每服寒凉俱罔效，人皆以年老患消中危之。吴诊其脉，左寸关弦，右寸关弦滑，尺浮大，腑燥结……用白虎汤倍入石膏，服之，胃火渐平，饮食渐减，次以坎离丸养血，四物汤调理，二月而安。

——明·江瓘《名医类案》

按语：此案系大肠移热于胃，胃火内消，故善食而不发渴也。消中善食而饥，肉削消，脉虚无力者不治。此痰火内消，肌色如故，依法治之可生也，遂投白虎汤获效。

【病案二】

浊饮不解，经谓之膈消，即上消症也。言心移热于肺，火刑金象；致病之由，操心太过，刻不宁静。当却尽思虑，遣怀于栽花种竹之间，庶几用药有效。生地、天冬、枣仁、人参、柏子仁、知母、金石斛、甘草、元参。

——清·叶天士《叶天士医案精华·三消》

按语：叶天士在《临证指南医案》中亦云："气滞久则必化热。"情志内伤，首当伤肝，肝失条达，则疏泄失司而气滞，气滞郁结，化热生火。本案是由劳神太过，气郁化火，木火刑金而致的上消，乃阴虚证候。治疗上用生地黄、石斛、天冬、知母、玄参以养阴清热泻火，酸枣仁、柏子仁宁心镇静安神；人参健运中气，甘草调和诸药。

【病案三】

尹左，诊脉左三部弦数，右三部滑数，太溪细弱，趺阳濡数。见症饮食不充肌肤，神疲乏力，虚里穴动，自汗盗汗，头眩眼花……大生地四钱，抱茯神三钱，潼蒺藜三钱，川贝母二钱，浮小麦四钱，生白芍一钱五分，左牡蛎四钱，熟女贞三钱，天花粉三钱，肥玉竹三钱，花龙骨三钱，冬虫夏草二钱，五味子三分。

——清·丁甘仁《丁甘仁医案》

按语：本案系阴液亏耗，不能涵木，肝阳上僭，遂心神不得安宁；虚阳逼津液外泄则多汗，消灼胃阴则消谷；头面烘热、汗后畏冷，为营虚失于内守、卫虚失于外护故也。脉数不减，颇虑延成消症。治疗上养肺阴以柔肝木，清胃阴而宁心神，使得阴平阳秘，水升火降，方能奏效。

【病案四】

省中周公，山左人也，年逾四旬，因案牍积劳，致成羸疾，神困食减，时多恐惧，自冬春达夏，通夕不寐者半年有余，而上焦无渴，不嗜汤水，或有所饮，则沃而不行，然每夜必去溺二三升，莫知其所从来，其半皆脂膏浊液，尪羸至极，自分必死。诊之，脉犹带缓，肉亦未脱，知其胃气尚存，慰以无虑。乃用归脾汤去木香，及大补元煎之属，出入间用至三百余剂，计服人参二十斤，乃得痊愈。

——明·张介宾《张介宾医案》

按语：本案系积劳成疾，表现为不渴、不欲饮、小便频数，此为神消于上，精消于下之证也，可见消渴有阴阳之别，不能只考虑火热之因。好在本案患者胃气尚存，予归脾汤去木香，加大补元煎，一以养阳，一以养阴，乃获奇效。

二、现代医家临床验案

【病案一】

耿某，男，45岁，2016年5月11日初诊。患者血糖升高1年余。1年前查体发现空腹静脉血糖：6.2mmol/L，未予治疗。2016年4月28日复查空腹静脉血糖：11mmol/L，尿糖（+++），未服用药物治疗。患者近1个月感乏力，体重下降明显，遂来医院就诊。诊见：乏力，平日急躁易怒，口干、口渴，体重近1个月下降10kg左右。测空腹静脉血糖：8.5mmol/L，糖化血红蛋白：7.2%，余无明显不适。纳眠可，二便调，舌红，苔黄腻，脉弦细。

辨证：肝火犯胃证。

处方：黄芪、苍术、白术、山药、川牛膝、葛根、丹参、薏苡仁、天花粉、鬼箭羽、荔枝核各30g，黄连、茵陈、泽泻、泽兰各20g，枸杞、菊花、玄参、山茱萸各15g，甘草6g。6剂，水煎服，每日1剂，早晚温服。嘱其注意饮食，坚持适度运动。

2016 年 5 月 25 日二诊：患者服药平妥，但仍感口干、口渴，纳眠可，二便调，舌红苔黄腻，脉弦，查空腹血糖：7.8mmol/L。4 月 28 日方改茵陈、黄连、泽泻、泽兰各 30g，加翻白草 30g，知母 15g，12 剂。

三诊方同上。

2016 年 6 月 25 日四诊：服药后感乏力，口干、口渴症状明显减轻，余无明显不适。纳眠可，二便调，舌脉均同前。查空腹血糖：7.6mmol/L。上方加瓜蒌 30g，茯苓 15g。6 剂。

后患者自行门诊拿药继服 12 剂。

2016 年 7 月 20 日五诊：患者无明显口干、口渴，查空腹血糖：6.5mmol/L。纳眠可，二便调，舌淡苔薄白，脉弦。嘱上方继服 6 剂。

后电话随访，患者未继服中药，血糖控制在 6mmol/L 左右。

按语：本案患者平日急躁易怒，肝火横逆犯胃，脾胃受燥热所伤郁而化热，煎灼津液，津液无以上承于口，则出现口干、口渴，水谷精微不足以濡养肌肉，则出现乏力、体重下降。方中黄芪、白术、苍术益气健脾，菊花疏肝，黄连清泻上焦之火，山药、川牛膝、山茱萸、枸杞滋补肝肾，丹参、牛膝活血，玄参、葛根、天花粉、泽泻、泽兰滋阴泻火，茵陈清利湿热，鬼箭羽、荔枝核行气散结降糖，甘草滋阴亦调和诸药。以上诸药合用，以达疏肝健脾益肾、滋阴泻火之效，并加入活血通经之药，改善其血瘀之证。后患者复诊，仍感口干、口渴，徐师加大滋阴降火之药量，并加入滋阴泻火之知母，清热之翻白草，患者口干、口渴症状显著减轻。后患者依据其方按时服用，无不适，诸症减轻，血糖得以明显控制。

——陈维霞，王家恒，徐云生. 徐云生教授治疗消渴病病案举隅［J］. 亚太传统医药，2017，13（18）：119 - 120.

【病案二】

患者，女，33 岁，1991 年 9 月 21 日初诊。患者 6 年前因多饮、多尿、体重减轻而确诊为 1 型糖尿病，曾因反复发生酮症酸中毒而注射胰岛素治疗，但病情仍不稳定。近查空腹血糖 20.11mmol/L，尿糖（+++ ~ ++++）。现"三多"症状明显，视物模糊，乏力腿软，大便干结，两三日一解。月经量少，色黑，10 天方净。每日用胰岛素总量 48U。舌红，苔薄白，舌下静脉瘀青、扭曲，脉细弦。

　　辨证：气阴两伤，燥热内盛，瘀血阻络。

　　治法：益气养阴，清热润燥，活血化瘀。

　　处方：自拟降糖对药方加减。生黄芪30g，生地黄30g，苍术15g，玄参30g，葛根15g，丹参30g，川续断15g，菟丝子10g，枸杞子10g，杭菊花10g，谷精草10g，黄芩10g，黄连5g，黄柏10g，知母10g，天花粉20g。每日1剂，水煎服。服药48剂。

　　二诊：患者"三多"症状减轻，体力增加，空腹血糖为17.83mmol/L，月经仍量少，改用降糖活血方加味治疗。处方：当归10g，川芎10g，赤芍15g，益母草30g，广木香10g，生黄芪30g，生地黄30g，苍术15g，玄参30g，丹参30g，葛根15g，菊花10g，谷精草10g，草决明30g。

　　患者继服药2个月，"三多"症状消失，大便较畅，胰岛素每日用量减至40U，空腹血糖9.72mmol/L。之后治疗过程中血糖基本波动于11.11mmol/L左右，再未发生过酮症酸中毒，病情稳定。

　　按语：本案患者临床症状可见视物模糊、乏力腿软、大便干结、月经量少、色黑等症，中医查体可见舌下静脉瘀青、扭曲，首诊辨为气阴两伤，燥热内盛，瘀血阻络。究其内因为阴伤失于濡润所以燥热内生，气虚推动无力所以血瘀内生。医者采用自拟降糖对药方（生黄芪、生地黄、葛根、丹参、苍术、玄参）加减治疗，以生黄芪补气，枸杞子、生地黄、天花粉、川续断滋阴润燥治其本；黄芩、黄连、黄柏、知母、玄参清热坚阴治其标，其中用"三黄"直折其热，医者临床用黄芩、黄连，是考虑该患者所患为1型糖尿病，黄芩、黄连可明显消减胰腺慢性炎症反应，达到止汗、存津液之目的，且在短期内用于糖尿病治疗有助于改善胰岛素受体敏感性，有促进顽固性高血糖下降的作用；佐用葛根、丹参活血化瘀；谷精草味甘性平，清肝明目，能协助改善视物模糊。二诊时患者气阴两伤症状好转，血糖有所下降，但仍不理想，此时血瘀证候成为主要矛盾所在，故二诊加强活血化瘀力度，选用降糖活血方，取得了很好的疗效。

　　——祝谌予，翟济生，施如瑜，等.施今墨临床经验集［M］.北京：人民卫生出版社，1982：131-141.

　　【病案三】

　　高某，男，46岁，2005年12月31日初诊。患者有糖尿病史6年，伴明显乏力、困倦1月，因饮食不节而发病。患者诉1个月来乏力困倦，门诊检查餐后 2 小时血糖：532.8mg/dL。服用拜糖平、金芪降糖片等药无明显疗效。现患者乏力、困倦，主食每日 300g，时大便干燥，唾液多，舌苔稍腻，脉平缓。

辨证：脾气虚证。

治法：补气培元。

处方：四君子汤加减。太子参 15g，茯苓 10g，炒白术 10g，陈皮 10g，生白芍 6g，炙甘草 5g，当归 6g，炒谷芽 15g，焦神曲 6g，竹茹 10g，麦冬 10g，柴胡 5g，生黄芪 10g，山茱萸 10g，大枣 3 个，薄荷 5g。15 剂，水煎服，日 1 剂。

二诊：服药 15 剂后，患者诉下肢乏力好转，大便 2～3 日一行，睡眠可，舌苔薄腻，脉缓。空腹血糖：340mg/dL。前方有效，效不更方，继续补气培元。继服前方 15 剂。

三诊：服药 15 剂后，患者乏力好转，仍困倦，有饥饿感，二便调，睡眠可。空腹血糖：277mg/dL。前方有效，继服前方，生黄芪改为 15g，加枸杞子 10g。20 剂，水煎服，日 1 剂。

按语：此案患者病程较长，元气亏虚，医者从培补后天之本入手，治以健脾补气培元，继而改善全身症状。脾气虚则四肢百骸失养，则乏力困倦、唾液多、苔腻。脾为后天之本，水谷气血之海，饮食通过脾的转运，化为精微物质，才可为人体所用。正如《周慎斋医书》中谓："先天之气赖后天以助之，后天之气赖先天以资之。"医者抓住脾气虚的主证，方选四君子汤（原方组成为人参、白术、茯苓、炙甘草，此方以太子参代替人参），此为治疗气虚的基本方，加用陈皮为五味异功散，主在补气健脾，强健中焦。在此基础上加黄芪、当归、白芍补气养血和血；炒谷芽、焦神曲和胃防滋腻，以此获效。

——贺兴东，翁维良，姚乃礼. 当代名老中医典型医案集 ［M］. 北京：人民卫生出版社，2009：714.

三、辨证治疗特点

（一）辨证要点

1. 总病机在于本虚标实

消渴分为上消、中消、下消，如《景岳全书》曰："消渴之疾，三焦受病也，或以上消、中消、下消分别论之，但总以损耗津液、津枯火盛为主。"《医学心悟》曰："渴而多饮为上消，消谷善饥为中消，口渴、小水如膏者为下消。"消渴的病机总属本虚标实，阴虚为本，燥热为标，或兼痰瘀。如《临证指南医案》曰："三消一症，虽有上中下之分，其实不越阴亏阳亢，津涸热淫而已。"而《证治准绳》亦曰："然消渴之病，本湿寒之阴气极衰，燥热之阳气太盛故也。"

消渴病之初，以阴津亏虚、燥热偏盛为主要病机。《肯堂医论》曰："消渴症小便多者，皆由火虚难以化水，故饮一溲一，上见口渴，而水不消。"又《医经原旨》曰："此言元阳之衰，而金寒水冷，则为肺、肾之消也，五脏之脉微小者，皆为消瘅。"病至中期，壮火食气，阴伤及气，燥热伤阴的同时进一步耗伤阳气，出现气阴两伤，气虚无力运血，血行不畅，或兼瘀血内停；气血运化失常，酿湿生痰，燥热炼液，烁津成痰，或兼湿浊痰涎内阻。机体阴亏日久，阴损及阳，阳气虚弱，终致阴阳两虚之消渴。青少年发病多由禀赋不足，或肾精亏损所致；中老年发病则诸因合致者为多。

2. 病位在肺、脾胃、肾，以肾为核心

消渴的病位主要在肺、脾胃、肾，以肾为核心。即《景岳全书》所言："上消者……古云其病在肺……中消者……其病在脾胃……下消者……其病在肾。"三脏常相互影响，如肺燥津伤，津液布散匮乏，则其他脏腑不得滋养；脾胃虚弱，水谷运化输布失常，上则不能润肺津，下则不能资肾阴；肾阴不足则阴虚火旺，可上灼肺胃，致肺胃燥热。病性总属本虚标实，虚实夹杂。

（二）临床用药特点及配伍规律

1. 用药特点

治疗消渴病的中药大多以益气滋阴、清热生津为主，再根据不同的个体及症状变化，合理利用利水渗湿药、清热药、活血化瘀药、理气药、安神药等，充分体现了中医的整体观念和辨证论治的特点。值得注意的是益气在治疗消渴病中十分重要。早在《备急千金要方》中就常用益气养阴方药治疗消渴病。金元时期，刘河间注意到燥热伤津可致气虚，创宣明黄芪汤补肺气以布津液，而张子和、李东垣等亦同意此说，创生津甘露饮等新方；朱丹溪虽主张治疗消渴病以养阴为主，提倡"养肺、降火、生血"，但同时也重视益气的重要性。至明代，戴元礼在总结金元四家经验的基础上，提出"三消乃气实血虚，久久不渗，气极虚则无能为力矣"，治疗上用黄芪汤以益气每每获效。清·张锡纯重用黄芪治三消，创滋膵饮。以上论述均强调了益气养阴药物在治疗消渴病中的重要作用。

2. 配伍规律

治疗消渴的常用药物有天花粉、麦冬、生地黄、黄连、石斛、石膏、黄芪、人参、当归、知母、黄柏、山茱萸、牡丹皮、泽泻、茯苓、熟地黄等。从主要病机和药物的对应关系看，火热伤津、阴虚火旺是消渴主要病机，在药物选择上，往往针对主要病机选择兼有清热、滋阴双重效果的药物，如生地黄、麦冬、石斛、白芍等；又根据次要病机，灵活选用补气药如人参、甘草，补血药如当归、阿胶，理气药如陈皮、枳壳，化湿药如藿香、佩兰等。

第十四节　脏躁

一、古代名医临床病案

【病案一】

妇人脏躁，喜悲伤欲哭，像如神灵所作，数欠伸，甘麦大枣汤主之。甘草三两，小麦一升，大枣十枚。上三味，以水六升，煮取三升，温分三服，亦补脾气。

——东汉·张仲景《金匮要略·妇人杂病脉证并治》

按语："脏躁"作为病名始见于张仲景《金匮要略·妇人杂病脉证并治》中，然古代医家对脏躁之认识可推至《内经》时期，"心藏脉，脉舍神，心气虚则悲，实则笑不休"，已提出心气的虚实与情志变化的关系。《内经》曰："悲则心系急，甘草大枣者，甘以缓诸急也。小麦者，谷之苦者也。"《灵枢·五味》曰："心病者，宜食麦。"小麦为心之谷，服小麦可调养心气；大枣为肺之果；皆得甘草以浮之在上，则正行心肺之间，而神魄得安。

【病案二】

一妊妇，无故自悲，用大枣十枚，甘草、小麦各三两，分三剂，水煎服而愈。后复患，又以前汤佐以四君子加山栀而安。人参（去芦）、白术（去芦）、茯苓（去皮）各二钱，甘草（炙，一钱），上锉一剂。生姜三片，枣一枚，水煎温服。

——清·龚廷贤《沈氏女科辑要笺疏》

按语：妇人悲伤欲哭者，脏躁使然，甘草味甘善缓，补脾土，缓泻心包之火，可安中养血；浮小麦味苦善降，和肝阴，养心液。肺在志为悲忧，在声为哭，浮小麦还可补肺金敛降不足，则津液得降，化肾水而润；大枣补脾益胃润肺；甘草、大枣合用取培土生金之法。

二、现代医家临床验案

【病案一】

一产妇，产后半月余，哭笑无常，喜怒不定，心烦失眠，神志恍惚，舌红少苔，六脉沉细，诊为脏躁，宗仲景法立方甘麦大枣汤3剂，药后症状稍作缓解，视其口干欲饮，大便干燥，二诊于方中加玄参15g，太子参12g，生地黄15g，麦冬10g，柏子仁9g，炒酸枣仁12g，继服3剂。患者药后大便通畅，精神大转，病向愈，继以原方进5剂，病愈。

按语：《内经》云："神有余则笑不休，神不足则悲。"又云："肝气虚则恐，实则怒。"张仲景言其"如神灵所作"，尤在泾云："脏躁，沈氏所谓子宫血虚，受风化热是也，血虚脏躁则内火扰而神不宁，悲伤欲哭，有如神灵，而实为虚病。"近代医家对脏躁的认识，认为其是"心脾受损，致脏阴不足而成"，实乃是"精血内亏，五脏失于濡养，五志之火内动，上扰心神以致脏躁"，以上所述，脏躁之因为阴血不足，阴虚生内热所致。治疗脏躁，仲景创"甘麦大枣汤"以甘草甘缓调中，小麦除烦安神，大枣甘缓调中，全方补养心脾之气，方独取甘缓之品意在"肝苦急，急实甘以缓之"。甘缓调和，可使气机条达，阴阳平和，神气自安则诸症自除。

——王金亮. 脏躁治验 [N]. 中国中医药报，2013 - 03 - 08（4）.

【病案二】

朱某，女，37岁。患者自诉素有神经衰弱症，于今年初因嗔怒而心烦意乱、胸膈憋闷，至5月某日洗澡后回家，感觉心中烦躁不安，周身无力，并出现不自主的大哭大笑，约达半小时之久。2个月后上症又复发作，且较前加重，以后则每日均发作。承德某医院诊断为神经官能症，给服大量镇静剂，但效果不显，反而病情加重。现日发数次，甚至询问病情即可发作。患者思想压力很大，有厌世倾向，走路需人搀扶，生活不能自理。诊查：患者神清，表情淡漠，懒言，多太息，纳可，二便正常，心肺及各项检查未见异常。舌润尖红，苔白微腻，脉沉缓。

辨证：肝郁气逆，心脾不和。

治法：疏肝降逆，调和心脾。

处方：石菖蒲 10g，灯心草 3g，郁金 10g，莲子心 6g，淡竹叶 10g，紫贝齿 25g，珍珠母 30g，厚朴花 10g，佛手花 10g，代代花 10g，青皮 5g，茯神 19g。

二诊：患者服药 1 周，胸部堵闷减轻，未见哭笑失常，仍时有烦躁太息，精神不安。治法不变。

三诊：患者病情继续好转，已能上班工作，唯食后腹胀，大便不畅，苔白微腻。心神虽已安定，肝郁亦渐缓解；唯湿浊中阻，滞脾乏运，清浊难分，改拟祛痰理气为主。处方：瓜蒌 20g，薤白 6g，青皮 5g，厚朴花 10g，佛手花 10g，香附米 10g，谷芽炭、麦芽炭各 10g，莲子心 5g，石菖蒲 10g，紫贝齿 25g。

四诊：患者腹胀大减，一般情况较好，舌苔薄白，脉沉略滑，仍宗上方化裁。处方：醋柴胡 5g，青皮 5g，瓜蒌 20g，紫贝齿 26g，淡竹叶 5g，朱茯神 10g，合欢花 10g，莲白 10g，厚朴花 10g，谷芽炭、麦芽炭各 10g，桑叶 10g。

五诊：患者腹胀消失，一般情况好，停药观察。

按语：本案患者系大怒伤肝，肝气凌盛，横逆犯脾，肝逆挟痰上冲，扰动神志，心火不降，心神浮动，形诸于外，乃致脏躁。历来医家对脏躁的治疗，多宗仲景甘麦大枣法以调理心脾，而本例则为肝郁气逆证，不适于单纯用甘麦大枣汤补虚。何世英洞察病机，故以疏肝降逆为主，调和心脾为辅。方用石菖蒲、郁金、青皮疏肝解郁，紫贝齿、珍珠母降逆安神。莲子心、茯神安神定志，灯心草、淡竹叶清心火以宁神志。厚朴花、佛手花、代代花助运健脾，降中有升，使清浊各顺其道，以成斡旋之势。患者连服匝月，终至痊愈。

——中国近当代·何世英《何世英医案》

【病案三】

吴某，女，51 岁，2006 年 3 月 31 日初诊。患者自诉 20 年前因生气后饮凉水出现胃胀、堵闷，频频嗳气，经多方治疗症状无明显好转，且症状逐渐加重。现胃脘堵胀，无明显疼痛，排气觉舒，嗳气频频，心烦易怒而善哭，易饥而不欲食，四肢不温，胃脘喜温喜按，大便偏稀。2005 年 6 月于医大二院查出患有子宫肌瘤。患者平素爱生气，无烟酒嗜好，已绝经。查：面色萎黄无华，形体消瘦，舌瘦质淡，少苔，脉沉弦。

辨证：肝郁化火，热伤营血。

治法：清热疏肝，健脾安神。

处方：甘麦大枣汤加减。甘草 20g，麦芽 20g，大枣 15g，香附 15g，橘核 20g，黄连 10g，海螵蛸 20g，蒲公英 20g，沉香 5g，泽泻 15g。6 剂，水煎服，日 1 剂。

复诊：患者自觉胃堵胀症减，食欲、二便皆良。查：舌瘦质淡绛，少苔，脉微弦。效不更方，故继以原方中加白芥子 15g，苏子 15g，以加强降气解郁之力。

患者共就诊 3 次，胃已无明显堵胀感，偶有嗳气，余皆正常。嘱其调节饮食及情志。

按语：本案患者女性，正值更年期前后，20 年前因生气后饮冷出现胃脘堵胀，嗳气频频，心烦易怒而善哭，胃脘喜温喜按，大便质稀，故辨为肝郁气滞化火、热伤营血证，终致气血失调引起脏躁及胃脘不适。因肝郁气滞，肝失条达而横逆犯胃，则致胃脘胀满；且中年女性本已存在肝肾阴虚之势，加之气郁日久化火，热伤营血，使营血更亏，不养心神则致气血失调之征。故治疗上以清热疏肝、健脾安神、调节气血为法。方用甘麦大枣汤加减。方中甘草、麦芽、大枣、香附、橘核补养心阴，调和肝气；黄连、海螵蛸、蒲公英清热解毒燥湿，既可调理脾胃，又可厚肠止利；泽泻泻心肾之火，配沉香纳气归原。诸药以甘麦大枣汤为主导，兼有清利胃肠之用，治疗妇女脏躁、气血失调之症，药简而效宏。

——贺兴东，翁维良，姚乃礼．当代名老中医典型医案集［M］．北京：人民卫生出版社，2009：52.

【病案四】

赵某，女，33 岁，2005 年 5 月 21 日初诊。患者心烦急躁、失眠多梦 1 年余，因情绪波动而加重。患者自诉 2004 年 3 月因纠纷致心绪烦乱渐致失眠，经市中医院检查无异常发现，诊断为神经官能症，服安神补脑液及镇惊养心安神汤剂 20 剂，效果不显，需借助西药方可入眠。患者 3 个月前因情绪波动，心烦、失眠加重，现每日服谷维素，每晚服艾司唑仑片 3 片方可入睡 4

小时左右，且多梦，易于惊醒。白天脑中纷纭，不能自已，心烦、急躁、易怒，常有悲伤欲哭之感，记忆力明显减退，心慌、惊悸，四肢无力，头晕，胸闷气短，全身不定时游走性疼痛。望诊：面色萎黄呈慢性病容，精神疲惫。查：舌体胖大，舌质淡红，舌苔薄腻，诊脉弦滑。

辨证：心脾两虚，肝气郁结，痰火扰心。

治法：健脾养心，解郁安神，清化痰火。

处方：清心豁痰汤加减。白术 10g，云茯苓 15g，远志 10g，柏子仁 15g，橘红 9g，半夏 9g，香附 10g，西茴 9g，胆南星 9g，九节菖蒲 9g，栀子 9g，莲子心 6g，龙骨 15g，淡竹叶 10g，琥珀粉（冲）3g，甘草 3g。水煎服，日 1 剂。

二诊：患者服 15 剂后，心烦、心悸、胸闷、气短、急躁、欲哭感及头晕症状大减，现已停服谷维素，每晚服艾司唑仑 2 片可睡 6 小时左右，夜梦减少，唯胃部有时隐痛。由于心脾得补，肝气得疏，痰火已降，故诸症好转。胃脘有时隐痛为药剂偏凉之因，为防伤胃，去淡竹叶，加砂仁、木香理气止痛。

三诊：患者又服 25 剂，已停服艾司唑仑，夜晚可安稳睡眠 7 小时左右，精神、饮食及面色均恢复正常，唯走路快时感觉心慌，余无不适。经用健脾疏肝、清化痰热之剂，调其虚实，使阴阳平衡，脏腑气血得以调整，功能得以复常，故诸症基本消失。行走较快感觉心慌，为病后正气未复之象，拟健脾安神、疏肝清火之剂善后。方用当归、白芍、白术、云苓、炒枣仁、石菖蒲、龙骨健脾养心，镇静安神，宁志开窍；柴胡、香附、西茴疏肝理气解郁；炒栀子、菊花清疏心肝之火；甘草调和诸药。

2005 年 12 月 21 日电话随访，告知已正常驾驶出租车 3 个月，现每晚 10 时左右即睡，早晨 6 时许起床，身体一切正常，无任何不适感。

按语：此案系因肝郁脾虚、痰火扰心而现诸症。患者因事物纠纷，思虑太过，致情志抑郁，伤及心脾；心血伤则神失所养，脾气伤则无以化生精微，血虚则不能奉养心神，而致心神不安，遂为不寐，且多梦易惊、心慌惊悸、健忘、面色萎黄、体倦神疲；又因肝郁不解，湿聚不化，凝而成痰，痰郁化火，上扰心神而心烦、急躁易怒，引发胸闷不舒，时欲悲泣。医者认为此为心、肝、脾三脏俱病，虚实夹杂之时，必以补益心脾、疏肝解郁、清化痰热并施，自拟清心豁痰汤治之。药以白术、云苓、柏子仁健脾益气，养心安神；

九节菖蒲、远志、琥珀粉、龙骨开窍平肝，定惊安神；橘红、半夏、胆南星、香附、西茴清化痰热，疏肝理气；栀子、莲子心、淡竹叶清心火而除烦。本方功在健脾益气、清心除烦、养心安神，并可开窍平肝，定惊安神，兼有清化痰热，疏肝理气之效。心、肝、脾三脏并治，并随着病机转归不断调整，而获良效。

——贺兴东，翁维良，姚乃礼．当代名老中医典型医案集 ［M］．北京：人民卫生出版社，2009：52.

三、辨证治疗特点

（一）辨证要点

1. 辨轻重

轻者病程较短，仅在有情志变化时发病，主要表现为精神抑郁，悲伤欲哭，神疲乏力，呵欠频作，不经治疗可自愈；重者病程较长，除上述临床表现外，还表现为烦躁不安，喜怒不节，神思恍惚，每遇精神刺激可加重，待刺激消除后，症状仍存在，不能自行缓解或缓解较慢。

2. 辨虚实

实证多由肝郁化火、上扰心神所致，临床症状为精神抑郁，烦躁不安，脉弦或弦滑；虚证则由心脾两虚、心肾不交、肝肾不足，以致心神失养而引发，临床症状多为面色无华，精神不振，神志恍惚，脉虚或细。

（二）临床用药特点

汉·张仲景在《金匮要略》中首次将"脏躁"作为病名，对其症状予以形象地描述："妇人脏躁，喜悲伤欲哭，像如神灵所作，数欠伸，甘麦大枣汤主之。"指出脏躁多发于女性，并已认识到其症状表现变化多端，且所创立的"甘麦大枣汤"为后世治疗脏躁的经典方药。"盖病本于血，必为血主，肝之子也，心火泻而土气和，则胃气下达。肺脏润，肝气调，燥止而病自除也。补脾气者，火为土之母，心得所养，则火能生土也"。甘麦大枣汤缓肝之急，具有养心安神、和中缓急、补气健脾的功用。《神农本草经疏》论小麦谓："肝心为母子之脏，子能令母实，故主养肝气。"方中小麦能和肝阴之客热，而养心液，为君药。《本草汇言》介绍甘草曰："甘平，和中益气，补虚，解毒之药也。健脾胃，固中气之虚羸，协阴阳，和不调之营卫。"甘草泻心火而和胃，故以为臣。《名医别录》说大枣能"补中益气，坚志强力，除烦闷，疗心下悬，除肠澼"。大枣甘温，质润，益气和中，润燥缓急，而利其上壅之燥，故以为佐。三药联合使肝气顺畅，气血津液恢复，脏躁自然得解。

第十五节 梅核气

一、古代名医临床病案

【病案一】

孙文垣治张溪亭乃眷，喉中梗梗有肉如炙脔，吞之不下，吐之不出，鼻塞头晕，耳常啾啾不安，汗出如雨，心惊胆怯，不敢出门，稍见风则遍身疼，小腹时痛，小水淋涩而疼。脉两尺皆短，两关滑大，右关尤搏指。孙曰：此梅核症也。以半夏四两，厚朴一钱，苏叶一钱，茯苓一钱三分，姜三片，水煎食后服。每用此汤调理多效。

——清·魏之琇《续名医类案》

按语：梅核症因郁怒忧思、七情大伤，乃成此病。案中所叙郁火为患，为木燥火炎之候，火盛而郁者，多畏风畏寒，乃以燥克之剂、香燥之剂暂能开气，故即愈。

【病案二】

钱（六二），胸中之气，上冲清道，而痛即欲呕吐饮食，此为梅核气，噎症之渐也。近添泄泻，是系新病，理宜分治。处方：人参八分，代赭石一钱五分，生白芍一钱二分，橘白一钱，半夏一钱，枳实六分，旋覆花一钱，川黄连七分，乌梅肉六分，服两剂，喉痛呕吐止，增减其味，以为丸料，常服可许脱然，切宜节饮戒性，庶得万全。

——清·黄凯钧《友渔斋医话》

按语：此案推究病因，必是酒客好饮，谷减胃气必虚。盖阳明以降为顺，虚则失其传导之权。更必气性多躁，木火上炎，直冲会厌，以成斯病；病者首肯，以为虽素知，亦不能如是明悉。

【病案三】

王泰瞻上舍，年富形伟，素服茸、附、姜、桂，阳药相宜。癸亥冬夜，偕友观剧万寿宫，食毛栗一握，忽然喉咙间如有物梗阻之状，即至药肆问药。医者作寒痰阻气，进附桂理中丸一枚，旋服附、姜、丁、蔻、参、术药一瓯，未尽剂，而气愈急，阻塞咽喉，呼吸语言甚艰，茶水都不能入。三鼓急召余诊，余曰：此梅核症也，窒碍于咽喉之间，咯不出，咽不下，如梅核之状是也。进是药恶得不加剧也。且书云缓治杀人，余急以甜梨捣汁半杯啜之，下咽觉其气略开，稍可谈病，旋即又塞，急煎加味四七汤（厚朴、半夏、苏子、茯苓、杏仁、沉香）。服之，气渐下，是夜至天明连服二剂，次晨仍照原方加减以进，调理旬日，其气全消。

——清·李铎《医案偶存》

按语：此症始则喜怒太过，继则过食辛热炙煿之物及大热纯阳之药，积蕴日久而成郁热，厉痰结气，故致发病。可用橘红、厚朴、苏子、半夏、云茯苓、缩砂仁、神曲等药。凡遇此等症，医者不识何病，不知变通，不辨虚实，妄进补药，则会加重病情。

【病案四】

损乎？肝水亏，木旺气结横于胸中，痰气交阻。咽嗌如絮如棉，吐不出而咽不下，进食必呛，左关脉弦劲，梅核气已成。此症务须怀怡志悦，抛却尘烦，服药庶几有效。倘疑以滋疑，求效而莫得，欲痊而难可，反增剧焉。今仿《局方》逍遥散治例。归身、白芍、醋炒柴胡、茯苓、桑叶、丹皮、炒大贝、牡蛎、九孔决明、橘络、白旋覆花、沉香汁、青果核汁。

——清·刘金方《临证经应录》

按语：舟行水摇虽动，勿伤其内，阳动水消虽耗，不歇其本，此指逍遥散而言也。患者已连服十剂，复诊症势脉象颇平，纳食不呛，因属应手，尤须怡情适志，宗原法加减，原方加佛手露、黄玉金，减醋炒柴胡、沉香汁，以获效。

二、现代医家临床验案

【病案一】

王某，女，37 岁，住北京西城区，1994 年 8 月 29 日初诊。患者性格内向，素日寡言少语，喜独处而不善与人交往。近日因家庭琐事烦思忧虑，导致情绪不稳，时悲时恐，悲则欲哭，恐则如人将捕之状。更为痛苦者，自觉有一胶冻块物哽噎咽喉，吐之不出，咽之不下。现患者心慌，胸闷，头目眩晕，失眠，食少，恶心呕吐，大便日行二次，舌苔白，脉沉弦而滑。

辨证：肝胆气机不疏，痰气交郁。

治法：疏肝解郁，化痰开结。

处方：柴胡半夏厚朴汤。柴胡 16g，黄芩 6g，半夏 15g，生姜 10g，党参 8g，炙甘草 8g，大枣 7 枚，厚朴 14g，紫苏 8g，茯苓 20g。患者服药 7 剂，咽喉哽噎消失，情绪逐渐稳定，诸症渐愈。继服逍遥丸疏肝补血，以善其后。

按语："梅核气"以咽中如物哽噎，咯吐不出，吞之不下为主症。《金匮要略》形容为"咽中如有炙脔"。吴谦解释说："咽中如有炙脔，谓咽中如有痰涎，如同炙肉，咯之不出，咽之不下者，即今之梅核气病也。此病得于七情郁气，痰涎而生。"本病多由情志不遂，肝气郁结，肺胃宣降不利，以致津聚为痰，与气搏结，阻滞于肺胃之门户，故为咽喉哽噎、吞吐不利。所见胸闷、食少呕恶、亦悲亦恐、脉沉弦而滑，以及失眠、头眩目昏之症，皆为肝郁气滞痰阻所致。故治疗必以疏肝理气、化痰开结为法。张仲景所创"半夏厚朴汤"对此证有独特疗效。主药半夏，一用三举：一者降气；二者和胃；三者化痰开结。余药则为之佐助，如厚朴助半夏降气；茯苓助半夏化痰；生姜助半夏和胃；紫苏理肺疏肝，芳香行气，使肝者左升，肺者右降。又因本病起于气机郁滞，故刘老时时以开郁为先务，常合小柴胡汤疏肝利胆，疗效更佳。

——陈明，刘燕华，李芳. 刘渡舟验案精选［M］. 北京：学苑出版社，1996：7.

【病案二】

张某，男，42 岁，1964 年 5 月 27 日初诊。自 1963 年 4 月起，患者自觉咽喉不舒畅，渐有梗阻之象，继则天突穴处似有堵物，咯之不出，咽之不下，西藏数医院皆疑为肿瘤，患者心情更加忧郁。据述某些中医认为其工作繁忙，劳累致虚，故服中药 200 多剂，但病情亦未改善，自觉梗阻之物增大如鸡子，妨碍吞咽，甚则微痛，不能吃硬的食物，经常大便秘结难解，便秘时伴有腹胀且痛，咽喉更觉不舒，不思饮食，感胸部不适，平时常有头晕头痛，形体渐瘦，特来北京诊疗。在某医院检查，已排除外食道癌，食道亦未发现其他异常，唯十二指肠有痉挛现象，自觉症状依然如上。患者近 4 天未大便，脘腹胀满，伴有嗳气厌食，得矢气较舒，小便黄，工作劳累之后常有心悸，睡眠不实，多梦，脉沉弦迟，舌质正红，苔薄白带秽。患者曾于 1961 年在新疆行肠系膜囊肿切除术。

辨证：气滞热郁，三焦不利。

治法：开胸降逆。

处方：全瓜蒌（打）15g，薤白9g，法半夏9g，黄连2.4g，炒枳实3g，郁李仁（打）6g，川厚朴4.5g，降香9g，路路通6g，姜黄3g。3剂。

二诊：患者服药后喉部堵塞感减轻，肠鸣矢气多，腹胀转松，食欲好转，大便每日1次，量少成形，睡眠略安，脉沉弦有力，舌质正常，秽腻苔减。续调三焦，宜通郁热，以原方加通草1钱，续服5剂。

三诊：患者服药后腹胀已除，矢气亦少，小便已不黄，饮食接近正常，唯大便干燥难解，有时只能便出杏核大的黑色粪块，咽部已觉舒畅，脉沉弦细，舌正苔退，原方去黄连加柏子仁10g，火麻仁（打）15g，连进5剂。

四诊：患者服上药2剂后，大便转正常，精神转佳，若吃硬物咽喉尚有轻微阻滞、因工作关系，明天即将离京，患者自觉病除八九，脉缓有力，舌质正常无苔，郁热已解，肠胃渐和，宜继续调和肝胃，并清余热，嘱其将5剂汤药服完后，继续再服丸剂1个月，以资稳固，每日上午煎服越鞠丸10g以解郁热；每晚用蜂蜜50g，冲开水和匀服，以资阴液。并嘱其改正急躁的性情，方能不再生此病。

按语：本案患者平素性情急躁，容易生气，病之初咽喉有梗阻之物，疑惑为肿瘤，而情绪更加抑郁，"思则气结"，病情渐增无减。盖气本无形，忧则气滞，聚则似有形而实无形，气机阻滞，则三焦不利，故咽阻、胸闷、脘胀、大便失调。久则必化热，热郁则耗津伤液。医者综合此证，抓住气滞热郁、三焦不利的重点，用全瓜蒌开胸散结，薤白通阳行气，法半夏、黄连辛开苦泄，枳实、厚朴除痞散满，郁李仁泻肝而兼通利阳明，以及降香解血中滞气，路路通、姜黄皆疏畅气机之品。改变前医皆作虚治，避免滋腻之品，壅滞气机，助长郁热，而无实实之弊。患者第一次服药后，喉部堵塞感即觉减轻，矢气增多，腹胀转松，已见三焦气机初转之效。再诊加通草以利肺气，咽喉部更觉舒畅，唯大便干燥难解，三诊去黄连之苦燥加柏子仁、火麻仁润下，大便亦转正常，患者自觉病除八九，乃予越鞠丸解郁热，调和肝脾，蜂蜜滋阴润燥，以善其后。在治疗过程中，医者反复给患者分析病因病机，对疾病痊愈起了很大作用。医者云："七情内伤之病，说理劝导，使其思想开朗，心情舒畅，杜绝致病诱因，再以药石调理，可达事半功倍之效。"

——高辉远．蒲辅周病案［M］．北京：人民卫生出版社，1972.

【病案三】

崔某，女，30 岁，1987 年 10 月 24 日初诊。患者数月前因幼子丢失多日，而后出现眠差多梦，头晕头痛，胸闷气短，心悸怔忡，耳烦厌声，周身骨节酸痛，腰痛较重，头背窜痛；颈项酸痛发紧，转动不利；咽部如有异物，咯之不出，咽之不下，吞咽不畅，纳谷不香。诊查：面容憔悴，脉涩稍数，舌质红，苔薄黄。

辨证：肝郁脾虚，痰气交阻。

治法：疏肝解郁，健脾理气。

处方：逍遥散合半夏厚朴汤。柴胡 9g，当归 12g，白芍 12g，白术 9g，茯苓 15g，生姜 9g，薄荷（后下）3g，法半夏 9g，厚朴花 9g，紫苏梗 6g，甘草 6g，莲子心 9g，菊花 9g。

1987 年 11 月 7 日二诊：患者服药 14 剂，头晕、头痛、咽堵、胸闷、气短均有减，纳食量增，脉滑数，舌质红少苔。上方去生姜、厚朴花，加黄芩 9g，竹茹 12g，继服。

1987 年 11 月 21 日三诊：患者又进药 14 剂，睡眠好转，头背窜痛已除，仍时有咽喉发堵，脉细滑数，口唇红，舌质红，尖边甚，苔薄白少津。脾土渐复，气郁化热略显。改用养血清热、疏肝理气之法治之。处方：当归 12g，白芍 12g，牡丹皮 l2g，玄参 15g，葛根 12g，紫苏梗 6g，厚朴花 9g，桔梗 9g，枳壳 9g，柴胡 9g，黄芩 9g，莲子仁 9g，甘草 6g。

1987 年 12 月 21 日四诊：患者服上方 19 剂，颈腰酸痛不显，双腿微觉不适，晚间咽喉偶尔有堵塞感，月经提前 7 天，口唇红，舌质红，苔薄白，脉弦数稍滑。诸症向愈，调整前方以善其后。处方：当归 12g，白芍 15g，牡丹皮 12g，玄参 15g，炒栀子 9g，莲子心 9g，石菖蒲 9g，紫苏梗 6g，桔梗 9g，枳壳 9g，防己 9g，木瓜 12g，甘草 6g。

按语：此案患者系忧思过度，情志不畅，肝失条达，脾土乃伤，气机升降失常，痰气互结，以致头痛胸闷、神疲食少、梅核气等症。先以养血疏肝、健脾化痰、理气解郁之法治之，方用逍遥散、半夏厚朴汤加味。随着病人脾气渐复而气郁化火、阴虚血热脉证明显的情况，遂改用养血柔肝、凉血清热、理气化痰法以竟全功。半夏厚朴汤虽为古代治梅核气之专方，然其辛温苦燥于斯证不符。证变法亦变，理应随机而行，不可拘泥。

——董建华. 中国现代名中医病案精粹 [M]. 北京：人民卫生出版

社，2010.

【病案四】

茅某，男，25 岁，1977 年 8 月 27 日初诊。患者咽部如有物发堵已 3 年，经五官科多次检查，诊为慢性咽炎，近 3 个月来更觉胸部及胃脘有气窜走，伴疼痛，喜太息，口干苦，饮食尚可，大便结，曾服用有消炎止痛功效的西药及半夏厚朴汤、牛黄解毒丸等中药，但疗效不显。患者就诊时咽部有轻微胀痛感，舌质红，苔薄而腻，脉弦细而滑。

辨证：气滞热郁痰结。

治法：开胸散结，和胃化痰。

处方：全瓜蒌 24g，薤白 10g，丹参 12g，檀香 5g，砂仁 5g，黄连 3g，山豆根 10g，石菖蒲 5g，广郁金 10g，藿香梗、紫苏梗各 10g。6 剂。

1977 年 9 月 3 日二诊：患者药后症减，咽喉发堵已不明显，胸及胃脘仍有窜痛。再以原方出入。处方：藿香梗、紫苏梗各 10g，全瓜蒌 20g，黄芩 10g，清半夏 10g，郁金 10g，苍术 10g，厚朴 5g，薏苡仁 15g，香附 10g，滑石 15g。6 剂。

1977 年 9 月 12 日三诊：患者咽堵尽除，胸部仍感闷，口干，舌尖红，苔黄腻，脉弦细。守原法加清热生津之味。处方：旋覆花（包）10g，郁金 5g，川芎 5g，香附 5g，川楝子 10g，全瓜蒌 30g，芦根 30g，天花粉 12g，厚朴花 5g，连翘 10g。

患者又服药 6 剂，诸症消失。

按语：梅核气多因七情郁结、凝痰结气所致，应用传统方半夏厚朴汤以调气散结每每有效，但本案屡用此方却不效。细审脉证，知患者不仅痰凝气滞，且有气郁日久化热灼津之象，非单纯调气散郁能建功，后用瓜蒌宽胸散结，薤白通阳行气，半夏、黄连辛开苦降，砂仁、藿香梗、紫苏梗理气和胃，疏理肠胃气滞，郁金疏肝解郁，更用石菖蒲化痰开窍，山豆根清热解毒利咽，檀香理膻中之气滞，丹参活血化瘀，是以服药后咽部堵塞感即减轻。待患者咽堵好后，伤阴现象较重，最后在开胸散结之中辅以天花粉、连翘、芦根之品，清热生津以善后。所以，辨证论治既要掌握常法，又要运用变法。

——董建华. 中国现代名中医病案精粹［M］. 北京：人民卫生出版社，2010.

三、辨证治疗特点

（一）辨证要点

1. 病因

梅核气主要因情志不畅，肝气郁结，循经上逆，结于咽喉或乘脾犯胃，运化失司，津液不得输布，凝结成痰，痰气结于咽喉而引起。

2. 病位

梅核气多由七情郁结，痰气交阻所致，病位主要在肝、脾。肝喜条达而恶抑郁，脾胃主运化转输水津，肺司通调水道之职。若情志不遂，肝气郁结，肺胃宣降失常，津液输布失常，聚而成痰，痰气相搏阻于咽喉，则咽中如有"炙脔"，吐之不出，咽之不下；肺胃失于宣降，胸中气机不畅，则见胸胁满闷，或咳或呕；苔白润或白滑、脉弦缓或弦滑，均为气滞痰凝之证。治宜行气散结，降逆化痰。

3. 病性

梅核气乃痰气互结于咽喉所致，如隋·巢元方《诸病源候论·卷三十九·妇人杂病诸候三·咽中如炙肉脔候》云："咽中如有炙肉脔者，此是胸膈痰结，与气相搏，逆上咽喉之间，结聚状如炙肉之脔也。"明·孙一奎《赤水玄珠·卷三》明确指出："生生子曰：梅核气者，喉中介介如梗状。又曰：痰结块在喉间，吐之不出，咽之不下者是也。"病证以气郁痰凝之实证为多，亦常见脾胃虚弱失于健运、肺气不足、气机不畅等虚证。

（二）临床用药特点及配伍规律

1. 用药特点

常用药物主要包括疏肝解郁类、行气化痰类，少数兼以养血活血、利咽、通络等。治以疏肝解郁、行气、理气、降逆化痰，从而使气机调畅，以疏泄肝气，健运脾气，畅通肺气，清化痰核。药材以为寒凉、平、温为主，又尤以温性药居多。常用药物类别有化痰药、理气药、化湿药、补虚药、利湿药、发散风寒药及清热药。常用的药物有半夏、郁金、厚朴、贝母、茯苓、佛手、甘草、枳壳、生姜、白芍、紫苏叶、大枣、柴胡、绿萼梅、桔梗、瓜蒌、香附、射干、陈皮、党参、紫苏梗等。

2. 配伍规律

梅核气用药整体以疏肝解郁为主,如半夏厚朴汤、柴胡疏肝散、逍遥散、小柴胡汤、解郁散结汤等,多兼用行气、理气、降逆化痰之方,如旋覆代赭汤、通气散等。少数兼以养血活血、利咽、通络、健脾、安神、清热、滋阴润燥之品。常用配伍药对:半夏-厚朴、柴胡-枳实、瓜蒌-竹茹、当归-白芍-郁金、旋覆花-香附、陈皮-甘草等。半夏、厚朴均为苦辛温燥之品,前者功擅化痰散结,降逆和胃,后者长于行气开郁,下气除满,两者相配,痰气并治。柴胡苦、辛,归肝经,长于疏肝解郁;枳实苦、辛,善破气行滞而止痛,二者相合,加强疏肝理气之功。瓜蒌甘寒而润,善清肺热,润肺燥而化热痰;竹茹甘、微寒,善清热化痰,常与瓜蒌同用,二者相合,可清热化痰,加强清热之功。当归甘、辛、温,可活血补血;白芍苦、酸,可养血柔肝;郁金辛、苦,归肝经,可活血止痛,行气解郁。旋覆花苦、辛、咸、微温,可降气化痰,降逆止呕;香附辛、微苦、微甘、平,可疏肝解郁,理气调中,二者相合,既可疏散郁结之肝气,理气止痛,又可宽中,消食下气,诸症同治。陈皮辛、苦、温,归脾、肺经,可理气健脾,燥湿化痰;甘草甘、平,归肺、脾、胃经,可祛痰止咳,调和诸药。二者与茯苓、半夏相合则为二陈汤,功专燥湿化痰,用于湿痰证。

第十六节　百合病

一、古代名医临床病案

【病案一】

定庠生金彩眉,其夫人丙戌秋病霍乱卒,渠亦患湿热症。是年定海之霍乱。经余治愈者甚多。及彩眉之遇余也,则在仲冬时矣。盖渠自秋间患湿温之后,失于清解,留邪在络,且丧偶悲郁,再有烟癖,耗伤精血,烦躁不寐,目不交睫者匝月,日间坐卧不安,百感交集,欲食而不能食,欲卧而不能卧,饮食或宜或不宜,神识似痴,脉之空大,指下极乱。

——清·僧心禅《一得集》

按语:百合病载于《金匮要略》,云"百脉一宗,悉致其病"。此正《金匮要略》所云百合病也,再兼痰上冲,遂与百合地黄汤,加清痰降火之药,患者服 2 剂稍能寐，而神志仍似痴呆，乃专清其痰火。加宁神定志之品，遂痊愈。

【病案二】

一人病昏昏默默，如热无热，如寒无寒，欲卧不能卧，欲行不能行，虚烦不耐，若有神灵，莫可名状。

——清·魏之琇《续名医类案》

按语：此病名百合，病虽在脉，实在心肺两经，以心合血脉，肺朝百脉故也。盖心藏神，肺藏魄，神魄失守，故见上述诸症。由伤寒邪热，失于汗下和解，致热伏血脉而成。用百合一两，生地汁半钟，煎成两次服，大便出则病愈。

二、现代医家临床验案

【病案一】

赵某，女，42 岁。患者因患病而停止工作已半年多，症见：心中燥热而烦，手足心热，口苦而干但不欲饮。小腹发冷，或下肢觉凉，或晨起半身麻木，体乏肢软，月经量较多，大小便基本正常。患者先服温经汤，反增烦躁，夜寐不安。其人多言善语，精神呈亢奋状态，如有神灵所作，脉细数，舌苔中黄。处方：生地黄 16g，百合 12g。患者服药 3 剂后，效出意外，燥热得安，其余各症亦有所改善，又服 3 剂，燥热亢奋现象已得控制，夜能安寐，从而他症亦消，患者喜不自禁。最后用百合地黄汤加柴胡、黄芩各 10g 调理，患者服后恢复了正常工作。

按语：百合病的病机为邪热在于心肺，心肺有热，则耗伤气血，气血内伤，不能奉养心神，则心不能为神明之主，所以见证皆如神明所作。百合地黄汤能养心血，滋肺阴，凉血清热，是治疗"百合病"的主方。《医宗金鉴》曾经说过："伤寒大病之后，余热未解，百脉未和，或平素多思不断，情志不遂，或偶触惊疑，卒临景遇，因而形神俱病，故有如是之现证也。"

——刘渡舟．经方临证指南［M］北京：人民卫生出版社，2013：9.

【病案二】

刘某，女，12 岁，1974 年 10 月 3 日初诊。患者高热之后，日晡低热半年有余。诊查：口苦尿赤，情绪时静时躁，神志恍惚，意欲食而不能食，寤而不寐，脉象微数，口干舌燥。

辨证：心肺阴虚证。

治法：百合地黄汤加味。

处方：百合 15g，生地黄 12g，制玉竹 12g，青蒿梗 10g，炙甘草 10g，炙白薇 10g，炒知母 10g，地骨皮 10g，大枣 15g，炒谷芽 12g，淮小麦 15g。

二诊：患者进前方药 5 剂后，低热已除，烦躁较宁，寤寐略安，胃纳渐振。拟原方药再进 4 剂。

三诊：患者寤寐已安，纳谷亦香，口苦口干已愈，精神日趋正常。拟前法加减。处方：制玉竹 12g，炙白薇 10g，淮小麦 30g，炙甘草 6g，地骨皮 10g，生白芍 10g，蔓荆子 10g，茺蔚子 10g，炒僵蚕 10g，蒺藜 10g，白芷 4.5g。5 剂。

按语：《金匮要略》中云："百合病者，百脉一宗，悉致其病也。"由于阴虚日久，必生内热，故有口苦、尿赤、脉象微数等热象。本证为大热伤津，心肺阴虚，心阴不足则神不明，出现精神恍惚；肺阴内损，则百脉受累。百合地黄汤加玉竹、知母，增强生津之力；地骨皮、青蒿梗、白薇以除虚热；大枣、小麦养心神；炙甘草、谷芽和胃以生津。故患者连服 9 剂，病情基本好转，服 14 剂后津复热除，精神复平。

——董建华．中国现代名中医病案精粹 [M]．北京：人民卫生出版社，2010.

【病案三】

徐某，女，30 岁，工人，1982 年 10 月 24 日初诊。患者因家庭不和、工作不顺而郁闷已久，近月复受外感，身热头痛。病愈后不久，患者始则烦躁易怒，精神不宁，继则沉默少言，不能睡眠，行动懒乏，似寒无寒，似热无热，衣衫不整，夜不合目，小便黄赤，口苦苔腻，脉微数。

辨证：心肺阴虚证。

治法：滋阴清热、清心安神。

处方：百合 15g，生地黄 18g，炙甘草 9g，淮小麦 30g，大枣 20g，淡豆豉 9g，焦栀子 9g。5 剂。

二诊：患者服上方 5 剂后，烦躁减轻，夜寐渐安，又续服 5 剂，诸症再见减轻，情绪趋于宁静。

后患者按初诊处方又续服 20 余剂，诸症减而病情稳定，已能自行整理衣着，每夜睡眠亦可六七个小时。

按语：《金匮要略·百合狐惑阴阳毒病证治》中所指的百合病为七情郁结，或热病之后心肺阴虚而生内热所致，往往见于热病余邪未清，再是常见于阴不足、阳有余者。此案为热病以后，心肺阴伤，亦可因于情志所伤，液耗而热。此仲景指出百合病之症状"如有神灵者"，再者仲景于《金匮要略·妇人杂病脉证并治》中，有"妇人脏躁，喜悲伤欲哭，像如神灵所作"。可见"如神灵者"是心不能主神明所致。百合病是神形俱病，神志郁结，久而化火，内灼阴液，阴液有损不能濡养脏腑，神无所归，乃出现神志不宁、语言不准、行动感觉异常等失调现象，如幻想、幻觉、思维障碍等，间或出现兴奋、躁动、喜、怒、悲、伤无常，常与脏躁合病。何老视证情，常用百合地黄汤、甘麦大枣汤、栀子豉汤者治之。栀子豉汤见于《金匮要略·呕吐哕下利病脉证治》，原治"下利后，更烦"。这种烦是"按之心下濡，为虚烦"。仲景于《伤寒论》中76、77、78、81条，以及221、228、375等条，也用栀子豉汤，其见证中有"虚烦""下之，而烦热""大下之后，身热不去""心愦愦""烦躁不得眠""心中懊憹"等记载。可见以栀子苦寒泻火，清热除烦，淡豆豉轻散透热，二药为伍，即达清热除烦之功效。三方合用，对百合病之阴伤有热者，实为有效之剂。

——何任，何若苹.中国百年百名中医临床家丛书何任［M］.北京：中国中医药出版社，2001：10.

【病案四】

田某，男，40岁，小学教师，住山东省威武县城西小田庄。1946年夏初诊。其子代诉：患者神志异常半年多。患者教书多年，由于文化水平低，白天在校教书，晚上在家求教于兄长，现学现教。近3年来学生求知心切，但教师的文化水平赶不上学生的需要，思想负担加重，又要竭力学习，渐至精神异常，有时说话很自然，有时语言迟钝。饮食时多、时少、时不用、时能自食、时不能食。生活有时能自理，有时不会自己起床、自己穿衣。半年来，患者经医不少，服药很多，从未见效。治疗经过：所用处方很多，一一阅过，不外乎资寿解语汤、香砂六君子汤、孔圣枕中丹、健忘散之类。现在症状及治疗：无人时患者能自己行动，有人时则不能。饭送到跟前，既不说话，也不吃饭，送饭人退后，自能饮食。面无表情，也不应答，犹如痴呆状。坐待半时许，自言其口干苦，家属捧茶放在桌上，患者不会自饮。此即"欲卧不得卧，欲行不能行，意欲食复不能食，常默默，诸药不能治，身形如和"。舌

　　质绛苔薄白无津，脉微细而数，小便黄赤。

　　辨证：阴虚内热证。

　　治法：润肺清心，益气安神。

　　处方：百合地黄汤合小柴胡汤。百合 30g，生地黄 15g，柴胡 10g，党参 10g，黄芩 10g，半夏 10g，麦冬 12g，甘草 6g，知母 12g。水煎，分 2 次服，先服 3 剂。

　　二诊：患者能以摇头或点头作表示，能自诉其口干苦大减，脉数稍减，遂去小柴胡诸品，守方继服 3 剂。

　　三诊：患者能自诉其病情和原因，遂改用天王补心丹常服，以理善后。

　　按语：百合病在临床中比较少见，症状不一，相当于现代医学的"癔病"。可因大病瘥后，余热未尽而消耗阴液所形成，也可由于七情六欲所伤，津液亏损所导致。此因劳心过度，消耗阴液，得病半年，久治不愈，阴液亦耗，阴虚生内热，故口渴干苦、尿赤、脉微数。"见于阴者，以阳救之，见于阳者，以阴救之"，故用百合润肺清心，益气安神，又加生地黄益心阴，清血热，借麦冬滋阴养液，生津止渴，并能通行十二经脉以润五脏，还配以养阴清热、除烦止渴的知母，兼利小便。小柴胡汤治头眩、口苦咽干，退少火之热，并通调津液。口苦是胆汁乘少火之势上升于口，半夏有降逆下气之功，此证用之，仿麦门冬汤方意。在大剂量清润药物中，则不嫌其燥，反能促使养阴清润之药尽快发挥其润肺清心、益气安神的作用。其方主药在百合，除润肺清心外，还能引阳入阴，使人安寐。百合乃草木中有情之物，性能清热消郁，解脑髓之痹，补元气之虚，故用以为百合病之主药。脑髓痹，则不能支配百节，故欲卧不得卧、欲行不能行等。百合消除脑髓之痹，使百脉通，恢复了神明之府的正常功能活动，元神则能自主，正如《内经》中所云："主明则下安。"最后用天王补心丹以理善后。此病愈后，患者重返教学岗位，追访多年无复发。

　　——罗增刚、张明锐等．李凤翔临证经验集 ［M］．北京：学苑出版社，2007：1.

三、辨证治疗特点

(一)辨证要点

1. 病因病机

百合病起于情志不遂,平素情志不遂,遇外界精神刺激,致心肺阴虚,内热躁扰,神明主宰无权,治节施行失利。本病多见于热病后期,余热未尽或情志不遂,五志化火伤阴。辨别百合病的主要依据有两点,其一是心肺阴虚内热扰动心神,而引起的精神恍惚,饮食、行为失调等症状;其二是阴虚内热所致的口苦、小便赤、脉微数。病机主要是心肺阴虚内热,治疗以清养、滋润为原则。

2. 病位

百合病病位主要在心、肺,是一种心肺阴虚内热的疾病。心主血脉,肺主治节而朝百脉,心肺正常,则气血调和而百脉皆得其养。如心肺一病,则百脉皆病,所以"百脉一宗"之"宗",实际上是指心肺。

3. 病性

百合病以阴虚为主,兼有内热,虚实夹杂,多属虚多邪少之证,其属阴虚内热者,养阴则热自退,若误认为实热而发汗,则重伤其阳,故为逆治。同样,寒证多属阳虚内寒,扶阳则寒自解。如误认为实寒而用攻下法治疗,则更伤其阳,此亦为逆治。因此,治疗百合病应"见阳救阴,见阴救阳",亦即调和阴阳,使阴阳恢复平衡状态,则其病可愈。

(二)临床用药特点及配伍规律

1. 用药特点

在治疗上,百合病虽有虚火,但非大虚,不宜用滋腻及峻补之品,应重用平和的滋补品,旨在滋阴清热,益气化瘀,常用药物有:百合、生地黄、知母、天花粉、赭石、牡蛎、滑石等。常用方剂:百合地黄汤、百合知母汤、逍遥散等。

2. 配伍规律

常用药对:百合-生地黄、百合-知母等。百合、生地黄合用,百合甘,微寒,补虚清热,养肺阴而清气分之热,善"解利心家之邪热则心痛自瘥"

（《神农本草经疏》），解郁而清心安神，为安神定惊、治疗精神类疾病之要药；生地黄甘，苦寒，入心肝肾经，养肝肾之阴而清泻伏热，补肾水而亢制心火，交通心肾而清热安神，"其补阴补血之功，气味和平，凡脏腑之不足，无不可得其滋养"（《本草正义》）。阴得养而热得清，百脉调和，其病自愈。百合、知母合用，百合性味微寒，具有养阴润肺、清心安神的功效；知母性寒味苦甘，具有清热泻火、生津润燥的功效，两药配伍，一润一清，一补一泄，共奏清热润肺、宁心安神之效。

第十七节　虚劳

一、古代名医临床病案

【病案一】

伊芳，劳伤急怒，吐血二者，皆治在肝络，医者不识，见血投凉，以致胃口为苦寒。二十岁所伤残，脾阳肾阳，亦为苦寒滑润，伐其生发健运之常，此腹痛晨泄不食，脉沉弦细之所由来也。处方：莲子（去心）五钱，芡实三钱，白扁豆钱半，冰糖三钱，茯苓块三钱，广皮炭一钱，人参一钱。缓缓多服为宜。

——清·吴鞠通《吴鞠通医案》

按语：本案为三焦俱损，治疗上先建中焦，因补土可以生金，肾关之虚，亦要仰赖于胃关矣。遂以补后天以滋养先天，方能获效。

【病案二】

抚顺一童，九岁，因有外感实热久留不去，变为虚劳咳嗽证。证候：心中常常发热，有时身亦觉热，懒于饮食，咳嗽频吐痰涎，身体瘦弱。屡服清热宁嗽之药，即稍效病仍反复，其脉象弦数，右部尤弦而兼硬。诊断：其脉象弦数者，热久涸阴血液亏损也。其右部弦而兼硬者，从前外感之余热，犹留滞于阳明之腑也。至其咳嗽吐痰，亦热久伤肺之现象也。欲治此证，当以清其阳明余热为初步，热清之后，再用药滋养其真阴，病根自不难除矣。处方：生石膏（捣细）两半，大潞参三钱，玄参五钱，生怀山药五钱，鲜茅根三钱，甘草二钱，共煎汤一盅半，分两次温饮下。若无鲜茅根时，可用鲜芦根代之。

复诊：将药煎服两剂，身心之热大减，咳嗽吐痰已愈强半，脉象亦较前和平。处方：生怀山药一两，大甘枸杞八钱，生怀地黄五钱，玄参四钱，沙参四钱，生杭芍三钱，生远志二钱，白术二钱，生鸡内金二钱（黄色的捣），甘草钱半，共煎汤一盅温服。效果：将药连服三剂，饮食加多，诸病皆愈。

——清·张锡纯《医学衷中参西录》

按语：本案患儿曾受外感，热入阳明。纯用甘寒之药清之，致病愈之后犹有余热稽留脏腑，久之阴分亏耗，浸成虚劳咳嗽证。予白虎加人参汤，以玄参代知母，生山药代粳米，又加鲜茅根。阳明久郁之邪热，非白虎加人参汤不能清之，为其病久阴亏，故又将原方稍加变通，使之兼能滋阴。加鲜茅根，取其具有升发透达之性，与石膏并用，能清热兼能散热。复诊时症已大减，其外邪之热已清，再用药专滋其阴分，使得阴分充足自能尽消其余热也。

陆九芝谓："凡外感实热之证，最忌但用甘寒滞泥之药治之。其病纵治愈，亦恒稽留余热；永锢闭于脏腑之中，不能消散，致热久耗阴，浸成虚劳，不能救药者多矣。"遇此等证，其虚劳不至过甚，且脉象仍有力者，治以白虎加人参汤，复略为变通，使之退实热兼能退虚热，皆可奏效。

【病案三】

匡左，头眩耳鸣，心悸少寐，遗泄频频，神疲肢倦。脉象尺部细弱、寸关虚弦，舌质淡红。处方：大生熟地各三钱，粉丹皮钱半，生石决四钱，左牡蛎四钱，茯神三钱，淮山药三钱，炙远志一钱，炒枣仁三钱，潼蒺藜三钱，北秫米三钱（包），生白芍二钱，白莲须钱半，三才封髓丹三钱（清晨淡盐汤送下）。

——明·丁甘仁《丁甘仁医案》

按语：匡某平日诵读劳伤乎心，房帏劳伤乎肾，病机为阴虚于下，阳升于上。诊为虚损。予育阴潜阳、交通心肾之法，方可奏效。

二、现代医家临床验案

【病案一】

患者甲，女，29岁，2017年8月15日初诊。患者倦怠乏力3个月余。患者长期精神压力大，急躁易怒，过度劳累，生活不规律，饮食不节，3个月前出现倦怠、乏力，易疲劳，纳差，面色萎黄，体重下降5kg，月经前乳房胀痛，月经量少，其间曾服用黄芪颗粒、生脉饮不效，近日上述症状加重，遂来本院就诊。现症：神清，精神不振，面色萎黄，身体消瘦，倦怠乏力，四肢困倦，二便可，舌质偏红，苔薄白，脉细弦。

辨证：虚劳之气血不足，脾虚肝郁。

治法：补益气血，健脾疏肝。

处方：太子参 12g，当归 10g，陈皮 10g，竹茹 12g，茯苓 15g，炒麦芽 20g，炒山楂 15g，焦神曲 10g，炒鸡内金 20g，炒莱菔子 15g，青皮 10g，郁金 10g，连翘 10g，炒枳实 10g，厚朴 12g，甘草 6g。10 剂，每日 1 剂，分早晚 2 次温服。

2017 年 8 月 26 日二诊：患者自诉服药后倦怠，乏力症状较前好转，纳差消失，近日稍有入睡困难，舌淡红，苔薄白，脉沉细。药用原方加酸枣仁 15g，茯神 12g。10 剂，每日 1 剂，分早晚 2 次温服。

2017 年 10 月 27 日三诊：上述症状均明显改善，患者舌淡红，苔薄白，脉细。处方：原方 30 剂，上药共为细末，炼蜜为丸，早晚各 10g 口服，长期服用以巩固治疗，为其善后。

按语：本案患者为青年女性，长期精神压力大，情志不畅而致肝气不舒，导致经前乳胀、月经不调，又因平素生活不规律，过度劳累，暗耗气血，常饮食不节损伤脾胃，气血生化无源，日久而致虚劳，结合舌质偏红、苔薄白、脉细弦，诊断为虚劳，辨证为肝郁脾虚证，以疏肝理气、健脾益气为法。方中重视调肝，加青皮、郁金使肝气得舒，全身气机条畅，以利生化气血；加保和丸加减使气血生化有源，故而疗效甚佳。

【病案二】

患者男，56 岁，2003 年 4 月 22 日初诊。患者体倦乏力半年余，自诉半年前因与同事发生纠纷，致心情不舒，纳呆，食后胃脘不适，经服用中药治疗（用药不详）后，症状有所缓解。后又因情绪波动，出现烦躁，饮食少，食后胃脘不适。又经不断服用中药治疗后，病情变化不明显。现体倦乏力，饮食少，食后胃脘不适，大便稀，日 2～3 次，伴时嗳气，睡眠可，舌淡，苔薄白，脉弦弱。

辨证：虚劳之肝郁脾虚证。

治法：疏肝解郁，健脾益气。

处方：逍遥散合四君子汤加减。人参 10g，生黄芪 25g，当归 9g，茯苓 9g，炒白术 9g，炒白芍 9g，柴胡 6g，香附 6g，炒栀子 6g，砂仁 6g，甘草 3g。

6 剂，水煎服。嘱忌辛辣、腥膻，保持心情舒畅，避免劳累过度。

二诊：患者药后饮食稍有好转，食后胃脘不适、嗳气、心情烦躁减轻，但仍体倦乏力，大便稀，日 2～3 次，睡眠可，舌淡，苔薄白，脉弦弱。患者饮食好转，食后胃脘不适、嗳气、心情烦躁减轻，说明肝郁状态有所缓解，脾失健运有好转之势，肝郁化火现象有所减轻。仍体倦乏力与大便稀，表明脾之运化功能仍不正常，水湿不得有效运化，四肢百骸不得养。舌淡苔薄白为虚象，脉弦弱为气虚肝郁之象。仍以疏肝解郁、健脾益气为基本治法。处方：人参 10g，生黄芪 25g，当归 9g，茯苓 9g，炒白术 9g，炒白芍 9g，柴胡 6g，香附 6g，炒栀子 6g，砂仁 6g，甘草 3g。3 剂。

三诊：患者已服药 9 剂，饮食基本正常，心情烦躁消失，食后胃脘不适、嗳气继续减轻，体倦乏力、大便稀减轻，睡眠可，舌淡，苔薄白，脉弦弱。分析其脾气运化功能基本恢复，肝郁化火病机基本缓解。基本治法不变，上方去栀子以防止寒凉伤阴，加佩兰以加强化湿之力。处方：人参 10g，生黄芪 25g，当归 9g，茯苓 9g，炒白术 9g，炒白芍 9g，柴胡 6g，香附 6g，佩兰 6g，砂仁 6g，甘草 3g。3 剂。

四诊：患者服药后，食后胃脘不适、嗳气基本消失，体倦乏力、大便稀症状逐渐减轻。表明脾之运化功能逐渐得到恢复。仍以疏肝解郁、健脾益气为基本治法。上方去黄芪、佩兰。处方：人参 10g，当归 9g，茯苓 9g，炒白术 9g，炒白芍 9g，柴胡 6g，香附 6g，砂仁 6g，甘草 3g。6 剂以善其后。

按语：本案系由郁怒伤肝，肝气不舒，木不疏土，脾之运化失常而引起。脾失健运，饮食水谷不得有效运化，则出现饮食少、食后胃脘不适、时有嗳气等症状。脾主肌肉四肢，日久四肢百骸不得养，则出现体倦乏力、面色萎黄。肝郁日久化火，则情绪烦躁。因此，肝郁脾虚，兼有化热之象是本病的基本病机。根据此病机，以疏肝解郁、健脾益气为基本治法。方用逍遥散合四君子汤加减。方中人参、茯苓、白术健脾益气；黄芪加强益气之功；柴胡疏肝解郁；配香附加强理气之功；当归、白芍滋阴血以柔肝阴，以防止肝气疏散太过；栀子性凉以清心除烦；砂仁健胃消食；甘草调和诸药。全方共奏疏肝解郁、健脾益气之效。

——马月香．虚劳治验［J］．山东中医杂志，2010，29（8）：572-573.

【病案三】

程某，男，38 岁，2018 年 12 月 14 日初诊。患者诉 5 年前出现气短，平素压力大，影响睡眠，腰及其以下痛，手心热，或伴出汗。纳可，大便日2～3行，多稀，有内痔，头皮屑多，面呈萎黄色，脉濡，舌红，苔白。

辨证：心脾两虚，胸阳不振。

治法：健脾养心，通阳散结。

处方：归脾汤合瓜蒌薤白半夏汤加味。党参12g，炒白术10g，炙黄芪20g，当归12g，炙甘草8g，茯神12g，炙远志6g，炒酸枣仁12g，广木香10g，龙眼肉12g，大枣24g，生姜20g，全瓜蒌15g，薤白10g，法半夏10g，女贞子15g，墨旱莲15g，制何首乌15g，杜仲20g，川续断15g，独活10g，制香附15g，白茅根15g，防风10g，苦参10g，焦山楂15g。10剂，每日1剂，水煎分3次温服。

患者药尽复诊，诉眠稍佳，腰部舒适，余同上。守上方续进10剂以巩固疗效。

按语：患者平素压力较大而劳心伤脾，气血耗伤。心脾两虚则睡眠不佳，脾失健运则气血不足，不能上荣于面，故面色萎黄。脾为生痰之源，肺为贮痰之器，脾虚湿困则大便溏薄，湿聚成痰，痰浊阻滞，上贮于肺，则肺失宣降，故气短；脾不统血，血虚生风，则头皮屑多；脾病日久传肾，肾气虚衰，不能纳气，亦可见短气，且腰及其以下痛。因脾胃为后天之本，肾为先天之本，补脾虚以防传肾，投归脾汤以补养心脾，加女贞子、墨旱莲、制何首乌、杜仲、川续断以补益肝肾。除补肝肾之虚外，另合瓜蒌薤白半夏汤通阳散结，行气祛痰，振奋心肺阳气，使心肾互济，并金水相生。另加独活、防风、苦参祛风除湿止痛，制香附、焦山楂行气解郁，调和肝脾，以祛兼夹之实。患者复诊时睡眠、腰痛均有好转，故守方续治以资巩固。

——王博康，陈国权．陈国权治疗虚劳验案举隅［J］．国医论坛，2020，35（1）：62－63.

【病案四】

夏先生，10月6日初诊。患者症见面色枯萎、手足冷，舌有虚象，咳三个月不瘥。肺叶已焦，爪下色紫，血行已失常度，难治。

处方：炙紫菀3g，天冬、麦冬各9g，炙桑白皮3g，炙款冬花3g，杏仁9g，芦根4寸，当归身9g，炙甘草1.8g，川贝母9g。

10月9日二诊：患者肺痿，面色枯萎，爪下血色紫，脉无胃气，其病已成，无能为力。处方：天冬、麦冬各9g，瓜蒌皮4.5g，炙甘草1.8g，薏苡仁

9g，人参须3g，炙桑白皮3g，当归身9g，杏仁9g。

10月11日三诊：患者肺痿已成，药后觉瘥，瘥亦不足言。此病为程甚远，须三五个月方小效，转瞬立春，须急起直追方可幸免。处方：天冬、麦冬各9g，炙紫苏子9g，炙桑白皮3g，杏仁9g，川贝母、浙贝母各9g，炙紫菀3g，炙款冬花3g，橘络4.5g。

10月14日四诊：患者脉躁疾，面色枯萎，舌边光，近更脚肿。本病最忌脚肿，是不能治，勉强用药，亦无大效。处方：天冬、麦冬各9g，杏仁9g，川贝母9g，炙紫菀4.5g，人参须3g，炙甘草1.8g，炙款冬花3g。

按语：本案患者面色枯萎，咳3个月，舌有虚象，为津枯肺焦；手掌鱼际处瘦削，则人身瘦羸可知；更兼爪下色紫，是阴虚血燥；手鱼际冷为卫阳亦虚。治疗当以滋阴润肺生津为主。二冬滋阴润肺，生津降火；炙紫菀、款冬花、川贝母润肺化痰止咳；桑白皮、杏仁降气止咳平喘；芦根清肺热，治肺痈；当归身养血，甘草调和。二诊见脉无胃气，当是细数无力。胃为气血生化之源，人本胃气以生，有胃气则生，无胃气则死，故曰"难治"。加参须益气生津止渴，薏苡仁以健脾，瓜蒌壳清肺化痰，宽胸散结。三诊患者虽小瘥，阴虚难调，故言"此病为程甚远"，仍须以滋补肺阴为主，兼以化痰降气，故加紫苏子、桑白皮、橘络。四诊见脚肿，为肺病传肾，气化失司，水饮内停；脉躁疾、舌边光，是阴液虚竭，胃气已绝，故言"不能治"，勉为用药。治以滋阴润肺化痰。

——陈沛沛，杨杏林．恽铁樵病案［M］．上海：上海科学技术出版社，2009．

三、辨证治疗特点

（一）辨证要点

1. 辨五脏气血阴阳

虚劳又称虚损，可由多种原因所致，是以脏腑亏损、阴阳气血不足为主要病机的多种慢性衰弱证候的总称。历代医家对虚劳有不同的认识，如《素问·通评虚实论》说："精气夺则虚。"可谓是对虚证的经典性概括，而《素问·调经论》进一步将虚证分为阴虚和阳虚，有"阳虚则外寒，阴虚则内热"的临床表现。《金匮要略·血痹虚劳病脉证并治》首先提出"虚劳"病名，在治疗上注重温补。《难经·十四难》提出："损其肺者，益其气；损其心者，调其荣卫；损其脾者，调其饮食，适其寒温；损其肝者，缓其中；损其肾者，益其精，此治损之法也。"后世医家对虚劳病的认识也大多没有超出脏腑气血虚损之藩篱，如李东垣《脾胃论》治虚劳，重视脾胃，长于甘温补中。朱丹溪《丹溪心法》强调肝肾，善用滋阴降火。张景岳《景岳全书》重视阴阳互根理论，善于阴中求阳、阳中求阴。《理虚元鉴·治虚有三本》则指出："治虚有三本，肺、脾、肾是也。肺为五脏之天，脾为百骸之母，肾为性命之根。"正如《杂病源流犀烛·虚损痨瘵源流》说："五脏虽分，而五脏所藏无非精气，其所以致损者有四，曰气虚，曰血虚，曰阳虚，曰阴虚。"虚劳的证候虽多，但总不离乎五脏，而五脏之辨，又不外乎气、血、阴、阳。故对虚劳的辨证应以气、血、阴、阳为纲，五脏虚候为目。虚损往往首先导致某脏气、血、阴、阳的亏损，由于气血同源，阴阳互根，五脏相关，一虚渐致两虚，一脏受病累及他脏，使病情趋于复杂和严重。而五脏又各有阴阳气血，在生理和病理方面有各自的特殊性，五脏阴阳气血的损伤各有不同的侧重点。一般来说，气虚以肺、脾为主，但病重者常可影响心、肾；血虚以心、肝为主，并与脾之化源不足有关；阴虚以肾、肝、肺为主，涉及心、胃；阳虚以脾、肾为主，重者易影响到心。

2. 辨兼夹证

虚劳一般病程较长，辨治时应注意有无兼夹证。第一，因病致虚、久虚不复者，应辨明原有疾病是否继续存在。如因热病、寒病或瘀结致虚者，原发疾病是否已经治愈。第二，有无因虚致实的表现。如因气虚运血无力形成瘀血；脾气虚不能运化水湿，以致水湿内停等。第三，是否兼外邪。虚劳之人由于卫外不固，易感外邪为患，且感邪之后不易恢复，治疗用药也与常人感邪有所不同。

（二）临床用药特点及配伍规律

1. 用药特点

以气、血、阴、阳为纲，五脏虚候为目。用药方面，根据"虚则补之""损者益之"的理论，以补益类中药为主，故在治疗上多注重健脾益气。常用人参大补元气，兼以茯苓、白术健脾。在进行补益的时候，一是必须根据病理属性的不同，分别采取益气、养血、滋阴、温阳的治疗方药；二是要密切结合五脏病位的不同而选方用药，以加强治疗的针对性。据统计，治疗虚劳的药物在归经上入脾胃经的最多，其次是入肺、大肠经。在药性上使用最多的是性平、温的药物。

2. 配伍规律

补血需兼补气：血为气之母，故血虚均会伴有不同程度的气虚症状，所以补血不宜单用补血药，应适当配伍补气药，以达到益气生血的目的。正如《脾胃论》说："血不自生……须得生阳气之药，血自旺矣。"黄芪、人参、党参、白术等药，为常选用的益气（进而生血）之药。

在补阴补阳中，注意阴阳互根：正如《景岳全书·新方八略》说："善补阳者，必于阴中求阳，则阳得阴助而生化无穷；善补阴者，必于阳中求阴，则阴得阳升而泉源不竭。"张景岳所制滋肾阴的左归丸及温肾阳的右归丸正体现了这一治疗原则。两方的大部分组成药物相同，均有补阳的菟丝子和鹿角胶，左归丸中有龟甲胶滋阴，而右归丸中则有桂、附温阳。即是取其"阴中求阳"和"阳中求阴"之意。

第十八节　汗证

一、古代名医临床医案

【病案一】

薛立斋治一妇人，素清苦，因郁怒，患游风，晡热内热，自汗盗汗，月经不行，口干咽燥。此郁气伤脾，乃以归脾汤数剂，诸症稍退。后兼逍遥散，五十余剂而愈。

——清·魏之琇《续名医类案》

按语：本案患者因忿郁恼怒，致肝脾二经风热血燥而"患游风，晡热内热，自汗盗汗"。其"自汗盗汗"为肝木郁而化火，肝火炽盛，伤及脾土，逼津外泄所致；"月经不行"因脾郁伤而血耗损；"口干咽燥"为肝火炽盛，津液灼伤。薛己提出对"脾郁而不行者，解而补之"，治以健脾养心、疏肝解郁的治疗方法，因此本案郁证性自汗盗汗，可用归脾汤及逍遥散合用来解脾经血燥及血郁。归脾汤可"解脾郁生脾气"，脾气复则清苦消、月经行、口咽润，继以逍遥散"清肝火生肝血"，肝血生则游风去、晡热去而汗止。同时，运用归脾汤、逍遥散治疗郁证性自汗盗汗，在多本古籍中均有记载，如龚廷贤《寿世保元·虚劳》、俞震《古今医案按》、罗美《古今名医汇粹》、王肯堂《证治准绳·类方·虚劳》、魏之琇《续名医类案》、王绍隆《医灯续焰·劳极脉证第五十一》等。

【病案二】

脾虚湿热熏蒸，自汗频频不已，面戴阳色，心下怔忡，经来不能应月盈亏，饮食迟于运化。缘过劳神思，建中为主，上肉桂、大白芍、炙甘草、饴糖、生姜、大枣。

——清·蒋宝素《问斋医案》

按语：本案患者因"过劳神思"，损伤脾气，脾气不足而发热汗出。思则气结，患者过思损伤脾气，使得"饮食迟于运化"而造成湿热熏蒸于内，出现"自汗频频不已，面戴阳色"，此亦为中虚胆逆，土木两枯，相火外泄之象。脾虚不运，饮食不消，精微不化气血，气血亏少，故而"心下怔忡，经来不能应月盈亏"。治当培补中气，调和阴阳。待中气建立，阴阳平衡，则发热汗出自退，此王旭高所谓"土厚火自敛也"。小建中汤为桂枝汤倍芍药加胶饴组成，方中重用饴糖温中补虚，和里缓急；肉桂温阳散寒；芍药和营益阴；炙甘草、姜枣调中益气。诸药合用，共奏温养中气、调和营卫之功。阴寒散，阴能与阳和，则阳不以其热独行，则热休汗止。

【病案三】

大儿，年十三，时值深秋，感寒壮热，头眩胸闷，不思食。延医治六七日，始尚无汗，继乃合目大汗，湿枕而热益壮，大便不远，势甚委顿。予惶急无措，欲另更医，转念数日来业为医误，与其胆怯，易若安定心神自为之？因解馆回，熟为审视。舌白，壮热，汗湿发枕，眠时露睛，虽七日不更衣，而胸腹间不拒按，亦无所苦，但觉烦闷，脉象洪大无伦，重按软弱无力。因念禀赋素弱，医乃重虚其表，里正气益不支，此为虚证，似表面非也。爰用补中益气汤去柴胡减升麻，加煨葛根五分，全从阳明以扶正化邪，一剂汗收神爽，二剂热净身安。

——清·杨毓斌《治验论案》

按语：本案患者乃外感治疗不当后出现的气虚高热大汗。患者表虚外感，医者过发其汗，津液大泄，伤及脾胃，清阳下陷，元气不足导致阴火上冲，上干心神而高热汗出烦躁，故见"壮热，汗湿发枕，眠时露睛……烦闷，脉象洪大无伦，重按软弱无力"。阴火上冲，耗散元气，发为虚热，"舌白……胸腹间不拒按，亦无所苦"，提示此非阳明腑热汗出所致的烦躁。李东垣言："惟当以辛甘温之剂，补其中而升其阳……盖温能除大热，大忌苦寒之药泻胃土耳。今立补中益气汤。"清代医家杨毓斌尊东垣之旨，根据"内伤热中证"的发病机理，选用补中益气汤，以参、芪、术、草等益气补中，葛根助黄芪升举下陷之阳气，并除肌热，虑脾胃元气已伤，柴胡、升麻性寒，故去柴胡、减升麻。总以甘温之药补益脾胃，脾胃之阳升，元气充沛，阴火方能降敛而安其位，故而"一剂汗收神爽，二加热净身安"。

【病案四】

齐大哥十一月间，因感寒邪，头项强，身体痛，自用灵砂丹四五粒并服以酒引下，遂大汗出，汗后身轻。至夜，前病复来，以前药复汗，其病不愈，复以通圣散发汗，病添身体沉重，足冷而恶寒。是日方命医，医者不究前治，又以五积散汗之。翌日，身重如石，不能反侧，足如冰，冷及腰背，头汗如贯珠，出而不流，心胸躁热，烦乱不安，喜饮冷，西瓜、梨柿冰水之物，常置左右，病至于此，命予治之，诊得六脉如蛛丝，微微欲绝，予以死决之。主家曰："得汗多矣，焉能为害？"予曰："夫寒邪中人者，阳气不足之所致也，而感之有轻重，汗之者岂可失其宜哉。"仲景曰："阴盛阳虚，汗之则愈。"汗者，助阳退阴之意也，且寒邪不能自出，必待阳气泄，乃能出也。今以时月论之，大法夏月宜汗，此大法焉。然并以太过为戒，况冬三月闭藏之时，无扰乎阳，无泄皮肤，使气亟夺，为养藏之道也；逆之则少阴不藏，此冬气之应也。凡有触冒，宜微汗之，以平为期，邪退乃已，急当衣暖衣，居密室，服实表补卫气之剂，虽有寒邪，弗能为害，此从权之治也。今非时而大发其汗，乃谓之逆，故仲景有云："一逆尚引日，再逆促命期。"今本伤而汗，汗而复伤，伤而复汗，汗出数回，使气亟夺，卫气无守，阳泄于外，阴乘于内，故经云："独阳不生，独阴不长，不死何待。"虽卢扁亦不能治之活也。是日，至夜将半，项强身体不仁，手足搐急，爪甲青而死矣。《金匮要略》云："不当汗而妄汗之，令人夺其津液枯槁而死；今当汗之，一过亦中绝其命，况不当汗而强汗之者乎。"

　　　　——元·罗天益《卫生宝鉴》

按语：本案患者为误治亡阳所导致的汗出不止，见"头汗如贯珠，出而不流"，虚阳上扰心神，见"心胸躁热，烦乱不安"。外邪侵犯人体，太阳首当其冲，欲要祛除太阳经之邪气，最有效、快捷的方法是使用汗法，但需汗出有度，方可使邪去而正不伤。虽未述灵砂丹之组成，然据其反应，可知为重汗之剂，又以通圣散、五积散继以汗之，发汗太过，损失阴津，使气随津脱，进而耗损阳气，然汗出太过当有亡阳之险，正如喻嘉言所论"太过则邪未解而先扰其营，甚则汗不止而亡阳"。阳气耗散过甚，导致虚阳上扰心神，出现衰阳欲躁扰而不能。阳气已虚，则阴寒转盛，又见"项强身体不仁，手足搐急，爪甲青而死矣"。治当急以回阳救逆，调补心肾，用药主以辛热扶阳之品，如四逆辈类。

二、现代名医临床医案

【病案一】

周某，男，29 岁，2004 年 7 月 10 日初诊。患者自汗 4 个月，平素性急易怒，喜冷饮，汗出，神疲乏力，纳少，口燥咽干，阴囊潮湿，小便赤涩，大便难，舌边尖红，苔少，脉弦。

辨证：肝郁抑脾，心肾不足。

治法：疏肝健脾，益肾宁心。

处方：丹皮逍遥散合玉屏风散加减。牡丹皮、栀子、柴胡、枳实、白芍、焦白术、防风、苍术、炙甘草各 15g，黄柏 10g，白茅根 20g，煅牡蛎 30g，茯苓、黄芪各 40g，7 剂。

二诊：患者诸症皆减，舌淡苔白，脉弦缓，上方去黄柏加木瓜 15g，7 剂。

三诊：患者服药后上症减大半，偶头晕，舌淡苔白，脉沉缓，上方加石菖蒲 20g，远志 10g，10 剂。

患者服药后病愈，随访未复作。

按语：本案患者为肝郁乘脾，气郁化热而自汗出。患者性急易怒，肝失疏泄而化热，迫津外泄，阴津愈耗，郁热愈炽则汗出愈甚；肝火内炽，伤及津液，故而兼见口燥咽干、小便赤涩、大便难、舌边尖红、苔少、脉弦；湿热蕴于下，故而阴囊潮湿；肝木为病，易传于脾，加之患者平素喜冷饮，伤于脾胃，脾胃虚弱则营卫受损，不能调和而致汗出、神疲乏力。肝脾不和，肝郁化热而迫津外泄是其主要病机，应内外兼治，清敛兼收。疏肝清热、养血健脾以平内之扰，益气固表止汗以调外之虚，予丹皮逍遥散合玉屏风散加减，加牡蛎助收敛固涩之功，苍术、黄柏取二妙之义，兼以白茅根祛下焦之湿热。以上组方，清流洁源，标本兼顾，使郁火解、卫表固、湿热除，汗随之而止。

——韩春艳，宋立群.经方治疗汗证验案举隅［A］.《中华中医药杂志》编辑部.中华中医药学会中医药传承创新与发展研讨会专辑［C］.《中华中医药杂志》编辑部：《中华中医药杂志》编辑部，2007：3.

【病案二】

任某，女，68岁，2010年5月8日初诊。患者头晕、焦虑、失眠伴大汗出1个月余。患者自诉1个月前因家务事生气而出现严重失眠，渐又出现定时头晕不适，每于下午1点左右发作，颜面有发热感，大量出虚汗，伴焦虑，心烦异常，曾在某医院诊为焦虑性神经症，服西药疗效不明显，有痛不欲生之感。刻下症见：精神差，心烦，口干不苦，咽干，口渴，纳可，大便可，小便黄。舌暗红，苔薄黄腻，脉弦细。

辨证：太阳、少阳、阳明合病，枢机不利，营卫不和，热扰心神。

治法：调达气机，清宣郁热，兼调阴阳，和营卫。

处方：柴胡桂枝汤合酸枣仁汤化裁。柴胡、茯神、炒酸枣仁、生姜各30g，清半夏、桂枝、白芍、川芎各20g，黄芩、党参、炙甘草各15g，生石膏45g，大枣9枚（掰开）。5剂，日1剂，水煎，分2次服。

二诊：患者药后定时头晕、心烦、焦虑、出虚汗症状明显减轻，夜可安睡约5小时。上方加大炒酸枣仁量至45g，加生龙骨、生牡蛎各30g，继服15剂，诸症消失。

按语：本案为太少枢机不利，兼阳明内热而汗出。患者体质素虚，因情志抑郁而发病，头晕、心烦、焦虑、虚汗出现有定时，皆在阴阳交替时发作，且发病时有"血弱气尽，腠理开，邪气因入，与正气相搏……休作有时"的少阳中风特征，虽无口苦、咽干、寒热往来等症，但有"休作有时"的枢机不利现象，与"寒热往来"证同，故考虑为小柴胡汤证。另外还有出虚汗等太阳表虚证，心烦、口干、口渴的阳明证。总属枢机不利，营卫不和，热扰心神的虚实夹杂之证，故以柴胡桂枝汤调达气机，宣通内外，运转枢机，清宣郁热，兼调阴阳，和营卫，促使阳入于阴。《金匮要略·血痹虚劳病脉证并治》曰："虚劳虚烦不得眠，酸枣汤主之。"合以酸枣仁汤养阴宁心安神。《神农本草经》谓生石膏："味辛，微寒，主中风寒热，心下逆气，惊喘，口干舌焦，不能息，腹中坚痛，产乳，金疮。"加之以除烦热。二诊加大炒酸枣仁之量在于加强"治烦心不得眠……虚汗"（《本草纲目》引《名医别录》）之力，患者能睡好则诸症减轻。方加生龙骨、生牡蛎意在加强镇心安神之力，加茯神是因其长于宁心安神。本案因辨证较明，故药后效捷。

——毛进军. 经方活用解郁证 [N]. 中国中医药报，2010 - 06 - 04
（4）.

【病案三】

患者，女，59 岁，2017 年 7 月 11 日初诊。患者周身冷汗不止 1 年余，加重 1 个月。患者 1 年前因汗蒸后遇冷风，致周身冷汗不止，夜间汗出明显，浸湿衣被，极度畏风寒，自觉有凉气自内向外冒出，寒战蜷缩，轻微温度变化立感烘热汗出。曾于多家医院就诊，口服调和营卫、益气收敛止汗等类中药，无效。西医疑似诊断为"焦虑症"。近 1 个月患者上症加重，汗出如雨，极度畏风寒，虽覆被加衣，亦不得温，虽时至夏日，仍着厚衣裤，戴口罩，心烦意乱，精神萎靡，口干欲饮，纳可，入睡困难，便溏，日 1 次，舌质淡红，边有齿痕，苔薄白，脉弦细。

辨证：阳气亏虚，卫外不固。

治法：温阳补肾，调和营卫。

处方：炮附子 10g，桂枝 10g，炒白芍 15g，炙甘草 15g，黄芪 25g，砂仁 8g，黄柏 15g，黄芩 15g，黄连 8g，生地黄 10g，熟地黄 10g，山茱萸 20g，龙骨 100g，牡蛎 100g，浮小麦 25g。

患者经服药 1 周后，脘腹渐舒，积食得下，且心情愉快。故以此方加减治疗 1 个月，诸症消退。之后继续诊治 4 个月，病愈。

按语：本案为阳虚卫外不固，营阴外泄所致的汗证。汗为心之液，营阴大泄，伤及心液，心神失养，故而"心烦意乱，精神萎靡"。本案患者年近六旬，阳气亏虚，加之汗蒸后寒气入里，伤阳更甚。阳气不足，卫外不固则汗出，肌肤腠理失于温煦则畏寒。真阳不足，无力摄阴，虚阳外越而烘热汗出。治以扶阳摄阴，阴平阳秘，方能汗出正常。故全方以桂枝加附子汤回阳固表，调和营卫；当归六黄汤加减滋阴固表，泻火止汗；封髓丹补土伏火，调和水火；方加山茱萸、龙骨、牡蛎、浮小麦，增强固表敛汗之效。患者药后汗止，营阴有所补，心神得养，故而"精神好转，气力增加"。全方辨证精确，用药巧妙，立起沉疴。

——高奎亮，李吉彦．白长川从虚实论治汗证经验［J］．环球中医药，2018，11（11）：1725-1727.

【病案四】

林某，女，47岁，职员，2016年10月18日初诊。患者每日面部爆发性汗出1~2次，伴夜间潮热难寐2周。患者自诉近半月来爬楼梯或情绪激动时面颊部、颈部易爆发性汗出，淋漓不尽，持续近15秒，夜间潮热难寐，尤以后背和胁肋部多见，偶有心悸，最近情绪暴躁易怒。口微渴，食可，二便调，舌红苔薄黄，脉弦细。

辨证：肝肾阴亏，虚火上扰。

治法：补益肝肾，滋阴泻火，辅以养心安神。

处方：女贞子30g，墨旱莲30g，仙茅15g，淫羊藿15g，盐黄柏12g，盐知母12g，当归15g，百合10g，甘草20g，浮小麦30g，大枣3枚，炒栀子15g，淡豆豉20g。7剂，水煎服，日1剂。

二诊：患者潮热汗出有所缓解，但依旧情绪急躁，诉健忘严重。继以上方加薄荷6g，合欢皮10g，石菖蒲10g，7剂。

三诊：患者偶有腹胀嗳气，加用紫苏梗10g，7剂。

四诊：患者药尽诸症悉除。嘱咐其保持情志舒畅，平日饮食注意添加莲子、百合等食材。

按语：本案为典型的围绝经期汗证，围绝经期潮热汗出多以肝肾阴虚为核心病机，同时或兼有肝气郁结、心气不足、肾阳亏虚等，故而围绝经期妇女在出现潮热汗出的同时常兼见情绪激动、暴躁易怒、睡眠障碍等不适，常多互相影响。黄苏萍教授认为对围绝经期潮热汗出兼以情绪激动、睡眠障碍时，当治以补肝肾、温肾阳、泻相火、调冲任、养心安神，用药以二至丸补益肝肾，二仙汤泻肾火，调冲任，辅以甘麦大枣汤安心神。黄柏、知母入肾经，泻相火，退虚热而助汗泄；薄荷味辛，性凉，辛善行气疏肝，凉则遏虚火，取其芳香辛散、散热疏肝之功；合欢皮味甘，性平，入心、肝经，善解肝郁，安心神，为悦心安神要药；紫苏梗味辛甘，性微温，可宽胸利膈理气；石菖蒲善入心经，既可开心窍，益心增智，又能安心神，聪耳明目。莲子味甘、涩，性平，入脾、肾、心经，可益心气，补肾气，交通心肾而安神。诸药合用，共奏肝肾同补、滋阴泻火、养神安脏之功。

——刘永进，杜杰勇，黄苏萍．黄苏萍治疗围绝经期潮热汗证临床经验

[J]. 中医药临床杂志, 2017, 29（8）: 1227 – 1229.

三、辨证治疗特点

（一）辨证要点

1. 病因

汗证病因复杂,《伤寒论》中言汗多因外感而致, 且以风、热、湿三邪为主,《丹溪心法·卷三》中指出痰、湿等湿邪是作汗之因, 王清任在《医林改错》中强调:"竟有用补气、固表、滋阴、降火, 服之不效, 而反加重者, 不知血瘀亦能令人自汗、盗汗, 用血府逐瘀汤, 一两付而汗止。"同时, 情志因素亦是引起汗证的因素之一, 具体而言, 汗证可由惊恐、恐惧、忧思等情志刺激引起, 或肝气郁结, 肝火偏旺, 邪热郁蒸, 津液外泄而致汗出增多; 或惊恐过度, 心汗外泄, "惊而夺精"; 或思虑烦劳过度, 使心脾受损, 心不得养, 营不得敛, 则汗液外泄。

2. 病位

汗证为汗液外泄失常的病证, 病位在卫表肌腠, 与肺、肾密切相关, 病理变化或为营卫不和, 卫外失司, 腠理开泄; 或为肺气不足, 肌表疏松, 表卫不固; 或为邪热耗阴, 以致肾阴亏虚, 虚火内生, 阴津被扰, 不能自藏而外泄作汗。另外汗证发生与肝失疏泄、脾胃气虚、阳明腑热等亦有关。临床当紧扣病机, 探明汗证的发病机理以确定病位所在。

3. 病性

一般来说, 汗证以虚者多, 自汗多属气虚不固, 盗汗多属阴虚内热。但肝火、湿热、瘀热、食积等邪热郁蒸所致汗证者, 则属实证。汗证病程久者或病重者会出阴阳虚实错杂的情况, 自汗久则可以伤阴, 盗汗久则可以伤阳, 出现气阴两虚或阴阳两虚之证。

（二）临床用药特点及配伍规律

1. 用药特点

汗证常用药物主要包括补虚类、收敛固涩类, 用药以黄芪、白芍、茯苓、大枣、当归、白术、生地黄等为主, 以益气敛阴, 使气阴得复, 汗出可止。药性以温平为主, 温性药可温阳化气, 温经通络, 对津液亦有固摄作用, 且温性可补，对因虚所致汗出效果尤著。平性药的药性平和，无大热大寒之弊，无重虚重实之嫌，具调养脾胃、益气之功，在治疗汗证时可随症状之虚实灵活变通而不拘谨。药味以甘、苦、辛为主，以甘能补，苦可泄、可燥、可坚，辛可行。药物归经以脾经、心经、肺经为主，以调节五脏功能失常所引起的汗出异常，六腑所占比例较小。根据汗证方剂的古今运用统计，古代医家治疗汗证的常用药物主要类别包括补虚药、清热药、收涩药、解表药、利水渗湿药等，现代医家治疗汗证的常用药物类别主要包括补虚药、收涩药、清热药、解表药、平肝潜阳药等。古今医家认为汗证以虚证为主，或因肺气不足、营卫失调，或因阳气虚微，或因阴血亏虚，故而需循"虚者补之"之理，治疗汗证均重用补气血类、收敛固涩类的药物，补气类以黄芪、甘草、白术多用，收涩类以浮小麦、五味子、麻黄根、山茱萸多用，补血类以当归、白芍、熟地黄多用。

——韩苗苗. 治疗汗证方剂的配伍规律研究［D］. 南京：南京中医药大学，2018.

2. 配伍规律

汗证治疗注重气血阴阳、脏腑虚损，在标本兼顾时更侧重于治本，用药总以补虚为主，辅以收敛固涩、清热解表、平肝潜阳、安神、利水渗湿、活血化瘀、化痰等。在补虚药的使用中，总以补气药为主，治以益气止汗，常用药对有白术－黄芪、甘草－黄芪、白术－甘草，充分体现了在治疗汗证的方剂中重视脾胃的观点。补气药与补血药的常用药对有当归－黄芪、白芍－黄芪、白芍－甘草、当归－甘草。补气药与收涩药的常用药对有浮小麦－黄芪、黄芪－五味子、浮小麦－甘草。以补气药益卫固表，以收涩药敛肺敛汗，是治疗汗证的常用组合。

——韩苗苗. 治疗汗证方剂的配伍规律研究［D］. 南京：南京中医药大学，2018.

第十九节 梦魇

一、古代名医临床医案

【病案一】

汪石山治一女，年十五，病心悸。常若有人捕之，欲避而无所，其母抱之于怀，数婢护之于外。犹恐恐然不能安寐。医者以为病心，用安神丸、镇心丸、四物汤，不效。汪诊之，脉皆细弱而缓，曰：此胆病也，用温胆汤，服之而安。

——清·俞震《古今医案按》

按语：凭兼见之证，辨为肝胆之病。汪案之脉细弱而缓，何以不认作阳气两虚。而心之不寐难瘥，盖心藏神，肾藏精与志，寐虽由心，心赖肾之上交，精以合神，阴能包阳，水火既济，自然熟寐。《内经》谓："阳气满则阳跷盛，不得入于阴。阴虚，故目不瞑。"又云："阴跷阳跷，阴阳相交，阳入阴，阴出阳，交于目锐，阳气盛则瞋目，阴气盛则瞑目。"此是不寐要旨，非肝胆病之不寐也。如人并无外邪侵扰，亦无心事牵挂，而常彻夜不寐者，其神与精必两伤，大病将至，殊非永年之兆。虽投补心补肾之药，取效甚难。即《内经》秫米半夏汤，亦有效有不效，或初效继不效。而病者辗转床褥，必求其寐，愈不肯寐，更生烦恼，去寐益远。慈山先生《老老恒言》云："寐有操纵二法，操者如贯想头顶，默数鼻息，返观丹田之类，使心有所着，乃不纷驰，庶可获寐；纵者任其心游思于杳渺无朕之区，亦可渐入朦胧之境。"此诚慧心妙悟，可补轩岐所不逮。

【病案二】

雷女夜晚难以入睡，服安眠药亦无济于事，偶尔入睡，则乱梦纷纭，因而白昼疲惫不堪，每晚饭后则其精神特别兴奋，此属虚火。川黄连3g，黄芩6g，生白芍18g，阿胶30g（分冲），枣仁18g，茯神18g，鸡子黄2枚（分冲）。二诊：连服五剂，失眠情况已有显著改善，晚上精神不如前之兴奋，头胀，有时昏沉。酸枣仁30g，川芎9g，知母12g，茯神18g，远志9g，清炙甘草3g。

——朱良春.章次公医案 [J].江苏医药，1977（11）.

按语：本案证属阴虚火旺，治以黄连阿胶汤滋阴降火，佐以养心安神。药证相合，收效甚捷。二诊用酸枣仁汤，清肝宁心，安神镇静，更以归脾汤两补心脾，扶助根本。

——孙西庆. 名老中医失眠医案选评［M］. 济南：山东科学技术出版社，2016.

【病案三】

梁男夜难成寐，多梦，心悸，古人以为肝虚，以肝藏魂故也。凡补肝之药，大多有强壮神经之功能。明天麻 9g，杭白芍 9g，稽豆衣 12g，熟地黄 12g，当归身 9g，炙远志 5g，炒酸枣仁 9g，抱茯神 9g，沙苑子 9g，柏子仁 9g，黑芝麻 12g。二诊：寐为之酣，悸为之减，但多梦则如故。熟地黄 18g，当归身 9g，杭白芍 9g，山茱萸 9g，五味子 5g，菟丝子 9g，炙远志 5g，抱茯神 9g，沙苑子 9g，夜交藤 12g，牡蛎 30g。

——朱良春. 章次公医案［J］. 江苏医药，1977（11）.

按语：肝血虚一方面可导致心失供养，另一方面，又可使肝阳偏亢，上扰心神，而发为心悸、失眠、多梦等症。初诊用地黄、白芍、当归、沙苑子、芝麻养肝阴，补肝血；天麻平肝镇静；酸枣仁、柏子仁、茯神、远志养心宁神。古人有"乙癸同源，肝肾同治"之说，故二诊在上方基础上加补肾药，加强强壮调整作用，以巩固疗效。

——孙西庆. 名老中医失眠医案选评［M］. 济南：山东科学技术出版社，2016.

【病案四】

孙熙宇肢节肿痛，痰多呕恶，胸中气不畅达，语言亦不清利，夜梦皆亡人野鬼追陪，精神惨恶，惊恐不安，且汗多不止，饮食减三之二。远近名家，医治逾月不应，敦予为治。诊其脉，左手甚弱，汗多故也。右手滑大，痰饮湿热而然。法当补敛，前医皆作风治而用疏散，泄其元神将成柔痉。予以人参、麦门冬、五味子、白芍药、当归、苡仁、陈皮、石斛、木瓜、甘草、白术、桂枝，服此汗大敛而神思稍清，吐亦止矣。惟饮食不思，夜梦与亡人同游为恶耳。改用人参、黄芪、枸杞子、苡仁、白术各一钱五分，当归、远志、茯苓、木瓜、陈皮各一钱，甘草五分，水二盅入雄猪心血一枚，煎作八分，饮之，四帖乃能睡，始梦生人，不复梦亡人矣。

——清·孙一奎《孙文垣医案》

按语：患者左手脉甚弱，且汗多不止，为心肝气虚，前医发散太过，伤及肝气、心气，故见神魂不安，药用桂枝人参补心肝之阳，当归、芍药补肝脏阴血，同时用麦冬、白术顾护肺阴、脾气，服后气回呕止，但正气仍虚，所以还梦亡人。故二诊加了黄芪、枸杞子加强补肝气肝血之力，又用雄猪心血加强补心血、心阳之力，终收全功。

——王翔．中医肝之我见《内经素问》发微（一）［C］．世界中医药学会联合会国医堂馆社区服务专业委员会成立大会暨学术年会．世界中医药学会联合会，2015.

二、现代名医临床医案

【病案一】

郑某，男，10岁，2003年7月4日初诊。患儿连续3个月在无明显诱因的情况下，夜寐惊乍而起，噩梦频频，口出秽语，难以叫醒，醒后数分钟内不识家人，伴有恐惧、焦虑，每夜发作二三次，影响休息与学习。刻诊：精神倦怠，神情恍惚，烦躁，面赤唇红，大便干，二三日一行，舌质红，苔黄厚腻，脉弦滑。

辨证：胆郁痰扰。

治法：清肝平胆化痰。

处方：拟栀子温胆汤加减。枳实8g，陈皮8g，栀子8g，竹茹12g，清半夏6g，黄连6g，大黄（后下）6g，茯神10g，石菖蒲6g，甘草3g。每日1剂，水煎服。

患儿服上方3剂后，梦魇次数明显减少，夜已能寐。上方加焦槟榔10g，患儿继服3剂，诸症皆愈。

按语：梦魇为中医之病名，其症噩梦离奇，或如有重物压身，常突然惊醒。中医认为本病分虚实两证，虚者多为心血不足，血不养心；实者多为痰火扰心，胆气不宁。而本案正属后者，本证与温胆汤原方主治之"心胆虚怯，触事易惊，梦寐不祥"及"心虚烦闷，坐卧不安"颇相吻合。对于此证，治以清泻痰火，清心安神。常用栀子温胆汤加黄连、莲子心、远志。案中选用枳实行气泻浊，陈皮、半夏理气化痰，竹茹清热化痰除烦，栀子清肝热，黄连泻心火，大黄通便泄热，茯神、石菖蒲化痰安神定志。药证相合，诸症平息。

——王小芸，宋明锁．宋明锁栀子温胆汤治疗儿科疾病举隅［J］．光明中医，2014，29（10）：2055－2057.

【病案二】

张某，女，19岁。患者自述进入高三以来，因学习压力大，精神紧张后开始出现多梦，且多噩梦，似有鬼魅压于其身，意识似清醒却动弹不得，于次日精神恍惚，疲惫不堪。其身材偏瘦，面色萎黄，爪甲淡白，平素月经量少色淡，纳差，时伴腹胀，心悸，二便尚可，舌淡红，胖大，周边有齿痕，苔白，脉弦细。

辨证：心脾气血两虚。

治法：健脾益气，养血安神。

处方：巳时温和灸隐白穴，每次60分钟，每天1次。共治疗36次，梦魇之证已除。

按语：该案患者症状系因脾虚所致气血不足之象，故脾虚为其本。脾为后天之本，气血生化之源，脾失健运，则气血生化乏源，心血无以充养，肝血无以藏，心肝血虚，则神无所藏，魂无所摄，神魂游溢于外，发为梦魇。故治以健脾益气、养血安神为要。隐白穴为脾经井穴，是脾脏经气之源头，位于足大趾末节内侧，距趾甲角0.1寸处。《灵枢·经脉》载："足太阴之脉，起于大指之端……属脾络胃，上膈，挟咽，连舌本，散舌下；其支者，复从胃别上膈，注心中。"故本穴既健脾养血益气，又内通于心，调养心神。《备急千金要方》载："百邪所病者，针有十三穴……针足大指甲下，名曰鬼垒。"鬼垒即为隐白穴，为"十三鬼穴之一"，善治精神类疾患。《百证赋》中亦有"梦魇不宁，厉兑相谐于隐白"的记载。现代医学认为，由于人在一定入睡状态下大脑皮层的运动中枢比感觉中枢先进入抑制状态，或由于外周神经进入抑制状态比中枢神经快，从而造成神志清楚、运动瘫痪的梦魇症。而经全息医学研究，足大趾属脑，通过对其适当的刺激，可以很好地改善脑功能。加之艾灸除具有温阳散寒、活血通络功效外，其本身亦有安神镇静之效。再据中医学瑰宝——子午流注理论，巳时（9：00～11：00），为脾经井穴隐白穴的开穴时间，于此时间段内艾灸隐白穴，可起到事半功倍的效果。

——路延军，张彤．择时艾灸隐白穴治疗脾虚型梦魇验案1例［J］．湖南中医杂志，2015，31（4）：120－121.

【病案三】

周某，男，28岁，1990年5月12日初诊。半年来，患者时常梦见一紫面怪物来掐其咽喉，朦胧中想喊却喊不出，欲动又动不了。本症开始因患者睡觉时以手压胸而引起，近2个月不论采用什么体位皆可发生，而且每周能出现5次左右，素日微感胸闷及腰酸，遍用安神镇静、营养神经等药物俱无寸功。刻诊：除上症外，见其形体瘦弱，眼窝发青，舌淡苔薄白，脉迟涩。心电图示：心动过缓伴心律不齐，左室高电压。

辨证：心脉失养，心肾不交。

治法：交通心肾，化瘀调跷。

处方：六味地黄汤加减。熟地黄、山药各20g，茯苓、丹参各15g，山茱萸、牡丹皮、当归各10g，远志5g。水煎服，每日1剂。

复诊时患者说："服药后，已睡五夜安稳觉了。"因煎药不便，改予六味地黄丸和复方丹参片以善后。

随访8个月，患者未见复发。近日心电图示：大致正常。

按语：魇由噩梦而起，常人即可发生，故此自古鲜有将其按病论治者。然本例患者入睡即魇，梦境相同，不可视为常情。细思患者之疾源于先天肾亏，阴精不能上奉，心脉失养，虚久停瘀所致。但魇症大多发生在寤寐之交的朦胧之际。而人之寤寐本归阴阳跷脉所主，因此，知其病原是在心肾不交的状况下，发展为阴阳二跷经气不相顺接的结果（盖"跷脉者，少阴之别"），因而发生入睡即魇之症。故于处方时，一是用六味地黄汤补肾而调养跷脉，二是取远志交通心肾，进而通调阴阳二跷，三是选丹参、牡丹皮等药以活血化瘀，三者相合，使经气畅通。半载之疾，霍然而愈。

——钮祜禄·斡济. 梦魇治验 [J]. 四川中医，1991（12）：20-21.

【病案四】

孙某，女，38岁，工人，2002年7月3日初诊。患者患梦魇已6年，睡眠中常觉心胸憋闷不能呼吸，行将窒息，呻吟呼喊，把家人吵醒。将其唤醒后，其身出冷汗，惊魂未定，方知是梦。如是者愈发愈频，常二三日一作。患者昼日活动、工作皆可，微觉气短、胸闷，心悸乏力。多年求治，皆云神经症。予安定、谷维素、维生素B_1等，未能取效。诊得脉弦缓。

辨证：心气不足，胸阳不振。

治法：温经复阳，调和营卫。

处方：桂枝加附子汤加减。炮附子 12g，桂枝 12g，炒白芍 12g，炙甘草 7g，大枣 4 枚，茯苓 15g，浮小麦 30g。7 剂。

7 月 10 日二诊：自服药后，患者未再出现梦魇，精力较前为佳。继服上方 14 剂。

患者服药 14 剂后症除，脉力增。告其已愈，可停药。

按语：魇出自《肘后备急方》，属魂魄不守，亦有虚实之分。此患者素脉缓，平日气短、胸闷、心悸、乏力，故诊为心气不足，胸不振，予桂枝加附子汤壮其心阳，心阳足则梦魇自除。

——李士懋，田淑霄. 平脉辨证相濡医案［M］. 北京：中国中医药出版社，2015.

三、辨证治疗特点

（一）辨证要点

1. 病因

梦魇的病因主要为外受惊恐，内伤心气，心神不宁，发为梦魇；或因年龄较小，不谙世事，而突遇、突闻、突见已所不知的怪诞事物、声音、图像等。诸多原因导致惊自外来，日间有所见闻，感之于心而于夜寐之中触发怪梦，扰乱神明，恍惚惊怖，发为梦魇；或素有痰饮内停，或饮食不节，或谋虑不遂，或郁怒不解，气机逆乱，火动于内，热扰神明，或热伤阴血，心血暗耗，神失所养，皆可发生梦魇。

《素问·脉要精微论》曰："阴盛则梦涉大水恐惧……阴阳俱盛则梦相杀毁伤……下盛则梦堕……长虫多则梦相击毁伤。"这是《内经》对梦魇的病因病机和症状进行的阐述。

《普济方》曰："凡人其寐也魂交，其觉也形开。若形数惊恐，离形骸，故魇不得寤以致死。必须人助唤，并以方术治之乃苏。若在灯光前魇者，是魂本由明出，唤之无忌。若在夜暗处魇者，忌火照，火照则魂不复入。乃至于死，又人魇须远呼，不得近而急唤，恐神魂或致飞荡也。"这阐述了梦魇是由于外受惊恐，心神被扰所致。《普济方》强调惊恐愤郁，七情致病；《证治准绳》认为系神虚气浊而发病；《备急千金要方》指出"凡人常卧，不宜仰卧，以手覆心上必魇"，主要指出睡姿不当易发生梦魇。现代医家临证发现，往往是外受惊恐，或痰饮内停，或饮食不节，或思虑过度，或情志不遂，心血耗伤，心气不足，发为梦魇。

——王亚威，侯安会．梦魇发病机制的中西医结合探讨［C］中国睡眠医学论坛．2009；尹绍锴，于海波．针刺治疗梦魇［J］．深圳中西医结合杂志，2016（10）：63－64.

2. 病位

梦魇病位主要在心、肝。《备急千金要方》主张梦魇为心气虚、心实热及虚损所致；《普济本事方》指为肝经因虚，邪气袭之；《医宗必读·恐》云："魂藏于肝，肝藏血……衄血多，则魂失养，故交睫即魇。"可见肝不藏血，魂无所居，于是发生梦魇。

3. 病性

梦魇临床常见正虚邪实或虚实夹杂。虚多为脏腑气血亏虚，实多为痰热血瘀之邪。

（二）临床用药特点及配伍规律

1. 用药特点

治疗梦魇的常用药物有益气、养血、清心、安神、疏肝、利湿、滋阴类。滋阴之品如酸枣仁、生地黄等使肝血得以贮藏，魂入肝则寐，从古沿用至今。现代药理已证明酸枣仁等确有促眠效果。除重养血滋阴清热外，兼以开窍、利水渗湿等药治疗失眠，使肝血、肝阴得调，肝血舍魂，魂安入肝则寐。

——杨健，谷峰．"肝藏血，血舍魂"与睡眠障碍辨治［J］．实用中医内科杂志，2019，33（3）：63－65.

2. 配伍规律

治疗梦魇的方剂配伍，古代医家常用养心安神、清心泻火治法。如《杂病源流犀烛》选用清心补血汤、静神丹、雄朱散等治之。但也有不同意见，如《奇症汇》曰："时医不悟，而作火治，药用寒凉过多，损伤脾胃阳气，失陷而成崩矣。"而应"大补脾为先，次宜补气祛湿，可得渐愈矣"。也常用黄连阿胶汤滋阴降火，养心安神；酸枣仁汤清肝宁心，安神镇静；归脾汤补益心脾，养血安神。现代也有医家认为本病主要是气血两虚所致，治宜补益气血，镇惊安神。

——杨如哲，施惠君．梦魇证及其治疗［J］．上海中医药杂志，1991（9）：6－7.

第五章　男科病证

第一节　阳痿

一、古代名医临床医案

【病案一】

一人，年二十七八，奇贫，鳏居，郁郁不乐，遂成痿症，终年不举。温补之药不绝而病日甚，火升于头不可俯。清之、降之皆不效，服建中汤稍安。一日读本草，见蒺藜，一名旱草，得火气而生，能通人身真阳，解心经之火郁。因用斤余，炒香去刺为末，五日效，月余诸证皆愈。

——明·周慎斋《周慎斋遗书》

按语：阳痿的原因颇多，非仅肾阳虚、命门火衰一端，故治疗阳痿必须审因辨证，切不可一见阳痿，即投温补兴阳之品。本案患者阳痿乃肝郁所致，错用"温补之药不绝而病日甚"。肝主筋，前阴为宗筋所聚，患者"奇贫，鳏居"而"郁郁不乐"，肝气郁，则气滞血瘀，血不养筋而痿。蒺藜性微温，味苦辛，入肝经，既能疏肝，又能泄降，以之治阳痿，实为肝郁致痿的治本之品。另外，若阳痿由情绪抑郁而致，则除服药外，尚宜给予思想开导，使情绪怡悦，当可加强疗效。

【病案二】

一年少，事未遂郁闷致阳痿。人谓命门火衰，谁知心火闭塞乎。夫肾，作强之官，技巧出焉，藏精与志，志意不遂则阳气不舒。阳气即肾中真火，肾火必受命于心，心火动，肾火应之；心火郁，肾火虽旺，不能动，似弱实非弱。法不可助命门火，以命门火旺于下，则郁勃之气不宣，必阳旺阴衰，变痈疽而不救。宜宣心郁，使志意舒泄，阳气开，阴痿立起。用宣志汤：茯苓、生枣仁、山药五钱，甘草、菖蒲、志肉、柴胡、人参一钱，白术、当归、巴戟三钱，四剂愈，不多剂。此症原因火闭而闷其气，非因火寒而绝烬，故一升火而上腾，不必大补火。世多误治，可慨也。

　　　　——清·陈士铎《辨证奇闻》

　　按语：患者因"事未遂郁闷"，"心火闭塞"而阳痿，而非"命门火衰"。陈氏认为此人非"命门火衰"，而是"心火闭塞"，强调"肾为作强之官，技巧出焉，藏精与志者也。志意不遂，则阳气不舒。阳气者，即肾中之真火也，肾中真火，原奉令于心，心火动而肾火应之，心火抑郁而不开，则肾火虽旺而不能应，有似于弱而实非弱也"，详细解释了心郁在阳痿中的作用，治当解其郁，宣其气，方用宣志汤，方中柴胡、石菖蒲、远志解忧郁，通心阳，舒意志；人参、当归、茯苓、酸枣仁补气血，养心神；白术、山药、巴戟天益脾胃，补肾精；甘草调和诸药。诸药合用，心郁能解，肾阳能通，宁神补肾，升清振痿。

【病案三】

　　徐，三十，脉小数涩，上热火升，喜食辛酸爽口，上年因精滑阳痿，用二至百补通填未效，此乃焦劳思虑郁伤，当从少阳以条畅气血。予柴胡、薄荷、丹皮、郁金、山栀、神曲、广皮、茯苓，生姜。

　　　　——清·叶天士《临证指南医案》

　　按语：患者乃"焦劳思虑郁伤"太过，少阳胆气不舒而致阳痿。盖阴阳总宗筋之会，会于气街，而阳明为之长，此宗筋为精血之孔道，而精血实宗筋之化源。若以忧思太过，情志郁结，胆气不舒，郁火伤阴，故见"脉小数涩，上热火升，喜食辛酸爽口"，抑损心脾，则病及阳明冲脉，而水谷气血之海，必有所亏，气血亏而阳道斯不振矣。叶天士认为"郁损生阳者，必从胆治，盖经云凡十一脏皆取决于胆，又云少阳为枢，若得胆气展舒，何郁之有"，故因胆郁所致阳痿，重用补药无益，当用柴胡、薄荷、牡丹皮、郁金、栀子畅胆气，解郁火。神曲、广陈皮、茯苓，生姜健脾理气，制木气之克。故而阳痿一证，治非仅仅填补一法，临证当在仔细辨别内在病机的前提下用药。

【病案四】

　　一少年遭恐病，似胀非胀，似热非热，绝食而困。余诊之曰：此恐惧内伤，少阳气索，而病及心肾，大亏证也。遂峻加温补，兼治心脾。愈后形气虽健，而阳寂不举。余曰：根蒂若斯，肾伤已甚，非少壮所宜，速宜培养心肾，庶免他虞。不信，未及半载，复病而殁。可见恐惧之害如此。

　　——明·张景岳《景岳全书》

　　按语：患者因惊恐过度，肾气大伤而致阳痿。肾在志为恐，恐则气下，肾气大伤，故而"阳寂不举"。张氏强调，凡因思虑惊恐，以致脾肾亏损而阳痿者，必须培养肾心脾，使胃气渐充则冲任始振，而元可复也。肾在志为恐，恐则肾下，则可出现阳痿、滑精等症，然而病家不信恐惧伤肾的说法，没有按照张氏的处方培补肾气，结果"未及半载，复病而殁"。因此临证当重视七情内伤的严重性，以免贻误病情。

二、现代名医临床病案

【病案一】

　　王某，男，24 岁。患者结婚 2 年，因某日同房时受惊吓，从此阳事不起。患者因此事一直耿耿于怀，心情郁闷，半年来阴茎不能完全勃起，夜间及清晨偶有勃起。现症见腰膝酸软，头晕耳鸣，失眠多梦，舌红少苔，脉细数。

　　辨证：肾精亏虚，肝郁气滞。

　　治法：滋补肾阴，疏肝健脾。

　　处方：生地黄 10g，熟地黄 10g，酒山茱萸 10g，盐菟丝子 12g，枸杞子 15g，醋五味子 10g，盐车前子 10g，覆盆子 10g，炙黄芪 20g，麸炒白术 15g，石斛 15g，丹参 15g，鹿角胶 10g，红景天 12g，牛膝 10g，茯苓 15g，松花粉 3g。西药：盐酸帕罗西汀、他达拉非。嘱多运动，保持心情舒畅。

　　复诊：服药 1 周后，患者性生活明显改善，心情舒畅，信心满满，继续规律服药 1 个月后，性功能恢复正常。

　　按语：患者因受惊吓导致肾阴损伤，阳事无用，长期心情郁闷，肝郁气滞，郁久化热，耗伤肝肾二阴而加重病情。"腰膝酸软，头晕耳鸣……舌红少苔，脉细数"皆为肝肾阴虚之象，阴虚火旺，肝郁不舒而见"失眠多梦"。治当滋补肾阴，疏肝健脾。药用生地黄、熟地黄滋补肝肾阴精，清阴虚内热；枸杞子滋补肝肾以助熟地黄，五味子益气生精，补肾宁心以助生地黄；黄芪、白术、石斛三药合用补肾气，滋肾阴；丹参活血凉血，牛膝活血通经，补肝肾强筋骨，又有引火归原的作用，使补而不滞，补则入脏；鹿角胶补肾阳，有阳中求阴之意；红景天、松花粉有健脾益气的功效，壮后天之本，可使气血生化有源，有固护先天不忘后天之意。除了药物治疗，心理方面的治疗同样应该重视，故嘱患者平时工作之余多运动，保持心情开朗。

——周春宇，杨阿民，李斌，等. 李曰庆教授治疗阳痿经验及验案举隅[J]. 中国性科学，2014，23（11）：71-74.

【病案二】

患者武某，44 岁，2001 年 5 月 20 日初诊。患者因心情郁闷，与妻不和半年余，近月来阴茎勃起困难，性欲低下，伴胸闷不畅，两胁胀满，时有嗳气，食欲减退，二便调畅，舌苔薄白，舌质略红，脉象细弦。

辨证：肝郁不舒，肾阴亏虚。

治法：疏肝解郁，滋阴补肾。

处方：醋柴胡 10g，制香附 10g，广郁金 12g，白芍药 15g，合欢皮 15g，青皮 10g，陈皮 10g，蒺藜 30g，山茱萸 15g，五味子 3g，生甘草 6g。水煎服，每日 1 剂，连服 7 天。

患者于 2 个月后来诊，述服上药 7 剂后病已痊愈，未再服药。

按语：患者长期心情郁闷，致肝郁不舒而阳痿。《杂病源流犀烛》云："又有失志之人，抑郁伤肝，肝木不能疏泄，亦致阴痿不起。"肝为刚脏，主疏泄，性喜条达，前阴为宗筋之所聚，阴茎勃起和射精功能均与肝之疏泄相关。当今社会压力大，郁证在男性中多见，心理障碍者常见，与肝脏疏泄功能失常有关，故阳痿常有从肝论治者。患者"胸闷不畅，两胁胀满，时有嗳气，食欲减退，二便调畅……脉象细弦"均为肝气不舒之象。治当重在透达，使郁得以解，气血得以畅，精窍得以开，肾精得以充，阳举而痿除。沈氏达郁饮为常用治痿名方，方中醋柴胡、制香附、广郁金、合欢皮、青皮、陈皮与蒺藜共奏疏肝解郁之效，白芍、山茱萸、五味子加当归、白芍、枸杞子等滋养肝阴，全方取其理气养血、刚柔并济之效，不失为消补兼施治痿之变法。

——金保方，李相如，周翔. 徐福松教授辨治阳痿经验[J]. 南京中医药大学学报，2008（5）：292-295.

【病案三】

某患，男，26 岁，2019 年 2 月 3 日初诊。患者 6 个月前因工作压力大，出现勃起不坚，性欲减退。刻下症：勃起不坚，性欲减退，晨勃减少，腰酸乏力，情绪低落，胸闷不舒，夜寐困难，舌质淡红，苔薄白，脉弦细。

辨证：肾阳亏虚，肝气郁结。

治法：温补肾阳，疏肝解郁。

处方：疏肝起痿方加减。柴胡 12g，巴戟天 18g，白芍 9g，当归 12g，茯苓 12g，白术 9g，阳起石 15g，蜈蚣 1 条，丹参 9g，牛膝 9g，甘草片 6g，盐杜仲 12g。10 剂，每日 1 剂，水煎，分早晚 2 次温服。嘱患者调畅情志，放松心态，嘱其配偶多给予鼓励和支持。

2019 年 2 月 13 日二诊：患者诉服药期间勃起较前改善，性欲提高，晨勃增加，仍有入睡困难。于上方中加夜交藤 15g，续服 10 剂。

2019 年 2 月 23 日三诊：患者诉勃起较前坚挺，性欲可，夜眠可，腰酸乏力较前改善。守上方不变，续服 10 剂。

按语：本案患者因工作压力大，出现阴茎勃起不坚的情况。初诊症状有勃起一般、性欲减退等肾阳鼓动无力的症状，又有情绪低落、胸闷不舒、睡眠一般等肝气郁结症状。用药时考虑患者肾阳不足，给予温补肾阳的药物；同时顾及肝气郁结症状，给予疏肝解郁药物；因其患病日久入络，给予通经活血药物，使旧瘀祛而新血生，气畅血行。二诊时患者夜眠无改善，给予夜交藤改善睡眠情况。三诊时患者勃起及性欲均改善，且夜眠可，故守方以巩固疗效。

——高鹏飞，门波．门波应用疏肝起痿方治疗阳痿经验［J］．中国民间疗法，2020，28（12）：38－39.

【病案四】

陈某，男性，43 岁，2018 年 12 月 10 日就诊。患者因"勃起硬度差，不能完成性生活 1 年余"就诊。患者 1 年前因单位岗位工作调动后，因经济、精神压力较大，出现勃起硬度下降，力不从心，性生活不满意，同时伴有性欲下降、精神疲惫、腰酸腿软。患者无晨勃现象，难以启齿，故未进行治疗，后上述情况逐渐加重，性交难以完成。刻下症：阴器难以勃起，勃起后硬度不够，精神萎靡，乏力，伴耳鸣、眩晕，精神紧张，睡眠差，饮食可，入睡困难，半夜睡中易醒，醒后难以入睡，小便微黄，大便干，二三日一行，舌暗红，舌质胖大有齿痕，苔薄白，脉沉。

辨证：肝郁气结，肾虚血瘀。

治法：疏肝解郁，益肾活血。

处方：拟柴胡疏肝散加减。柴胡 25g，陈皮 10g，川芎 10g，香附 12g，枳壳 15g，芍药 20g，酸枣仁 30g，当归 15g，郁金 15g，蜈蚣 3g，茯苓 15g，川续断 10g，锁阳 10g，淫羊藿 15g，生白术 30g，丹参 20g，夜交藤 30g。14 剂，水煎服，日 2 次。同时给予右归胶囊，一次 6 粒，日 2 次，口服。嘱忌辛辣、饮酒，多饮水。

2018 年 12 月 24 日二诊：患者诉服药 1 周后勃起功能明显改善，性欲增强，同房 2 次，成功 2 次。精神较前明显好转，腰酸腿软较前减轻，仍感入睡困难，心中懊侬，耳鸣，舌暗红，舌边有齿痕，苔薄白，脉细。前方加淡豆豉 15g，莲须 10g，远志 10g，以宁心除烦，祛痰通络，继服 30 剂，水煎服，每日 2 次，嘱忌辛辣、饮酒，多饮水。

按语：患者肝郁气结，肾虚血瘀，由所愿不得、情志不畅、肝气郁结、肾气亏虚导致。随着经济社会的快速发展，男性工作压力、家庭压力及环境压力明显增大，是导致男性阳痿发病主要原因之一，占发病原因的 85%～90%。肝郁气结，气滞血瘀，宗筋失养，故"血不充则茎不举"。肝郁血瘀，心血失养，心不主神，故神情焦虑、失眠。治当疏肝解郁，补肾填精活血。方中柴胡、陈皮、香附、枳壳、芍药疏肝解郁，川芎、丹参、郁金、当归理气活血。酸枣仁、夜交藤、淡豆豉安神定志除烦。蜈蚣为血肉有情之品，通阳气，生白术健脾通便。锁阳又名不老药，有补肾阳、益精血、润肠通便之功效。川续断、淫羊藿补肾阳，全方合用，达到疏肝解郁安神、补肾活血助阳之功效。另配右归胶囊，具有温补肾阳、填精止遗、起痿兴阳的功效。诸药共奏疏肝解郁安神、补肾活血通络、助兴阳之功，使肝气得疏，肝血得调，兼顾补肾阳，使肾精血充足，故宗筋得血充而能举。

——常中飞，郑玉琴，翟文静，等. 郑玉琴主任从肝肾论治男性性功能障碍 [J]. 首都食品与医药，2019，26（18）：188 - 189.

三、辨证治疗特点

（一）辨证要点

1. 病因

中医学认为，造成阳痿的病因主要包含三个方面。一是房劳太过，或少年误犯手淫，或早婚，以致精气亏虚，命门火衰，发为阳痿。二是情志太过，损伤肝肾心脾，或情志不遂，忧思郁怒，肝失疏泄条达，不能疏通血气而畅达前阴，则宗筋所聚无能，如《杂病源流犀烛·前阴后阴病源流》有"又有失志之人，抑郁伤肝，肝木不能疏达，亦致阴痿不起"；或大惊卒恐，惊则气乱，恐则伤肾，恐致气下，渐至阳道不振，举而不坚，导致阳痿；或忧愁思虑不解，饮食不调，损伤心脾，病及阳明冲脉，以致气血两虚，宗筋失养，而成阳痿。三是过食肥甘，伤脾碍胃，生湿蕴热。湿热下注热则宗筋弛纵，阳事不兴，可导致阳痿。

——田耀军. 简述阳痿中医治疗［J］. 世界最新医学信息文摘，2016，16（32）：159－161.

《黄帝内经》把阳痿的病因归之于"热则纵挺不收""思想无穷，所愿不得"和"入房太甚"，认识到邪热、情志和房劳可引起该病。《诸病源候论·虚劳阴痿候》说："劳伤于肾，肾虚不能荣于阴器，故痿弱也。"认为本病由劳伤及肾虚引起。《明医杂著·男子阴痿》指出除命门火衰外，郁火甚也可致阴痿。至明《景岳全书》立"阳痿"篇，始以阳痿名本病，其中病因病机论述较为全面，《景岳全书》指出："凡思虑焦劳忧郁太过者，多致阳痿。盖阳明总宗筋之会……若以忧思太过，抑损心脾，则病及阳明冲脉……气血亏而阳道斯不振矣。"《顾松园医镜·卷一·草部》有记载："知母……阴寒之品，久服则令人泄，故肾虚阳痿……皆不可用。""乌头……令阳痿，不可误服辛热。"久用、滥用苦寒药物可致阳痿，而误用辛热，阴血耗散过度亦可使宗筋失养，进而致阳事不兴。现代医家临证发现，阳痿的病因比较复杂，但以房劳太过、频繁手淫为多见。

——田耀军. 简述阳痿中医治疗［J］. 世界最新医学信息文摘，2016，16（32）：159－161.

2. 病位

病因不同，阳痿的病位也有不同，但主要在肝、肾、心、脾。因沉湎房事而不知节者，则病多在肾，甚则阴阳俱损；有情志郁结、发怒等情绪障碍者，病位多在肝；突遇惊吓、持续恐惧之人，多病在心、肾；忧思太过、思虑焦劳忧郁太过者，病在心脾；饮食积聚、运化不及而致湿热内生者，往往先犯脾，后侮肝。从临证看，多脏同病较为多见，单一因素致病者少见。

——刘子毓，张正元，张伦忠，等. 国医大师熊继柏辨治阳痿经验［J］. 中华中医药杂志，2020，35（4）：1797－1800.

3. 病性

本病需辨清虚实，肝郁气滞、湿热伤筋等多属实证；心神惊恐、命火衰急等则为虚证。年轻或素体强健之人，以实证居多；年老或先天禀赋羸弱之人，多有虚证或虚实夹杂证。本病证型繁多，复杂多变，其寒热性质不尽相同。热邪属阳可伤精耗血，且常挟湿而犯肝经，临床多兼见会阴部潮湿、舌苔黄腻。寒为阴邪，性收引凝聚，易折损阳气，可导致阴囊湿冷、少腹拘急；亦有寒邪客于肝经，可致阴茎萎缩而显短小，遇冷则愈加短小。此外，阳痿尚有虚寒证和虚热证，但临床以虚寒证居多，《景岳全书·阳痿》记载："火衰者十居七八，火盛者仅有之耳。"虚寒证型之患者，多兼见畏寒而腰膝乏力、小溲清长、夜尿频多、舌淡、脉沉细迟。

——刘子毓，张正元，张伦忠，等. 国医大师熊继柏辨治阳痿经验［J］. 中华中医药杂志，2020，35（4）：1797 – 1800.

（二）临床用药特点及配伍规律

1. 用药特点

根据《中医方剂大辞典》所载治疗阳痿方剂的挖掘分析结果，阳痿高频药物多属补虚药、温里药、收涩药，如肉苁蓉、菟丝子、熟地黄、巴戟天、鹿茸、牛膝、附子、五味子、远志等。通过对单个药物组合的分析，研究者发现其以温肾助阳、补气活血为主。药性多温、平、热，药味多甘、辛、苦，归经多属肾经、肝经、脾经、心经。

——周丽，王明凯，王定国，等. 基于数据挖掘的《中医方剂大辞典》治疗阳痿用药规律探讨［J］. 环球中医药，2020，13（2）：229 – 235.

有学者以中医治疗阳痿的文献中的处方为研究对象，利用中医传承辅助平台进行分析，结果显示，中医临床治疗阳痿用药以温性最多，其次是寒性。五味分析结果显示，甘味药使用最多，其次为辛味药、苦味药。甘能补能和能缓，主要以其补虚助阳功效兴阳起痿；辛能散能行，须以辛味药发散其郁结之气；苦能泄能坚，一为以苦味药清热燥湿，二为以苦味药泻火之亢以全阴气。药物归经统计结果显示，归肝经的药物最多，其次为归肾经的药物，归脾经、心经的药物亦不在少数。高频药物分析结果显示，单味药使用频次前10位的药依次为当归、柴胡、淫羊藿、茯苓、白芍、蜈蚣、枸杞子、熟地黄、甘草、山茱萸。当归居首位，既善补血，又可活血行滞，与"宗筋失养则阴茎痿软不起""血瘀为阳痿发病的最终病理变化"相符。柴胡居其次，善调达肝气，疏肝解郁，治痿先治郁，郁舒痿自起。淫羊藿温补肾阳，长于兴阳起痿；熟地黄、枸杞子滋养肾阴。阴阳相济，方可生化无穷。

——李毅，傅显文，刘涛，等．基于中医传承辅助平台的中医治疗阳痿用药规律研究［J］．中国中医药信息杂志，2020，27（2）：79－83.

2. 配伍规律

根据《中医方剂大辞典》所载的治疗阳痿方剂的挖掘分析结果，高频药对配伍规则包括菟丝子与肉苁蓉、巴戟天－肉苁蓉、鹿茸－肉苁蓉、鹿茸－菟丝子、牛膝－肉苁蓉等。基于层次聚类的新方组合分析结果，治法以补益肝肾、健脾养心为主，兼以活血化瘀。通过以上新方提示，在治疗阳痿时，不能一味补益，应适当运用活血化瘀类药物。

——周丽，王明凯，王定国，等．基于数据挖掘的《中医方剂大辞典》治疗阳痿用药规律探讨［J］．环球中医药，2020，13（2）：229－235.

有学者以中医治疗阳痿的文献中的处方为研究对象，利用中医传承辅助平台进行分析，关联规则分析结果显示，以当归－柴胡、白芍－柴胡、当归－白芍出现的频次最高，此为《太平惠民和剂局方》逍遥散的主要药物。通过复杂系统熵聚类得到 30 个核心组合，其中有白芍－枳壳－柴胡－香附、川芎－枳壳－香附等疏肝理气，熟地黄－山茱萸－枸杞子－杜仲、菟丝子－覆盆子－枸杞子等补肾填精，川芎－桃仁－赤芍－红花、牛膝－丹参－红花等活血化瘀，党参－龙眼肉－远志－酸枣仁等宁心安神，泽泻－黄柏－车前子－龙胆草－栀子－生地黄等清热燥湿，符合阳痿发生的相关中医理论，可为临床用药提供参考。通过无监督的熵层次聚类得到新处方 18 首，分析其药物功效，多不离疏肝、活血、补肾范畴，其实用性以待进一步验证。

——李毅，傅显文，刘涛，等．基于中医传承辅助平台的中医治疗阳痿用药规律研究［J］．中国中医药信息杂志，2020，27（2）：79－83.

第二节　早泄

一、古代名医临床医案

【病案一】

郑，脉数，垂入尺泽穴中，此阴精未充早泄，阳失潜藏，汗出吸短，龙相内灼，升腾面目，肺受熏蒸，嚏涕交作，兼之胃弱少谷，精浊下注，溺管疼痛，肝阳吸其肾阴，善怒多郁，显然肾虚如绘，议有情之属以填精，仿古滑涩互施法。牛骨髓四两，羊骨髓四两，猪脊髓四两，麋角胶四两，熟地八两，人参四两，萸肉四两，五味三两，芡实四两，湖莲四两，山药四两，茯神四两，金樱膏三两，胶髓丸。

　　——清·叶天士《临证指南医案》

　　按语：本案患者为虚劳所致早泄。阴阳互根，若阴精亏虚，阳失潜藏，则早泄；阴阳失和，则汗泄于外；《难经》云："呼出心与肺，吸入肾与肝。"肾气失司，则吸短；阴涸于下，阳炽于上，则面目红赤；阴不敛阳，火气上动，则肺受熏蒸，且《内经》云"肾为欠为嚏"，肾虚不能助肺，肺受邪扰，嚏涕交替发作；釜底无火，纳运失司，则胃弱少谷；肾失闭藏，精浊下注，则溺管疼痛；水不涵木，相火妄动，戕害水源，则善怒多郁。"脉数，垂入尺泽穴中"，脉垂入尺泽，为下元精亏之象，肾虚也；脉数，即阴阳并损、阴虚火旺之意。治当"议有情之属以填精，仿古滑涩互施法"，以血肉有情之品填精，滑涩药同用。方中三髓、麋角胶皆血肉有情之品，以形补形，以髓补精血，填肾中阴阳。猪脊髓通补奇经督脉，性寒，并能略制他药之温；熟地黄滋补肾阴，用量全方最大；人参、芡实、山药、湖莲益气健脾，甘平制腻；山茱萸、五味子、芡实、湖莲、金樱子涩精止遗，茯神利水滑窍。全方通补并施，滑涩同用，以血肉填补为主，治其本虚，以涩精止遗为辅，治其标疾。丸剂缓图，虚劳得治，早泄自止。

【病案二】

　　戴左，梦泄遗精，勤而又久，近更举念则泄，肾失封藏之职，心失神明之主矣，紧秘其元。龙骨一百二十克，诃子皮五只，砂仁十五克，朱砂十五克，为末，糯米粥糊丸为桐子大，另用朱砂为衣，朝服三粒，盐酒送下，晚服三粒，冷水送下。

　　——清·曹存心《曹仁伯遗方》

　　按语：患者因心肾失职发为遗精、早泄，因此在治疗上应以恢复肾主封藏、心主神明的功能为主，药用龙骨、朱砂镇心安神，诃子皮酸敛涩精，龙骨固精，砂仁醒脾。患者神安精固，心肾复职，遗泄可止。

【病案三】

　　汪左，精生于坎，运出乎离，久病遗泄，心脾肾亏，气又不固，阳道欠兴，兴而易泄，精不充其力，拟育阴以固精气。炙生地、淮山药、党参、潼沙苑、料豆、龙齿、茯神、女贞子、杜仲、麦冬、莲子。

　　——徐福松．马培之男科医案赏析［A］．中华中医药学会男科分会．中华中医药学会第十届男科学术大会论文集［C］．中华中医药学会男科分会：中华中医药学会，2010：4.

　　按语：阳痿、遗精、早泄多为心、脾、肾三脏同病，心为五脏六腑之大主，脾、肾为化精、储精之所，三脏俱亏，气不守精，而发为早泄，病来三端，因此在治疗上应从心、脾、肾三脏入手，多用血肉有情之品来养心、健脾、补肾。

二、现代名医临床医案

【病案一】

　　霍某，男，27岁，河间市人，2009年8月5日初诊。患者形体中等，主诉早泄半年余，服用六味地黄丸1个月无效，伴腰酸、胸闷、头晕、烦躁易怒、眠差等症，舌红，苔白，左关脉弦数。言肾虚甚极，要求服用中药补肾。

　　辨证：肝胆郁火，精室被扰。

　　治法：疏泄肝胆，解热镇静。

　　处方：柴胡龙骨牡蛎汤加减。柴胡12g，黄芩10g，半夏10g，党参10g，桂枝10g，茯苓15g，大黄3g，龙骨30g，牡蛎30g，甘草6g，大枣5个，生姜3片。7剂，水煎服。

　　二诊：患者腰酸无，精神好。以前方再进15剂。

　　三诊：患者早泄大轻，睡眠好，自云肾已不虚。守方再服7剂。

　　按语：本案患者为情志不畅，少阳枢机不利所导致的早泄。医者根据临床观察，认为年轻人肾虚早泄者少见，阳痿早泄之病多为精神不畅所致，此种病人经仔细询问多有精神烦乱等症，且肾脉也很少有虚象，服用补肾之药往往适得其反，愈补而病愈甚，患者不可不慎，医者不可不察。早泄在临床中以柴胡龙骨牡蛎汤证比较多见，该方诚可谓治疗早泄之良方也，方中以小柴胡汤宣畅少阳枢机，扶正祛邪。加桂枝通达郁阳，一以解外兼平冲降逆，二以助膀胱气化；加大黄清火下瘀血；加龙骨、牡蛎重镇安神；加茯苓利水安神。早泄与精神因素密切相关，或因郁致病，或因病致郁，疏肝解郁是关键，黄煌提出柴胡龙骨牡蛎汤可能是古代治疗恐惧症、抑郁症的常用方，对于情志相关型早泄治疗效果较好。

——李小荣，薛蓓云，梅莉芳. 黄煌经方医案 [M]. 北京：人民军医出版社，2013.

【病案二】

患者甲，38 岁，文员，2015 年 10 月 4 日初诊。患者 1 年来出现射精过快，一触即泄。自诉新婚时，性生活正常，近年工作繁重，思虑过度。刻下：性欲可，勃起可，偶有晨勃，伴头晕乏力，神疲倦怠，纳可失眠，舌质淡，苔薄白，脉来细弱。自诉服用帕罗西汀效不佳，停药后症状反复，查阴茎敏感神经 VPT：3.7～3.9V（正常范围：4～6V），属轻度敏感。阴茎血流检测：未见明显异常。

辨证：心脾两虚，肾不摄精。

治法：滋养心脾，安神固精。

处方：归脾汤加减。炒白术 20g，炙黄芪 20g，龙眼肉 10g，当归 12g，茯神 10g，炙远志 10g，炒酸枣仁 10g，人参 6g，木香 9g，炙甘草 9g，菟丝子 15g，五味子 12g，覆盆子 9g。14 剂，水煎温服，早晚各 1 次。

二诊：患者服药后倦怠乏力症状减轻，晚上睡眠质量改善，未过性生活，舌质淡，苔薄白，脉细。原方增加炙黄芪量至 30g，予 14 剂。

三诊：患者继服药物后，性生活时间可达 10 分钟，余各症消失，续服 7 剂善后。

按语：本案患者因工作繁重，思虑过度，耗伤气血，以致心脾两虚，精亏而神疲，精室不守而早泄。气血不充，不能上荣头窍，故头晕乏力、神疲倦怠。失眠、舌质淡、苔薄白、脉来细弱，皆为气血不足、心脾两虚之象。治以滋养心脾，益气生血，益肾固精。运用归脾汤以补益心脾，生化气血，加菟丝子、五味子、覆盆子益肾生精固涩。诸药共奏补养气血、调和心脾、宁心安神、固精止遗之功。方证相符，收效甚捷。现代社会生活节奏加快，男性工作压力较大，"心神不宁，心神浮越，以致开阖失常，精窍不利"为早泄的关键病机之一，故而医者不能只治疗症状而忽略患者本身的心理情志因素。

——赵文，李鹏超. 孙自学运用归脾汤治疗男科疾病举隅 [J]. 中医临床研究，2016，8（18）：3-4.

【病案三】

董某，男，2013 年 9 月 24 日初诊。患者反复早泄 10 年，影响夫妻生活。

平素嗳气，反酸，胃脘部疼痛，神疲乏力，腰膝酸软，喜太息，易"上火"，大便偏溏，进食凉菜后即出现大便溏泄。舌暗红，质嫩，舌下脉络粗大，苔白腻，脉沉细弦，双尺脉细弱无力。患者否认有既往病史，否认有食物及药物过敏史。辅助检查：暂缺。中医诊断：早泄。西医诊断：早泄原因待查。

辨证：三阴不升，中寒脾湿，相火不秘。

治法：升举三阴，补火生土，秘阳敛精。

处方：吴茱萸四逆汤加味。川附片（另包，开水先煮4小时）100g，干姜20g，吴茱萸10g，茯苓40g，法半夏15g，陈皮10g，薏苡仁30g，桂枝30g，公丁香10g，桂子15g，炒白术15g，鸡内金15g，海螵蛸15g，川芎10g，佛手15g，白豆蔻15g，广木香10g，生龙骨15g，生牡蛎15g，焦黄柏9g，砂仁粒10g，炙远志15g，益智仁15g，炙甘草10g，茯神15g。10剂，水煎服。

二诊：患者诉早泄症状有所好转，但夫妻生活仍有影响，自觉嗳气、反酸、胃脘部疼痛、神疲乏力、腰膝酸软、喜太息症状明显改善，仍有易"上火"之特点，白腻苔有消退，脉弦转软。继续守法守方治疗，并告知患者早泄症状目前不可能马上消失，但其他自觉症状已有改善，说明阳复寒退，是早泄症状解除的气血阴阳基础，故需继续坚持服药治疗。

半年后，该患者以感冒再次就诊，向其询问早泄症状治疗情况及为何未坚持复诊的原因，患者告知其服用上方后早泄症状已逐渐有所好转，因工作原因未能复诊，但一直保留处方继续服用，其坚持服用3个月后，早泄症状基本消除，故未再次复诊。告知患者等感冒痊愈后，可长期服用金匮肾气丸以固其肾气，并注意不能房劳过度，方可保其早泄一病不会复发。

按语：本案患者为三阴不生，中寒脾湿，相火不秘所致早泄。除早泄一症外，尚有嗳气、反酸、胃脘部疼痛、神疲乏力、喜太息、进食生冷之物后大便溏泄等一派肝气郁结、脾寒湿困之象。故此早泄应从少阴肾寒、太阴脾湿、厥阴肝寒三阴论治。治以吴茱萸四逆汤加减，方中姜、附以通阳复脉，破阴回阳，宣通上下；吴茱萸、公丁香、桂子暖肝顺气，温中散寒；苓桂术甘汤温通心阳，化气行水；川芎为血中之气药；生龙骨、生牡蛎重镇安神；炙远志、益智仁、茯神养心安神；陈皮、木香、砂仁、佛手、法半夏、白豆蔻、薏苡仁理气解郁，化痰渗湿，调理中焦；鸡内金、海螵蛸消食制酸；焦黄柏、砂仁、甘草收敛浮越之相火，使阳根下潜，取郑钦安"封髓丹"伏火坚阴之义。全方共奏升举三阴、补火生土、秘阳敛精之功。

——吴文笛，姜莉云．扶阳薪火吴荣祖全国名老中医弟子医案选［M］．北京：中国中医药出版社，2016.10．

【病案四】

某患，男，26岁，职员，浙江温州人，2009年4月29日初诊。患者早泄2年余，伴自汗怕冷、心烦不寐。患者自诉年少无知，很早即染上手淫习惯，且次数频繁。结婚2年余来，每遇房事，均不到2分钟即草草了事。经多方治疗，屡服补肾壮阳之剂，均未见效。因每次房事妻子均未能满意，几近离异边缘，遂就诊。发病节气：谷雨。时介初春，屋外尚冷，但见其人稍动即汗出涔涔，心慌意乱，可是又不敢随便减衣，总觉畏寒怕冷。诊其舌淡苔白，脉细弱，查得尿常规、前列腺常规均正常。

辨证：肾阴阳两虚。

治法：调和阴阳，兼固精安神。

处方：桂枝加龙骨牡蛎汤。桂枝9g，芍药9g，生姜9g，炙甘草6g，大枣6枚，生龙骨30g，生牡蛎30g。7剂，水煎温服，日2次。

5月7日二诊：服用前方后，自汗怕冷、心烦不寐基本消失，腰酸腿软略有减轻，交合时间可达三至四分钟，但离平时十分钟的水平尚有差距，要求继续服药。考虑腰酸乃肾虚所致，前方补肾强筋、固摄之力尚嫌不足，遂在原方中增添补肾固摄之剂。处方：桂枝9g，芍药9g，生姜9g，炙甘草6g，大枣6枚，生龙骨30g，生牡蛎30g，杜仲15g，续断30g，山药20g，金樱子30g，芡实15g。7剂，水煎温服，日2次。

5月15日三诊：患者服用上方后，诸症消失，房事时间已达10分钟以上。遂投五子衍宗丸，每次6g，日2次，连服2周以善后。

按语：患者早泄起因于年少精气未盛而又长期频繁手淫，损伤肾阴，久之阴损及阳，终致肾阴阳两虚，固摄无权。肾阳虚卫表不固，故自汗怕冷，因"卫出下焦"是也；肾阴虚，心阴也虚，心火独亢，心神被扰，故心烦不寐，因"心主神明"是也；腰酸腿软为肾虚之故，因"腰为肾之府"是也。舌淡苔白、脉细弱也是肾阴阳两虚之证。桂枝加龙骨牡蛎汤乃《金匮要略·血痹虚劳病脉证并治》中"男子失精"之主方。徐彬《金匮要略论注》谓："桂枝汤外证得之，能解肌祛邪气；内证得之，能补虚调阴阳。"方中桂枝合炙甘草辛甘化阳，白芍合炙甘草酸甘化阴，共奏阴阳双调之功；生姜配大枣辛温甘补，调补脾胃，以固后天，也具阴阳调和之妙；加生龙骨、生牡蛎意在摄精安神。方证合拍，故疗效满意。至于二诊，患者尚有腰酸腿软，并且要求进一步延长射精时间，知其乃肾虚病久所致，非一时一刻所能求也，故于前方中加强补肾强筋、补肾固摄之剂，如杜仲、续断、山药、金樱子、芡实之辈，并于三诊投五子衍宗丸以丸药缓用，终至性事满意。本案乃肾阴阳两虚，非独肾阳虚也，故前医屡投补肾壮阳之剂，徒增"壮火食气"，自然难以取效。肾乃水火之宅，内寓肾阴肾阳，只有阴阳和调、水火既济，肾气乃固。

——谢作钢．男科心悟［M］．武汉：湖北科学技术出版社，2012.

三、辨证治疗特点

（一）辨证要点

1. 病因

早泄的发生与发展在不同程度上均可由情志内伤所引起。中医学认为良好的性行为需要做到"定气，安心，和志"，两情不洽、纵情极欲、怨愤忧思、惊恐伤精等不良情志会直接影响脏腑功能和气血津液的运行，从而导致早泄。若怨愤忧思，男性心情抑郁不舒，气机郁结，肝失疏泄，或气郁化火，相火妄动，扰动精室而致早泄；若惊恐伤精，男性进行性行为时过分紧张、担心而伤及肝肾，肾的封藏功能失调，亦可引发早泄；若纵情极欲，又可因欲望过强导致心肾不交，君相火旺，扰动精室而引发早泄。同时，早泄症状会对患者本身的心理情志产生不良影响，或躁怒不喜，或郁郁寡欢，或心理负担加重。

2. 病位

本病病位主要在肾与肝。肾藏精，主生殖，过度的恐惧和焦虑会伤肾，导致肾封藏功能失常，下元不固，从而"见闻而精溢出"，发生早泄，正如《灵枢·本神》所言："恐惧而不解则伤精，精伤则骨酸痿厥，精时自下。"一般多伴随有性欲淡漠、阳痿、精神紧张或者萎靡、头晕腰酸等肾虚症状。张景岳在《宜麟策》中指出："主闭藏者肾也，司疏泄者肝也。二脏皆有相火……怒则伤肝而相火动，动则疏泄者用事，而闭藏不得其职，虽不交合亦暗流而潜耗矣。"情志过极化火，火迫精出是早泄的另一重要病机，其中最主要的是相火妄动导致早泄，相火即是情欲之火，色欲会导致相火妄动。相火内寄于肝肾，肝主疏泄，肝经绕阴器，相火内动，使肝疏泄太过，肾封藏不及，从而导致早泄，临床多伴有阳强易举、遗精、五心烦热、面红耳鸣，或急躁易怒，或心烦、口渴舌干等内火症状。

3. 病性

早泄一病在临床上以虚证居多，常见肾气虚惫、肾阳虚衰、脾肾虚弱、肝肾不足、阴阳两虚等，实证多见于相火亢盛者。情志因素导致早泄大致可以分为虚实两端：虚证多在于异常的情志刺激会直接损伤脏腑精气，导致脏腑虚损；实证多在于异常的情志影响人体气机，导致脏腑气机紊乱。

（二）临床用药特点及配伍规律

1. 用药特点

本病临床上以虚证居多，故常用补、涩两法，在辨证选用补肝肾、补脾药的基础上，选加刺猬皮，桑螵蛸、金樱子、五倍子、芡实、五味子、龙骨、牡蛎等固涩之品。对阴虚火旺、相火亢盛引起者，自当清心降火，宁心安神，佐以固涩调治，常用黄连、黄柏、栀子、石莲子、远志、茯神等。统计分析发现，治疗本病的高频药物为龙骨、牡蛎、甘草、人参等，从功效角度以补虚药为主，其次是收涩药、安神药等；药性主要以平性为主，其次是温性、寒性药物；从药味角度看，以甘味为最，其次是苦、涩味等，药物归经角度以归肾经药物为最。总之，在辨证准确的前提下用药，早泄的治疗可取得良好效果。

——王明凯，秦雪琴，周丽. 基于文献的中药汤剂复方内服治疗早泄的用药规律探讨［J］. 中国性科学，2020，29（7）：106－112.

2. 配伍规律

用药配伍上，多选用龙骨－牡蛎、芍药－甘草、金樱子－芡实、山药－茯苓、酸枣仁－莲子等药物组合，药物配伍以潜镇固涩、补益肝肾、滋阴养心为主，另外，用药整体常标本兼顾，除了选用补益之药，常根据病情适当放入清热燥湿之品，以利于早泄的治疗。

——王明凯，秦雪琴，周丽. 基于文献的中药汤剂复方内服治疗早泄的用药规律探讨［J］. 中国性科学，2020，29（7）：106－112.

第三节　遗尿

一、古代名医临床医案

【病案一】

文学俞元倩忧忿经旬，忽然小便不禁，医皆以补脬固肾之剂投之，凡一月而转甚。李曰：六脉举之则软，按之则坚，此肾肝之阴有伏热也。用丹皮、茯苓各二钱，苦参八分，甘草梢六分，黄连一钱，煎成，调黄鸡肠与服，六剂而安。适有医云：既愈当大补之。数日后，仍复不禁，再来求治。曰：肝家素有郁热，得温补而转炽。遂以龙胆泻肝汤加黄鸡肠服之，四剂即止。更以四君子加黄连、山栀，一月而痊。

——清·俞震纂《古今医案按》

按语：患者忧忿日久，肝郁化火导致肝肾阴中伏热，热结膀胱，膀胱气化失司发为遗尿。药用牡丹皮、黄连清解伏热，茯苓、苦参、甘草梢清热利尿，药证相应，故而六剂而安。然错用温补后，需用龙胆泻肝汤加黄鸡，清泻肝胆实火，更以四君子合清热之品加减，益气健脾，继以清肝肾阴中伏热。伏热解，膀胱清，故而痊愈。

【病案二】

又治徽友黄元吉，年六十余。因丧明蓄外家，而患小便淋涩。春间因颠仆昏愦遗溺，此后遂不时遗溺，或发或止，至一阳后，其证大剧，昼日苦于溺涩不通，非坐于热汤，则涓滴不出，交睫便遗之不禁，因求治于石顽。其脉或时虚大，或时细数，而左关尺必显弦象，此肾气大亏，而为下脱之兆也。乃与地黄饮子数服，溺涩稍可，遗亦少间。后与八味丸去丹皮、泽泻，加鹿茸、五味、巴戟、远志，调理而痊。

——清·张璐《张氏医通》

按语：《景岳全书》指出："凡治小便不禁者，古方多用固涩，此固亦然。然固涩之剂，不过固其门户，此亦治标之意，而非塞源之道也。"张氏所言，意在强调治病必求其本。黄元吉年事已高，外加丧明之痛，初为淋证，后因肾气大亏，失于固摄，转为遗尿，方用地黄饮子，平补肾中阴阳，又用八味丸加减，温补肝肾，解郁安神，调理痊愈。

【病案三】

老埠头寿，泻犹未除，左脉虚细，右濡，小便不禁。姑宜厘清养阴。生地三钱，川萆三钱，淡秋石八分，潼蒺藜三钱，怀山药三钱，车前子三钱，茯苓四钱，生米仁四钱，泽泻三钱，桑螵蛸钱半，石莲子三钱，（引）陈淘米泔水（并煎）。

——胡滨. 邵兰荪生平及其医案考略 ［J］. 浙江中医学院学报，1985（1）：37－39.

按语：经曰：下虚则遗尿。又曰：膀胱不约为遗尿。今以膀胱失约，无气以固，而致小便不禁。又因脾气未健，湿热未净，而泻犹未除，故治法于渗湿扶脾之中，参用缩小便之味。

二、现代医家临床验案

【病案】

李某，男，18 岁，2017 年 5 月 22 日初诊。家属诉患者自幼夜间睡中遗尿，时轻时重，每逢劳累、精神紧张时加重，经多家医院中西医治疗效果不显。近 1 周，患者因高考精神紧张，遗尿加重，现慕名来门诊就诊。现症：患者近 1 周每天夜间遗尿 1 次，夜寐深沉，不能自行醒来，唤醒困难，且唤醒后意识朦胧，反应迟钝，腰膝酸软，小便清，大便可，纳可，舌淡，苔白，脉弱。查尿常规正常，提示无糖尿病及无症状的泌尿系感染；腰骶部 X 线平片示：无隐性脊柱裂。

辨证：肾精亏虚，心肾不交。

治法：安神定志，滋肾固脬。

治法：采用针刺疗法治疗。主穴为百会、四神聪、中极；辅穴为上星、大陵（双）、太溪（双）、归来（双）。

操作方法：患者取仰卧位，采用华佗牌一次性针灸针，长度 40～50mm，直径 0.25～0.3mm，针刺部位常规消毒，针刺深度以得气为度。百会向正前方平刺 0.5 寸，以酸胀针感微微向前放射为度；四神聪平刺 0.5 寸，针尖均指向百会；中极直刺 1.2 寸，提插补法，使针感向膀胱放射；上星平刺 0.5 寸，针尖指向百会，使针感向百会放射；大陵直刺 0.3 寸，平补平泻；太溪直刺 0.6 寸，提插补法；归来直刺 1.2 寸，提插补法。留针 30 分钟。

针刺 1 次后，患者当日夜间唤醒排尿时意识较清，未遗尿。次日复诊，治疗同前，患者夜间可自行醒来排尿。第 3 天，治疗同前，患者仍未遗尿。随访半年未复发。

按语：《素问·宣明五气》云：“膀胱不约为遗溺。”此患者自幼夜间睡中小便自遗，故当辨病为遗尿。舌淡、苔白、脉弱，加之腰膝酸软，此为肾精亏虚之象，加之平素劳累后、精神紧张时遗尿加重，兼症见夜寐深沉、唤醒困难，且唤醒后意识朦胧、反应迟钝，可知此为水火失济、神明失养之象，故辨证为心肾不交。《内经》有云：“督脉为病……癃、痔、遗溺。”督脉上达于脑，而百会属督脉，在人体头顶最高处，故刺百会以安神定志，提升收摄；四神聪在百会前、后、左、右各 1 寸处，四穴一名，针刺时针尖朝向百会，可加强百会的功效，使四周涣散之神聚于颠顶，通过督脉“入络脑”的作用，以安神定志；中极为膀胱募穴，与膀胱相近，且为足三阴经与任脉之会，刺之可补肾固摄，调理膀胱，使膀胱约束能力加强；上星穴亦属督脉，位于前头部，与百会相近，刺之且针尖朝向百会，可调节受阻经气，交通上下，使清阳之气上升，配合百会达到养神安神之功效。大陵为手厥阴之输穴和原穴，刺之以清心火，宁心安神；太溪为肾经原穴，刺之以滋肾水，此两穴一上一下，泻南补北，交通心肾，以安神明。归来属足阳明胃经，在少腹部，内应膀胱，刺之配合中极以温经固脱。诸穴相配补肾精，养心血，交通上下，安神定志，从而固膀胱，止遗尿。

——张翔，强宝全. 强宝全针刺治疗遗尿验案 1 则 ［J］. 湖南中医杂志，2019，35（1）：81 –82.

三、辨证治疗特点

（一）辨证要点

1. 病因

先天禀赋不足和后天失养致五脏偏虚，均可导致膀胱失约，发生遗尿。同时，调摄不当，或用药过于寒凉，或感受外邪，亦可导致膀胱虚冷，不能约水而遗尿。情志不当亦可诱发遗尿，精神焦虑、情绪低落被认为是引起继发性遗尿较重要的原因，特别是在思想压力大或紧张状态下会加重顽固性遗尿患者的病情。另外，若饮食失调致湿热内蕴，郁于肝经，肝经疏泄失利，移热于膀胱也可致遗尿。

——王飞，刘明军．纪青山教授调神益肾法治疗顽固性遗尿［J］．吉林中医药，2019，39（3）：291－293．

2. 病位

本病病位主要在膀胱、肾、脾、肺、肝。历代医家多把"膀胱虚冷，不能约束"视为遗尿的主要病因病机之一。肾主水液，开窍于前后二阴，肺为水之上源，脾主运化，肾脾肺不足，水液的吸收减少、转输和布散作用减弱，水液停滞，下走膀胱，致使遗尿，如《医灯续焰·肺痈脉证第七十五》云："肺居最上，为诸气之总司，而通调水道，下输膀胱。遗尿小便数者，肺气虚冷，有失通调之职，所谓不能制下也。"《张氏医通·大小府门·小便不禁》云："但原其不得宁寝，寝则遗溺。知肝虚火扰，而致魂梦不宁，疏泄失职。"当下社会压力较前明显增大，心火亢盛、肝失疏泄以致湿热内蕴已成为现今遗尿症患者审因论治过程中不可忽视的重要影响因素。

——陈乃清，黄清明，许尤佳，等．古代医家对遗尿病因病机的认识［J］．中国中西医结合儿科学，2011，3（6）：488－489．

3. 病性

本病以虚证多见，但亦见实证或虚实夹杂证。老年男性遗尿病机不同，症状复杂，故临证之际首当审证准确，分清虚实。本病的发生发展与五脏病理变化密切相关，尤与肾、脾、肺、肝关系密切。其中肾虚不固、脾肺两虚、脾肾两虚证为虚证；肝经湿热、肝郁气滞证属实证。老年体壮者多实证，老年体虚者多虚证；老年初感者，多实证，老年病久者，多虚证。然老年人多年高体衰，故即使因实证而发者，其病机的关键仍是本虚标实，若病程缠绵不愈或素体较弱，则虚证表现愈加明显，故临证当谨守病机，虚实兼顾，勿忘补虚。对于虚证，虚则补之；对于实证，则根据病情标本缓急之表现，或先祛邪，邪去则再图补益，或攻补兼施，总之切不可犯"虚虚实实"之戒。

——牛朝阳，毛德西，张文学，等．从调五脏论治老年性遗尿［J］．中医杂志，2019，60（20）：1787－1789．

（二）临床用药特点及配伍规律

1. 用药特点

临床实践中发现，遗尿病以虚证为主，而在肺、脾、肾三脏中，又以脾肾阳虚最为多见。常用的温补脾肾之阳中药有肉桂、菟丝子、沙苑子、锁阳、乌药、橘核、益智仁、山药、淫羊藿、补骨脂、韭菜子、核桃仁等，同时配伍收敛缩尿之品，常用药物有白果、鸡内金、芡实、金樱子等。此外，麻黄为治疗遗尿的特殊用药，现代医学研究亦证实生麻黄具有显著的醒脑开窍作用，可用于各个证型。除药物治疗外，督促患者加强锻炼神经系统调节机制，解除患者的心理压力以及杜绝夜间外界音响的刺激，对于治疗成人遗尿症也是很有必要的。

2. 配伍规律

收涩药的功效为收敛固涩止遗，意在治标；补阳药温煦一身之气，而补气药补益一身之气，两者互补为用，使一身之阳气充盛而能固护气血津液，意在治本。佐以解表药通达腠理，通调三焦水道；佐以理气药调畅气机，气行则水行，使水液运行流畅，兼有补而不滞之功；佐以开窍药和安神药醒脑开窍，安神定志，使患者能自醒排尿；佐以补血药滋养阴血，气血同源，补血以生气。而湿热下注遗尿者常以清热利湿药与理气药同用。

第四节　不育

一、古代名医临床医案

【病案一】

男子有泄精之时，只有一二点之精，此等之人，亦不能生子。人以为肾水之亏，谁知是天分之薄乎！夫精少之人，身必壮健，余谓天分之薄，谁其信之？殊不知精少者，则精不能尽射于子宫，得天之厚者，果如此乎？天既予人以薄，医欲逆天而予人以厚，似乎不可得之数矣。然天心仁爱，苟有迁善之心，医即有种子之法。盖精少者虽属之于天，未必不成之于人也。恃强而好用其力，苦思而过劳其心，多食而伤其胃，皆足以耗精也。苟能淡漠以死其心，节少以养其胃，益之补精添髓之方，安在精少者不可以多生乎？铎得逢异人秘传，实有添精神术。今著书至此，不敢隐忍不传，传之以救万世无子之人也。方用生髓育麟丹：人参六两，山茱萸十两，熟地一斤，桑椹（干者）一斤，鹿茸一对，龟胶八两，鱼鳔四两，菟丝子四两，山药十两，当归五两，麦冬六两，北五味三两，肉苁蓉六两，人胞二个，柏子仁二两，枸杞子八两。各为细末，蜜捣成丸。每日早、晚时，用白滚水送下五钱。服三月，精多且阳亦坚，安有不种子者哉！此方妙在纯用填精益髓之味，又无金石之犯，可以久服而无害，不特种子而得八元，兼可延龄而至百岁，即名为百岁丹，何不可者？

——清·陈士铎《辨证录》

按语：本案所指的"精少"相当于西医学的少精症或者不育症，其病因在于"恃强而好用其力，苦思而过劳其心，多食而伤其胃"，过劳、过思、过食导致肾精不足而无以种子。因此，用药以填精益髓为法，养心健脾而生精，而不主以兴阳之品。生髓育麟丹及添精嗣续丸中均用鱼鳔，盖鱼鳔乃生精之要药，其性平和，入胃经及肾经，有补后天兼补先天之义；龟甲胶、鹿角胶、人参及枸杞子乃龟鹿二仙胶。《医方考》云："精、气、神，人身之三宝也。"师曰："精生气，气生神。是以精极则无以生气，故令瘦削少气；气少则无以生神，故令目视不明。龟、鹿禀阴气之最完者，其角与板，又其身聚气之最胜者，故取其胶以补阴精。用血气之属剂而补之，所谓补以类也。人参善于固气，气固则精不遗；枸杞善于滋阴，阴滋则火不泻。此药行，则精日生，气日壮，神日旺矣。"因此精少得以恢复，精多且阳亦坚，种子有源，故而不育可愈。

【病案二】

年已四三，尚未得子，阳施阴受，精血裕，如何患无嗣。诊得左脉虚数，右脉滑疾，两尺不静，两寸甚软，气弱阴亏，湿热兼伤精髓，不纯媾精不适，化育为艰，不可徒事于阳，当益气养阴，一养心脾，一培肝肾，佐化湿热，力足精纯，得先天自然之气自然入谷。大熟地、福泽泻、车前子、九制马料豆（入制药何首乌）、菟丝饼、肥知母（此药用酒炒）、淮山药、甘枸杞、牡丹皮、山茱萸（酒炒）、芡实、炙黄柏（盐水）、云茯苓，如法修制为末用。桂圆肉、枸杞子，熬膏和丸，每晨开水服。

复诊，数月以后湿热已化，当以固精暖肾为主，前方加味。覆盆子、菟丝子、枸杞子、沙苑子（水盐炒）、补骨脂（盐酒炒）、胡桃肉（另研入丸）、线鱼鳔（牡蛎粉炒）、杜芡实、远志肉（甘草水炒）、熟地黄、川黄柏（盐酒炙黄）、建泽泻、山茱萸（盐酒炒）、真鹿尾（去毛炙）、云茯苓、肉苁蓉、淮山药、湘莲子、龟鹿二仙胶、蛇床子（酒浸去浮子，地黄汁浸透，蒸晒三十次）、真茅术（米泔水浸一日）、黑芝麻（晒九次）、女贞子（浸用白酒酿拌蒸压）。

——清·王之政《王九峰临证医案》

按语：据脉证辨治，此无嗣乃气阴两亏、湿热伤精所致，治宜扶正祛邪并用。以六味地黄丸加味补益肝肾，以黄柏、知母、车前子、茯苓、马料豆清利湿热。一旦热清湿化，立即转手以固精暖肾为主，气足精旺，可望举子。

【病案三】

王（五七）述未育子，向衰茎缩，凡男子下焦先亏，客馆办事，曲运神思，心阳久吸肾阴，用斑龙聚精茸珠合方。

——清·叶天士《临证指南医案》

按语：本案患者年龄尚 35 岁，阴茎萎软短缩而未育一般是 60 岁以上才会出现的情况。叶天士认为该患者年轻，考虑多是色欲伤及肝肾导致，需药物峻补真元。此类患者一般阴阳均损，不可只用刚热燥涩药物，需加血肉温润之品。叶氏强调临证当辨证，若患者因恐惧损伤肾阳，治疗应固肾升阳；因思虑烦劳过度患病，治疗应心脾肾兼治；因气郁所致者，需从胆论治；因患湿热所致者，阴茎勃起不坚，治疗应用苦味坚阴，淡渗去湿；因阳明虚所致者，治疗应通补阳明。

二、现代名医临床医案

【病案一】

男，36 岁，旅美华侨，科研工作者，2015 年 10 月初诊。患者自诉工作压力大，结婚 7 年，未采取任何避孕措施，从未孕育，夫妇双方多次在国内外知名医院检查，女方未见异常，唯男方精子活动度低，余无异常。虽经多年诊治，未见寸效。患者形体中等偏瘦，面容愁苦，性情抑郁，焦虑多怒，胁肋满胀，纳食不欣，大便秘而黏腻不爽，小便黄、偶有疼痛，阴囊潮湿，舌质偏红，舌苔黄厚，脉弦滑。

辨证：肝气郁结，湿滞宗筋。

治法：疏肝解郁，清化湿热，健脾和胃。

处方：百灵调肝汤加减。当归 15g，白芍 15g，柴胡 10g，川楝子 10g，合欢花 15g，瓜蒌 20g，枳实 15g，川牛膝 15g，皂角刺 10g，王不留行 15g，通草 10g，甘草 5g。日 1 剂，早晚温服。

二诊：患者服药 7 剂后，心情愉悦，自诉饮食好转，胁肋胀痛减轻，言久坐腰背酸痛。效不更方，原方加续断 20g，狗脊 25g 以补肝肾，强腰膝。原拟续服 7 剂，以观病情变化。然患者国外工作紧急，要求尽快归去，故又于本方加神曲20g，党参15g以补气健脾和胃，菟丝子、沙苑子各20g以补肾益精。7剂为末做成水丸，带回美国服用，以巩固疗效。

按语：本案患者因工作压力大，面容愁苦，性情抑郁，焦虑多怒，导致肝气郁结，血水不利，生湿化热，下注宗筋，阻滞经脉，机窍闭郁而致不育。肝主疏泄、藏血，能调畅气机，疏浚气血。《灵枢·经筋》记载肝足厥阴之别"循胫上睾，结于茎"，肝之气血能濡养阴络睾茎，维持其正常的生理功能。若肝失疏泄，肝气郁结不舒，肝血不能濡养阴络睾茎，则易导致宗筋弛纵、阳痿不育。百灵调肝汤是龙江韩氏妇科传人、妇科泰斗韩百灵先生所创，方中柴胡主升，疏肝郁，清肝热，枳实主降，理气破结，二药于升降之中调理郁结之肝气，兼以川楝子疏肝理气、皂角刺破气开闭，患者心情不佳，增合欢花助疏肝解郁之力；当归、白芍养肝血，以助肝气之疏；川牛膝引血下行，补肝肾，调经活血，王不留行活血调经利水，二药相伍通行血分，血水同治；肝脾不调，化湿生痰，以瓜蒌利气散结，以通草利水行气，水分、气分并调；甘草调和诸药。肝气郁结虽为单一病机，但易导致肾虚、脾虚、血瘀、湿热诸多病机交结致病，使疾病复杂难辨，因此必须重视肝郁在不育症发生和发展中的重要作用。

——苏萌，王波，任雨佳，等．韩延华运用百灵调肝汤治疗肝郁型不育症经验［J］．山东中医杂志，2018，37（4）：327－328，339.

【病案二】

王某，35岁，1982年11月11日初诊。患者婚后8年未育。因婚后第1次同房时，女方疼痛、出血而惊叫致思想紧张未有射精，遂背思想包袱，后则同房不能射精且无快感，渐至性欲减退，时有遗精，故慕名求医。刻诊：精神萎靡，口干，腰酸乏力，小便不黄，舌苔薄白微黄，脉细数。

辨证：脾肾两虚，湿热下注，精窍开阖失度。

治法：补脾益肾，兼以清利。

处方：秘精丸加减。白术6g，怀山药6g，茯苓、茯神各6g，莲子肉6g，芡实10g，莲须6g，牡蛎（先煎）6g，黄柏10g，车前子（包）10g，金樱子10g。

告知其同房时不要过于紧张，顺其自然，不要只想着射精。并用暗示疗法，称会药到病除以树立信心。

二诊：患者连服上药5剂后，同房即能射精，昨日又试，射精量渐多且有快感。腰酸亦减，尚有口干，舌淡苔薄白，脉细。原方续进。

三诊：自上次治疗后，患者连月来同房均有射精，遗精即无。但爱人未孕，查精液常规正常，仍以五子补肾丸善后。

按语：本案患者系第一次同房时因惊而怯不射精，后则遗精，而致不育。《素问·经脉别论》曰："勇者气行则已，怯者则著而为病也。"患者长期背负思想包袱，以致不能够有正常的性行为。故针对患者腰酸、性欲减退等脾肾两虚之证，治用秘精丸补益脾肾。其中韭菜子、菟丝子、五味子、芡实补肾固气；龙骨、牡蛎、桑螵蛸、莲须秘精涩精；茯苓、白术、怀山药、莲子肉健心补肾涩精。医者巧妙地运用暗示疗法为患者树立信心，故而 8 年痼疾，5 天而愈。功能性男子不育与紧张、思虑、惊恐、忧等情志变化，有很密切的联系，而不育又会进一步造成心理上的压抑，所以药治之外，尚须配合心理上的疏导宽慰，诚如叶天士所说："药乃片时之效，欲得久安，以怡悦心志为要旨耳。"（《临证指南医案·鼻》）如果没有一个宽松的心理环境，全持药饵而望成功者，盖亦几稀矣。

——徐福松，刘承勇，金保方.徐福松男科医案选［M］.北京：人民卫生出版社，2011.

【病案三】

付某，男，28 岁，1986 年 8 月 2 日初诊。患者结婚 3 年未育，女方妇检正常，其经某医院泌尿科检查诊为左侧精索静脉曲张。精液常规：总数 3560万/mL，精子活动率30%～50%。患者面色苍白，神疲眩晕，形寒肢冷，胸闷胁痛，心烦易怒，睾丸胀痛，小腹、阴囊发凉。检查：患者站立 15 分钟后，睾丸疼痛加剧，放射至腹股沟及少腹，睾丸上部可触到如蚯蚓状静脉曲张，平卧片刻疼痛缓解，脉沉细，舌苔淡白。西医诊断：左侧精索静脉曲张。中医诊断：筋瘤。

辨证：肝郁寒滞。

治法：暖肝散寒。

处方：暖肝活血汤加减。当归 10g，桂枝 5g，王不留行 10g，丹参 15g，乌药 10g，细辛 3g，红花 5g，小茴香 6g，良姜 6g，橘核 10g，木香 3g，大枣 5枚，通草 6g。20 剂，水煎服。

9 月 1 日二诊：患者药后睾丸胀痛消失，阴囊转温，上方去通草、红花、橘核，加菟丝子 15g，巴戟 15g，熟地黄 15g，炙淫羊藿 15g。

患者服药 45 天后诸症平息，检查精液常规 3 次正常，半年后其妻怀孕。

按语：本案患者因肝气郁滞、寒客肝脉所致不育。精索静脉曲张是男子不育症中最常见的原因，祖国医学虽无精索静脉曲张病名，但从其临床表现来看，应属"筋瘤""筋疝"和"无子"范围。案中患者肝气不畅，故见"胸闷胁痛，心烦易怒，睾丸胀痛"；寒客肝脉，故见"小腹、阴囊发凉"；寒湿聚滞，气血失畅，瘀血阻络，致使精索静脉状如蚯蚓，阴囊坠胀不适，甚则睾丸或少腹部抽痛。本病之形成常可影响精子的产生，造成男性不育，中医治以暖肝行气、化瘀通络法。方中桂枝、乌药、细辛、小茴香、橘核、木香暖肝行气通络，当归、王不留行、丹参、红花、通草、大枣活血化瘀利水。综观全方，寒凝、气滞、血瘀得散，故而睾丸冷痛、少腹疼痛诸症得愈。气血畅达，肝气疏泄正常，则生育有权。

——施慧，刘琼．施慧中医男科专集［M］．昆明：云南人民出版社，2010.

【病案四】

洪某，男，37 岁。患者二三年来，性交时所射之精为血性，色红质稠。近二三月来症状加重，每次性交时均是肉眼血精，同时伴有少腹及睾丸隐痛，溲黄口干，性情急躁，夜寐盗汗等，迭经西医治疗无效。检查：外阴无异常，两侧睾丸等大，附睾不肿硬，左侧精索静脉明显曲张，前列腺（－）。精液常规：脓细胞（＋＋＋＋），红细胞（＋＋＋＋），精子计数 58×10^9/mL，活动力 15%，形态正常 80%，畸形 20%，血沉正常，脉细弦，苔薄微黄。

辨证：阴虚火旺，精室被扰，血热妄行。

治法：滋阴降火，凉血止血。

处方：二至地黄汤加减。生地黄 12g，白芍 9g，女贞子 10g，墨旱莲 10g，茯苓 12g，车前子 10g，泽泻 10，牡丹皮 6g，糯稻根须 15g，乌药 4.5g，5 剂。

二诊：患者服药后，血色精液明显变淡，全身症状改善，唯小便仍黄。原方加黄柏 4.5g，5 剂。

三诊：患者服药后，肉眼血精已消失，小溲亦不黄，除左侧精索静脉仍曲张外，余无不适。精液常规复查未见脓细胞及红细胞。病已基本痊愈，再以原方巩固。

按语：本案患者为肾阴不足，相火偏旺，扰动精室，迫血妄行而致血精不育。《诸病源候论·虚劳精血出候》中记载："此劳伤肾气故也。肾藏精，精者，血之所成也。虚劳则生七伤六极，气血俱损，肾家偏虚，不能藏精，故精血俱出也。"此案是阴虚而相火旺盛，故见口干、性情急躁、夜寐盗汗；阴虚兼有湿热，故见溲黄、苔黄等症。医者治此病，常以二至地黄汤加减，意在滋肾凉血，兼以清利湿热。方中女贞子、墨旱莲滋肝肾，凉血热；六味地黄汤滋补肝肾，三阴并进，专治肝肾阴虚，兼夹虚火上炎、阴不内守之疾。此案肾经偏虚，故筛山药，医者因山茱萸缺货，故用白芍之酸寒，以助地黄之药力；熟地黄改生地黄，重在滋阴凉血；糯稻根须味甘苦，性平，有退虚火、敛盗汗之功；乌药走少腹，入肝肾之经，行气止痛。二诊时因其小便仍黄，湿热未清，再加黄柏以清下焦湿热。方中止血药虽不多，而血精迅速消失，全赖二至地黄的滋肾阴、凉血热之功。血精除，精子正常，则不育自然可去。

——陈志强，江海身.男科专病中医临床诊治［M］.北京：人民卫生出版社，2000.

三、辨证治疗特点

（一）辨证要点

1. 病因

现代社会环境污染、滥用药物、电磁辐射等问题已经严重影响人类的繁育，如若先天禀赋不足，则肾气虚弱，命门火衰，病久伤阴，致精血耗散，脉中循行精血大量耗损，日久脉络瘀阻形成血瘀，或精血耗散导致元阴不足，阴虚火旺，相火偏亢，炼液为痰，最终气滞血瘀痰阻而为病。同时，繁重的工作压力、沉重的经济负担、复杂的心理问题以及求子心切等严重影响着男性的心理健康，一定程度上，情志的异常可引起阳痿、不射精、早泄及精子异常等而不育。若情志抑郁，肝气郁结，气郁化火，肝火亢盛，灼伤肾水，肝木失养，宗筋拘急，久而成瘀，致精窍之道被阻，最终导致男性不育，如《灵枢·经脉》指出大怒伤肝而致"肝足厥阴之筋，其病……阴器不用"。若思虑过度、劳倦伤心，将致心气不足，心血亏耗，气血两虚，血虚不能正常循行经脉，形成血瘀，从而引起不育。另外，随着生活水平的不断提高，素嗜肥甘厚腻、辛辣之品，则易损伤脾胃，痰湿内生，郁久化热，阻遏气血运行，形成血瘀痰浊，最终导致阳痿、死精等形成不育。

——周春宇，马凰富，王彬，等. 男性不育症中医辨治思路 [J]. 中医杂志，2016，57（13）：1105 - 1108.

2. 病位

男性不育与肾、肝、脾三脏密切相关，其中尤以肾为根本。肾主闭藏，为生殖之根，肝主疏泄，为泄精之枢纽，两者对人体的生殖功能起着调节作用，故临床诸医家将肝肾并治作为男性不育症的常用治法。情志因素所致不育与肝郁密切相关。《辨证录》云："血藏于肝中，精涵于肾内，若肝气不开，则精亦不能泄。"长期情志抑郁导致肝气不舒，疏泄失司，或气机阻滞，聚湿生痰，下流阳器，阻遏宗筋，精关闭塞，则不能生育，或郁而化火，火灼伤精，致精稠不化，造成不育。肝的疏泄功能失常又会影响脾胃的消化吸收以及排泄功能障碍，进而出现肝郁脾虚等一系列表现，如筋脉拘挛、男性不育、纳差、便溏等证候。李时珍说过："风木太过，乃制脾土，气不运化，积滞生痰。"痰阻宗筋，则生育不能。肝、脾失调均可导致少精子症、弱精子症、死精子症、免疫性不育等。

——张跃辉，许洪飞，孙玉华，等. 当代中医对男性不育的辨证思路 [J]. 辽宁中医杂志，2019，46（7）：1422 - 1424.

3. 病性

本病常虚实夹杂，辨证当分清虚实、寒热。虚证以肾虚为主，临床多见健忘耳鸣、腰膝酸软、神疲乏力等全身虚弱症状。实证者或气郁痰阻，或瘀血阻滞，或湿热蕴阻，以致精道瘀阻，临床多伴有少腹、睾丸胀痛不适，或射精时疼痛等症。然情志因素引起的不育多以肝郁者为多，临证当仔细辨证，不可一味进补，以犯虚虚实实之戒。

（二）临床用药特点及配伍规律

1. 用药特点

临床上治疗男性不育症的主要用药包括补肾、健脾、养血、祛湿、清热、活血、疏肝七类，其中多选用具有补益功效的中药，以补肾药为多，且多数具有肝肾同补作用，以精与血能相互滋生、相互转化，用药频次整体以枸杞子、熟地黄、当归、菟丝子、茯苓、山药、杜仲等为主，主以补益肝肾，使肾精、肾气得复，改善精子状况。药性以温性为主，《金匮要略》载："男子脉浮弱而涩，为无子，精气清冷。"仲圣认为男子精冷不温是不育的主要病因，所以历代治疗不育方剂选药多用巴戟天、肉苁蓉、菟丝子、杜仲等温补类中药，可以补肾暖精，促进精子活性。药味以甘为主，肾精的充盛需要脾脏运化的水谷精微不断的补充。《傅青主女科》载："脾为后天，肾为先天，脾非先天之气不能生。补肾不补脾，肾精无从而生，故补脾即补肾。"所以多采用甘性补益之品。药物归经以肾经为多，后依次为肝经、心经、脾经等。

——林基伟，陈佳，黄钦展，等. 不育方剂的组方规律数据挖掘分析[J]. 中国实验方剂学杂志，2016，22（4）：218-221.

2. 配伍规律

有学者对男性不育症临床文献中的方药进行药物关联分析，结果显示方药中均含有枸杞子，说明男性不育症类处方重视补肾填精，肝肾并治。对于药效排列组合，不育药物配伍主要以补肾、健脾、疏肝、养血、活血、祛湿为主，这些构成治疗男性不育症处方的关键药物，这与大多数临床医家认同的男性不育症以虚、瘀、湿、郁等为病理因素相符合。临床处方常补泻兼用，以枸杞子、菟丝子、淫羊藿、熟地黄等补肾益精药为主，或配黄柏、知母、车前子、泽泻清热湿祛，或配伍桃仁、红花、川芎、赤芍等活血化瘀。常脾肾同治，用枸杞子、菟丝子、熟地黄等药补肾填精，配伍黄芪、白术、党参、茯苓等补脾健运，使先后天同补。常肝肾并治，以山茱萸、山药、熟地黄、枸杞子等药补肾填精，用白芍、当归、熟地黄补肝血，或配伍柴胡等药疏肝解郁。

——李立煌. 中医治疗男性不育症规律的探讨[D]. 福州：福建中医药大学，2013.

第五节　精癃

一、古代医家临床验案

【病案一】

士材曰，先兄念山，谪官浙江按察，郁怒之余，又当盛夏，小便不通，气高而喘，服胃苓汤四帖，不效。余曰，六脉见结，此气滞也，但用枳壳八钱，生姜五片，急火煎服，一剂稍通，四剂霍然矣。

——清·俞震《古今医案按》

按语：本案患者因仕途不顺，又当盛夏，心火正旺之时，胸怀郁怒，发为精癃。郁怒伤肝，发为气滞，故"六脉见结"，气结于内，气化失司，则"小便不通，气高而喘"，治以行气消滞，方用生姜枳壳汤，理气宽中，行气消滞，恢复膀胱气化，小便自通。方证相应，故而效如桴鼓，"一剂稍通，四剂霍然"。

【病案二】

冯楚瞻治王氏女，年十三，小便不通，甚危。初二三岁时，乳母恐其溺床，切戒之，由是癑癑刻刻在心。（二三岁时事安能记忆？雄按：此真俗名尿梗病也。往往起于幼时，习惯自然，不可谓二三岁时，不能记忆也。）数年以来，日中七八次，夜中七八次，习以为常，渐有淋状，近来益甚。或以导赤利水之剂投之，初服稍应，久则增剧，点滴不通。脉之，六部洪数，久按无神，知为过于矜持，勉强忍小便，心肾久虚，又服利水之剂，真阴益槁，脏涸津枯，气何能化？以八味汤加五味、麦冬，取秋降白露生之意也。每剂纳熟地二两，连进两服，使重浊以滋之，为小便张本。再以其渣探吐之，上窍既开，下气自通，数服而愈。一月后症复发，其家照前方令服，亦令探吐，不惟不效，反胀闷难堪。张曰：前者气伤未甚，故以滋腴之药济之足矣。今当盛夏，气伤已甚，虽有滋水良药，若无中气营运，岂能济乎？今六脉洪大而空，中枯已极，二剂滋润，断不可少。然必继以助中气之药，则中焦气得升降，前药始能营运。令连服加减八味汤二剂，果胀闷益甚。乃以人参一两、附子三钱，浓煎温服，自胸次以至小腹辘辘有声，小便行数次而愈。

——清·魏之琇《续名医类案》

按语：本案患者因其母的严厉叮嘱而困扰于心，初发精癃是由于心肾久虚，后又服利水之剂，为真阴亏损所致，故而脉见"六部洪数，久按无神"。治当滋养肾阴，以八味汤加五味子、麦冬，以"生白露"，并以重浊之味熟地黄养之，辅以吐之开上窍，使得下气自通，小便得解。后因患者患病已久，正值盛夏，一月后复发，缘中气亏虚，运化无力，继以扶助中气之药，气行则水行，小便行数次而愈。

【病案三】

王左，三焦者，决渎之官，水道出焉。上焦不宣，则下焦不通，以肺为水之上源，不能通调水道，下输膀胱也。疏其源则流自洁，开其上而下自通，譬之沉竹管于水中，一指遏其上窍，则滴水不坠，去其指则管无余水矣，治癃闭不当如是乎?

苦桔梗一钱，带皮杏仁三钱，赤茯苓三钱，六一散（包）三钱，炙升麻八分，黑山栀一钱五分，黄柏（盐水炒）一钱，知母（盐水炒）一钱，肉桂心（饭丸吞服）二分，土牛膝根三钱，鲜车前草汁二两，鲜藕汁（二味炖温冲服）二两。

——清·丁甘仁《丁甘仁医案》

按语：肺为上之上源，通调水道，当肺的生理功能出现问题时则可能引起精癃，表现为滴水不坠，治疗则是我们常见的"提壶揭盖"法。方中桔梗、杏仁等宣通肺气；六一散、赤茯苓、黑栀子、鲜车前草汁等上清水源，下利膀胱水道；鲜藕汁合土牛膝根发挥其通利水道的作用。全方共奏宣通上焦与通调水道之功，开其上而下自通。

【病案四】

江右袁启莘，平素劳心，处事沉滞，时当二气，小便不通，用六一散，不效，再用苓、泻、木通、车前等，又不效。李诊两寸洪数，知为心火刑金，故气化不及州都也，用黄连、茯神、牛膝、人参、麦冬、五味，一剂而愈。

——清·俞震《古今医案按》

按语：本案患者为心火刑金，膀胱气化不利所致精癃。患者平素劳心，外加处事不断，暗耗阴液，发为精癃，前两次利用通调水道、利水渗湿的方法治疗无效后再诊其脉洪数，知为心火作祟，心火刑金，使肺的气化功能受到影响，所以药用黄连清心火，茯神宁心利水，人参与麦冬、五味子合用，补气增液，牛膝利尿通淋，方证对应，故一剂而愈。

二、现代医家临床验案

【病案一】

孔某，男，24岁，2019年5月8日初诊。患者自诉手淫多年，忧虑可能出现性功能下降，近2个月出现尿频、尿不尽，自备补肾药物，效果不佳。初诊症见：尿频，尿不尽，精神不振，情志抑郁，神疲，少气懒言，食欲不振，口淡，会阴部疼痛不适，舌苔白，脉弦虚。直肠指检：前列腺质软，轻度压痛；前列腺液检查示：白细胞 $6 \sim 8$ 个/μL，卵磷脂小体：（++）。尿常规示：白细胞25.3个/μL，细菌计数：240.5个/μL；中段尿培养：阴性；前列腺液细菌培养（-）。

辨证：肝郁脾虚。

治法：疏肝解郁健脾。

处方：逍遥散加减。柴胡、黄芪各 15g，白芍、茯苓、白术、当归、延胡索、合欢皮各 10g，甘草 6g，玫瑰花 12g，共 15 剂。加入 300mL 水煎服，分早晚 2 次。并嘱患者放松心情，锻炼身体，忌辛辣，勿憋尿。

二诊：患者表情舒畅，会阴部仍有不适，尿频、尿不尽好转，纳尚可，上方去白术，加川芎 10g，继服 10 剂。

三诊：患者自诉上症较前明显改善，守上方 10 剂以巩固疗效。

随诊 3 个月，患者未见复发。

按语：《丹溪心法》云："气血冲和，万病不生，一有怫郁，诸病生焉。"肝气郁结，气机不能调达，则横犯脾胃。本案患者 24 岁，医者结合《黄帝内经》中"三八，肾气平均，筋骨劲强"与临床观察，认为该患者起病到目前，肾气仍属于上升期，以肝郁脾虚为主，该患者情志不畅，肝木失和，疏泄失职，加之脾胃虚弱，中气不能固，则精神不振、神疲，久之可见尿频、尿不尽。治疗以逍遥散加减，方中柴胡疏肝解郁，玫瑰花、合欢皮行气解郁，使肝郁条达；肝病容易致脾病，黄芪入脾经，为补脾气之要药，白术、甘草、茯苓增益气健脾之力，使生化营血功能益强；延胡索行气疏肝止痛，当归为血中气药，养血和血，白芍柔肝养血，使气血相和，川芎活血止痛，行气开郁。全方共奏疏肝解郁健脾之功。

——邹盛，黄子艳，吴佳丽等. 王万春教授从脾论治前列腺疾病验案举隅 [J]. 光明中医，2020，35（13）：1987－1989.

【病案二】

陈某，男，48 岁，工人，2015 年 8 月 10 日初诊。患者诉尿频、尿细伴会阴部刺痛 6 个月。患者因长期在外打工，夫妻关系不和而情志失调，半年前出现尿频、尿细伴会阴部刺痛，生气后排尿更加困难。B 超检查示：前列腺三径为 49mm×38mm×36mm；尿常规正常；前列腺液常规示：白细胞 5～7/HP，卵磷脂小体少许。刻下：日尿 20 余次，夜尿 3～4 次，尿细，会阴部刺痛，大便两天 1 次，纳眠俱差，舌边红，苔白略腻，脉沉弦。

辨证：肝郁气滞，瘀阻精室。

治法：理气活血，化瘀消癥。

处方：桂枝茯苓丸合四逆散加减。桂枝 12g，茯苓 15g，赤芍、白芍各

15g，牡丹皮 10g，桃仁 10g，柴胡 15g，枳实 15g，炙甘草 6g，当归 15g，鸡血藤 30g，浙贝母 30g，王不留行 15g，生麦芽 30g，蒺藜 30g。7 剂，每日 1 剂，水煎，早晚饭后分服。

8 月 18 日二诊：患者尿频明显好转，日尿 8～9 次，夜尿 2 次，但仍尿细，伴会阴部刺痛，舌边尚有瘀斑。予原方加入穿山甲（猪蹄甲代）6g，水蛭 6g，7 剂，煎服法如上，同时嘱病人下班后多散步运动以转移注意力。

8 月 22 日三诊：患者小便次数基本正常，排尿通畅，会阴部刺痛明显减轻，余症消失。继续服用该方 20 余剂，诸症痊愈。

按语：四逆散见于《伤寒论》第 318 条："少阴病，四逆，其人或咳，或悸，或小便不利，或腹中痛，或泄利下重者，四逆散主之。"医者认为四逆散的或然症"或小便不利，或腹中痛"正是前列腺增生症和慢性前列腺炎的典型症状，四逆散用于治疗前列腺疾病是有法可循的。该患者平素精神抑郁，尿频、尿细甚至尿不出是为气闭之象，而会阴部刺痛兼有舌边瘀斑则是血瘀所致，故采用桂枝茯苓丸与四逆散合方以理气活血，通络止痛。又辨证加当归、鸡血藤活血养血，浙贝母化痰散结，王不留行通络止痛，生麦芽、蒺藜疏肝解郁。二诊时考虑久病入络，瘀结较深，非草木之品可达，故酌加血肉有情之穿山甲（猪蹄甲代）、水蛭以破血剔络，使瘀化水利，诸症得除。谢师提出治病当先调其心，很多患者由于病久不愈，焦虑异常，心结不开，此时纵然灵丹妙药也难奏效，因此临床若遇此证，一方面应多鼓励患者畅其情志，另一方面可于处方中加入血肉有情之品，这样既可增强疗效，又可缩短病期。

——王元帅，谢作钢．经方合用治疗前列腺增生验案举隅［J］．国医论坛，2017，32（2）：7-8.

【病案三】

患者，男，68 岁，长沙人，2018 年 10 月 12 日初诊。患者自诉 2 年前无明显诱因出现尿频、尿不尽，未予重视，3 个月前尿频加重，夜尿每晚 5～6 次，尿不尽，排尿无力，尿线细，排尿等待，无尿痛、尿道滴白，伴四肢乏力、困倦，精神欠佳，纳一般，寐欠佳，大便调。查体：前列腺 Ⅱ 度增生，中央沟变浅，轻压痛；舌质淡暗，苔薄白，脉弦细。辅助检查：彩超描述前列腺大约 53mm×43mm×43mm，实质光点欠均匀，其内可见大小不等强光斑，最大者约 5mm×4mm，提示前列腺增生伴钙化。前列腺特异性抗原正常。

辨证：气虚血瘀癥积。

治法：益气利水，活血消癥。

处方：益气活血消癥方加减。黄芪15g，白术15g，三棱10g，蒲黄10g，五灵脂10g，枳实10g，鳖甲10g，炮穿山甲（猪蹄甲代）5g，熟地黄15g，枸杞子15g，败酱草15g，金樱子15g。14剂，日1剂，水煎服，早晚分服。

2018年10月30日二诊：患者夜尿次数较前稍有减少，每晚4~5次，但仍诉尿不尽、排尿无力、尿线细，神疲乏力，舌质淡，苔薄白，脉细。处方：黄芪30g，党参15g，白术15g，三棱10g，蒲黄10g，五灵脂10g，鳖甲10g，炮穿山甲（猪蹄甲代）5g，熟地黄15g，枸杞子15g，败酱草15g，金樱子15g。14剂，日1剂，水煎服，早晚分服。

2018年11月15日三诊：患者夜尿次数明显减少，每晚2~3次，排尿等待时间变短，但诉仍排尿无力、尿不尽、尿线细，舌质淡，苔薄白，脉细。辅助检查：彩超描述前列腺大约50mm×41mm×44mm，实质光点欠均匀，其内可见大小不等强光斑，最大者约4mm×4mm，提示前列腺增生伴钙化。上方不改，嘱患者长期服用。

2019年1月20日四诊：患者续服上药两个月后，夜尿次数明显减少，每晚2次，排尿较前明显有力，无尿等待、尿中断。嘱患者停药观察。

按语：本案患者辨病为精癃，辨证属气虚血瘀癥积。考虑患者年老，五脏渐亏，导致气虚体弱，则气行乏力，气机郁滞，气滞则血瘀致癥，阻碍尿道则致排尿不畅。故以益气活血消癥方加减。方中以黄芪为君，益气利水；熟地黄、枸杞子补肾固本；白术健脾益气，先天与后天同补；枳实破气消积；三棱、蒲黄、五灵脂、鳖甲、炮穿山甲（猪蹄甲代）、败酱草活血逐瘀消癥；金樱子固精缩尿。全方共奏益气利水、活血消癥之功。二诊时考虑患者有明显气虚症状，故在原方基础上加重黄芪用量，并加用党参培补中气。三诊、四诊效不更方，嘱患者长期服用。本案补消结合，消癥化积，收效满意。

——袁轶峰，罗君，朱文雄等. 贺菊乔从"癥积"理论论治良性前列腺增生经验［J］. 中医药导报，2020，26（10）：191－193.

【病案四】

刘某，男，70岁，2008年6月3日初诊。患者间断性小便不畅10余年，小腹胀满不适，腰膝酸软，尿频尿急，排尿无力，点滴不尽，舌淡红而暗，苔白，脉沉细涩。直肠指诊：前列腺增大，质地较硬，表面光滑，中央沟消失。B超：前列腺增生。尿常规：白细胞（＋＋＋），红细胞（＋＋）。

辨证：肝肾亏虚，瘀血阻滞。

治法：滋补肝肾，活血通络。

处方：予自拟八味饮加减。熟地黄15g，山茱萸15g，怀山药15g，茯苓15g，牡丹皮10g，泽泻10g，女贞子15g，墨旱莲15g，丹参15g，虎杖15g，香附10g，川楝子10g，桑寄生30g，杜仲10g，怀牛膝15g，夏枯草30g，王不留行10g，石韦30g。日1剂，水煎服，分2次温服，14剂。

2008年6月17日二诊：患者药后小腹胀满、腰膝酸软、小便频急递减，仍觉小便不畅，余沥不尽，原方加通草10g，路路通10g。继服14剂。

2008年7月1日三诊：患者腰膝酸软无力，小腹胀满消失，尿频尿急、排尿无力明显减轻，舌淡红苔白，脉略细。复查尿常规：白细胞、红细胞均为阴性。继服前列康胶囊以善后。

按语：本例患者"精癃"的形成为肝肾亏虚、瘀血阻滞、膀胱气化不利所致。肾司二便，肾气亏虚，膀胱气化不利，故而尿频尿急、排尿无力、点滴不尽；下焦气机郁滞，故小腹胀满不适；舌淡红而暗、脉沉细涩，为瘀血阻滞之征象。"精癃"为有形可征，其增生的前列腺腺体变大、隆起、质地较正常为硬，符合中医"癥积"的特点。但究其形成，肝肾亏虚为本，瘀血阻络为标。故治疗当以补益肝肾治其本，活血化瘀治其标。但癥积已成，单纯活血化瘀往往药力不济，尚需配伍行气通络、解郁散结等功效的药物，方能取效。故方中以八味饮滋补肝肾，培元固本；酌加桑寄生、杜仲、怀牛膝，以增强补益肝肾、强健筋骨之力；丹参、虎杖、香附、川楝子行气活血通络，小腹胀满则除；夏枯草解郁散结，使增生渐消；王不留行、石韦利尿通淋，尿频尿急之症则减。诸药配伍，标本兼顾，而获良效。

——聂金涛，于文涛. 杨牧祥教授应用八味饮异病同治验案举隅 [J]. 河北中医，2013，35（12）：1765-1767.

三、辨证治疗特点

（一）辨证要点

1. 病因

精癃相当于西医学的前列腺增生症，为临床多发病、疑难病，老年人多发。中医认为外感六淫邪气、饮食不节、情志不畅、起居不适（久坐、劳伤过度、久卧湿地、不洁性交等）、湿热内生，或年老体弱是精癃常见的诱发因素，蒙医认为忍精不射、手淫无度或房事不节、长期饮酒过多、辛辣饮食、起居失常、坐卧潮湿之地、伤风感冒、感受寒冷太甚亦是其常见的诱发因素。需要强调的是，现代人面对快节奏的生活、高压力的工作，往往容易情绪不畅，而足厥阴肝经"环阴器，抵少腹"，故肝气郁滞而累及前阴发为精癃者增多。

——杨扬，吉日嘎拉. 中医与蒙医对良性前列腺增生症的研究现状［J］. 中国民族医药杂志，2013，19（12）：65－67.

2. 病位

精癃的发病与肾、膀胱、三焦、肝功能失常密切相关。《素问·五常政大论》称："其病癃闭，邪伤肾也。"肾司二便，肾气亏虚，膀胱气化不利，故而出现尿频尿急、排尿无力、点滴不尽等。《灵枢·本输》说："三焦者……实则闭癃，虚则遗溺。"如肺失宣降，不能通调水道，下输膀胱；脾失健运，升清降浊失宜，致使湿热下注膀胱；或命门火衰，肾阳虚弱，下焦气化失职，致使膀胱开阖不利。又《素问·宣明五气》记述："膀胱不利为癃，不约为遗溺。"《素问·标本病传论》认为："膀胱病，小便闭。"且肝主疏泄，调畅气机，前列腺与足厥阴肝经的关系最为密切，肝郁气滞是精癃瘀血阻络的主要成因。

——杨伟，赵红. 良性前列腺增生症的中医治疗研究进展［J］. 中西医结合心血管病电子杂志，2019，7（5）：84－85.

3. 病性

本病实证多责之于肝与膀胱，气机阻滞，湿热蕴积，经脉瘀阻，特点是尿闭不通、用力努责、小腹急满。若为虚证，病势较缓，多责之于脾肾，气虚下陷，气化失司，多虚中夹实（瘀、痰、浊、热），特点是排尿不畅、小便如涓涓细流或点滴而下、排尿无力，甚至遗尿不禁。如张景岳所言："或以败精，或以槁血，阻塞水道而不通也。"《医林改错》指出："元气既虚，必不达于血管，血管无气，必停留而瘀。"

（二）临床用药特点及配伍规律

1. 用药特点

在本病的用药上，高频次药物多具有温通经络、渗水利湿、强肝补肾、活血化瘀等功效。如居用药频次首位的茯苓，性平，味甘、淡，归心、肺、脾、肾经，功能利水渗湿、健脾、宁心，可有效治疗由于脾肾阳虚、膀胱湿热所致的前列腺增生。因此，治疗前列腺增生症的首选药物通常为茯苓。又如，高频药物中的牛膝，性平，味苦、甘、酸，归肝、肾经，功能逐瘀通经、补肝肾、强筋骨、利尿通淋，用于肝肾精血不足、膀胱气化不利之证，是治疗前列腺增生症的常用药物，在中医临床实践中最为普遍。

——张硕．基于数据挖掘的中医治疗男科病临床用药规律与作用机制研究［D］．北京：北京中医药大学，2019.

2. 配伍规律

从配伍而言，频次居前 3 位的药物组合为"泽泻－茯苓""牛膝－茯苓""牛膝－桃仁"，其中"泽泻－茯苓"为经典方剂五苓散的主要药对，多用治疗湿郁化热、湿热下注所致的精癃病证。"牛膝－桃仁"为方剂血府逐瘀汤的药物组合，桃仁活血祛瘀，可以改善血循环及血液流变学的性质，从而改变病灶的血液供应；牛膝补肾益精，抗炎消肿及扩张血管，改善微循环，促进炎性病变的吸收。诸药配伍，相辅相成，直达病所，对前列腺增生症能起到较好疗效。根据不同药味之间的关联性，以茯苓－熟地黄、泽泻－大黄、黄芪－生地黄为主，其效以清热利湿、益精填髓为主。

——张硕．基于数据挖掘的中医治疗男科病临床用药规律与作用机制研究［D］．北京：北京中医药大学，2019.

第六章　妇科病证

第一节　月经不调

一、古代名医临床医案

【病案一】

安昌顾气郁成瘕，脉涩，右寸关弦，音嘶，腹痛有瘕，癸水早期。宜泄降清肝。（三月二十七日）

栝蒌皮三钱，石决明六钱（生打），川楝子三钱，茺蔚子三钱，薤白一钱，丹皮三钱，木蝴蝶四分，绿萼梅钱半，藿斛三钱，炒延胡钱半，新会皮钱半。清煎四帖。

——清·邵兰荪《邵兰荪医案》

按语：患者情怀不畅，肝郁化热，以致癸水早期，气逆上升，则胸脘阻痹，腹中瘕痛，故治以泄肝养胃。

【病案二】

程（三七）十三年不孕育。其中幻（同"患"）病非一。病人述经期迟至，来期预先三日，周身筋骨脉络牵掣酸楚，不得舒展……河车胶、生地、枸杞、沙苑、生杜仲、白薇、山楂、黄柏、白花益母草。

——清·叶天士《临证指南医案》

按语：凡女人月水，诸络之血，必汇集血海而下。血海者，即冲脉也，男子藏精，女子系胞，不孕、经不调，冲脉病也。腹为阴，阴虚生热；肢背为阳，阳虚生寒。究竟全是产后不复之虚损，惑见病治病之误，有终身不育淹淹之累。肝血阴虚，木火内寄，古人温养下焦，必佐凉肝坚阴，勿执经后期为气滞，乱投破气刚药劫阴。

【病案三】

陆，营分有热，则经至而淋漓；卫分有寒，则脉小而迟缓。脾为营之本，胃为卫之源。经至而舌苔反布，胸无痞闷，是胃阳虚而无气以化浊也，拟醒胃阳以摄脾阴为法。归芍六君子加神曲。

又，经行过多，血气两衰，肝肾失固，丽翁所论包括尽矣。然治病之道，有相机从事之权。夫舌白多痰，胃有浊也。咽干色红，阴虚而火浮也。脉细迟缓，中气不足也。考古人肾虚有痰浊者，金水六君煎；气虚而上有浮火者，生脉四君子。合而参之，似觉不可擅易，还祈晒政。大熟地、半夏、五味子、归身炭、陈皮、于术、茯苓、麦冬、人参、谷芽、建莲肉。

又，肝肾与脾胃同治，经漏仍然不止。左脉稍觉有力，原得归、地之功；右脉更觉细微，脾气虚衰不振。许学士谓补肾不如补脾，盖谓脾胃虚者言之。今心跳食少，心脾不足可知。经血如漏卮不息，冲任不得不固；腹中微痛，气虚且滞，不得不补，不得不通。仿黑归脾法。熟地炭、黄芪（炒焦）、茯神、枣仁、白芍、广木香、归身炭、冬术、人参、陈皮、炙草。

——清·王泰林《王旭高临证医案》

按语：既云固冲任，而无固冲任之药。仍用归脾，恐漏仍不止。古人治崩漏急证，自有专方，如血余炭、棕榈炭、百草霜、倒挂尘等，殊有效验。且脉小迟缓，其漏未必属热，或脾肾阳虚，不能固摄其血，尤非固而兼温不效，未可见血即以为热也。

【病案四】

某，冲任内损，腰疼背掣，脉涩细，头疼心悸，癸涩。宜柔肝、补心、调经。桑寄生三钱，炒杜仲三钱，煅龙齿三钱，煨天麻八分，白茯神四钱，甘菊钱半，远志肉八分，稽豆衣钱半，炒枣仁三钱，丹参三钱，鸡血藤胶钱半。清煎四帖。

——清·邵兰荪《邵兰荪医案》

按语：肝为风木之脏，内寄相火，体阴用阳，其性主升，全赖肾水之涵，血液之养，得遂其条达之性。兹以肝肾并亏，血液已虚，因而内风时动，即觉头晕心悸，腰背酸痛，癸水涩少，此方治法，系是缓肝息风、滋肾退热之意。

二、现代名医临床医案

【病案一】

王某，女，24岁，未婚，1975年10月26日初诊。患者夙性质讷，寡于言笑，常有胁腹窜疼之候。近年来经事不调，或五旬一至，或间月一行，量少有块，颜色深紫，少腹胀痛，不喜按揉。平日白带量多，质稠气秽。近两个月来，每感日晡形凛，面热心烦，喜握凉物，体倦神疲，自试体温，腋下37.6～38℃，西医诊为"低烧待查"，予对症疗法，迄无显著效果。观其面色晦滞，舌质暗红少苔，脉细弦略数。

辨证：气滞血瘀，营阴亏损。

治法：养血调经，兼退蒸热。

处方：秦当归、紫丹参、赤芍药、刘寄奴各12g，香附米、净苏木、怀牛膝各9g，川茜草9g，云茯苓9g，紫苏梗4.5g，青蒿12g，醋鳖甲18g，银柴胡6g，6剂，间日1剂。又予成药七制香附丸、加味逍遥丸各6剂，每日各1剂，上、下午分服。丸剂与汤剂交替服用。另以蛇床子9g，吴茱萸3g，黄柏6g，布包，泡水，坐浴，一日2次。

二诊：患者服药8天，月汛来潮，此次距上次月经为32天，量仍少，所下多块。患者胁肋窜痛，腹部胀感，带下已少而未净，热势虽降而未清，体温，腋下37.4℃。再依前意，原方出入予服。处方：怀牛膝、刘寄奴、秦当归各12g，赤芍药、川茜草、泽兰叶9g，川芎片、淡青蒿、粉丹皮各9g，地骨皮12g，胡黄连6g，妙青皮4.5g，6剂。外用药同前。并嘱药后每日服丸剂同上，至月经来潮停药。

三诊：患者诉上诊后，汤药服未尽剂，体温即已复常，一直稳定在36.8℃而未反复，自感精神体力有加。昨日月事届期来潮，色、量俱较前为好，略有小块。按脉弦细，舌质淡红，嘱服加味逍遥丸20天，每日上、下午各1剂，以资调理。

按语：本例患者素禀沉郁，肝木难遂条达之性，故常有胁腹窜痛。气滞不能行血，经脉滞涩，久必成瘀，遂致经行后期、血下多块、腹痛拒按。瘀血内阻，延久不去，营阴暗耗，虚热内炽，因有低烧绵不已。《金匮要略》谓："病者如热状，烦满、口干燥而渴，其脉反无热，此为阴伏，是瘀血也。"殆即指此。故治以化瘀通经为主，方用当归养血和血，香附、苏木理气行血以止痛，丹参、刘寄奴、赤芍、茜草、牛膝等活血化以通经，又以青蒿、鳖甲、银柴胡滋阴清热，兼予除蒸。方中少用紫苏梗理脾胃之滞，而启运中焦，俾中州得持，自能斡旋有机。初诊获效后，由于瘀血伏匿，刘除未尽，故月事虽下而低热不清。再诊则专事搜剔，且汤、丸并投，缓急相济，病遂悉已。

【病案二】

韦某，女，31岁，已婚，1977年1月30日初诊。患者婚后三年，迄未孕育，常以嗣续为念。一年来，患者月事不经，一月二三至，颜色紫红，时夹血块，量一般，素多白带，间或色黄。刻诊正值经期，腰酸背楚，小腹胀坠，头晕，心烦，口干不欲饮，舌红少津，脉弦细数。

辨证：肝郁化火，久损及肾。

治法：清热凉血，补益肝肾。

处方：秦当归12g，粉丹皮12g，凌霄花4.5g，黄芩炭9g，细生地、东白薇各15g，刘寄奴12g，川茜草、香附米各9g，台乌药6g，海蛸12g，炒杜仲12g。3剂，水煎服。

嘱其经期过后即服加味逍遥丸、六味地黄丸各1剂，上、下午分服。白带多则以蛇床子9g，淡吴茱萸3g，川黄柏6g，布包，泡水坐浴熏洗，日2次。

二诊：患者服上药后，诸症均感轻减，昨日月经来（距上次月经为20天），血块较既往减少，小腹胀坠亦较前为轻，白带已少，心烦、头晕悉减，唯血量仍多，膝胫酸软，舌红少苔，脉弦细。继守原意，并加重补益肝肾之品。处方：秦当归、厚杜仲、桑寄生各12g，川续断、粉丹皮、乌梅炭、白僵蚕、香附米、赤芍药、刘寄奴、川楝子各9g，延胡索4.5g，川黄柏6g。4剂。嘱其药后仍服丸剂，并用外用药，用法同前。

三诊：患者月汛再潮，此次为28天，月经周期已趋正常，无须再服汤剂，所谓"衰其大半而止"。令其做妇科检查，诸无异常，嘱服丸剂1个月，药同前。

1年后，其母以高血压病来诊，谈及其女，喜形于色，谓自服药后月经一直正常，而今珠胎已结，期将六月矣。

按语：本例患者月经先期，经血色紫夹块、小腹胀坠、头晕心烦，显为肝郁化热，迫血妄行。血去频仍，不能归精于肾，肾精不充，致腰酸背楚；带脉失约，故带下量多。治用牡丹皮、生地黄、黄芩炭、东白薇、凌霄花等，清热凉血，正本清源；香附、陈皮、茜草、刘寄奴等理气化瘀，以调经候；当归、杜仲养血补肾，兼顾其虚；海螵蛸固带止血，并以塞流。全方凉而不凝，止而不涩，调经养血，两为周全。二诊侧重补肝益肾，并以乌梅炭敛肝，僵蚕散肝，一敛一散，俾致和平。俟经期匡正，复以丸剂收功。治疗过程中，或疏或调，或清或补，悉随病机以赴，遂得如愿以偿矣。

【病案三】

周某，女，28 岁，已婚，1975 年 10 月 14 日初诊。患者婚后两载，迄未孕育。询知经期尚准，唯汛至量多，淋漓不已，素多白带，纳少神疲，夜寐欠佳。刻诊患者正在经期，已行四日，经量仍多，色淡红无块，伴气短心慌、倦软无力、腰背酸楚，舌淡红，脉弦缓。

辨证：脾肾两虚，带脉失约。

治法：健脾益肾，固脉调经。

处方：野党参 12g，炙黄芪、桑寄生、川续断各 12g，炒白术 9g，炒杜仲 12g，广陈皮、五味子、五倍子各 6g，海螵蛸、生侧柏、刘寄奴、紫丹参各 9g。5 剂，水煎服。嘱其经净后外用蛇床子 9g，黄柏 6g，吴茱萸 3g，布包，泡水，坐浴。

二诊：患者服药 1 剂后，经量顿减，再剂经止。现带下已少，仍感气短乏力，寐差纳呆，舌淡，脉沉弱。再拟健脾益肾、养心安神法。

处方：潞党参 12g，炙黄芪 15g，炒白术 9g，云茯苓、川续断、炒杜仲、龙眼肉、桑寄生、远志肉、炒酸枣仁各 9g，五味子、炙甘草各 6g，夜交藤 15g，炒神曲 12g。5 剂。外用药同前。

三诊：患者诸症悉减，食眠向佳，舌脉亦和，予丸剂缓调。嘱其每日上午服妇科金丹 1 剂，下午服人参归脾丸 1 剂，连服 10 天。

四诊：患者今晨经汛来潮，色红，量不多，自感腰酸、少腹胀痛，拟益肝肾、养血调经之方。处方：秦当归 9g，炒杜仲、桑寄生、川续断、金毛狗脊（去毛）各 12g，生侧柏 9g，五倍子 4.5g，醋柴胡、香附米各 9g，延胡索 4.5g，川楝子、刘寄奴各 12g，5 剂。

五诊：患者谓此次行经 6 天，量亦正常，用纸一包多，精神体力转佳，腰酸腿软悉愈。此后，每当经潮时即以上方增损，预服 3～5 剂，平日服妇科金丹，每日 1 剂，缓缓调治。

越四月六诊：患者经汛已五旬未至，神旺体健，时或泛恶，尺脉缕缕不绝，似为孕象，嘱做妊娠试验，果尔。

　　——哈荔田．哈荔田妇科医案医话选［M］．天津：天津科学技术出版社，1982.

　　按语：本案患者脾肾两虚，既失调摄，又乏化源，故经来绵绵不止，颜色淡红，形困神乏，腰背酸楚，食欲不振，白带量多，方用参、术、芪、陈皮等，健脾益气，以滋化源，桑寄生、续断、狗脊、五味子等补肝肾而固冲任，再以海螵蛸、生侧柏、五倍子等止血，刘寄奴、丹参等化瘀，补中有利，行中有止，相辅相成，各得其宜，则能血足经顺，不塞而止矣。经期服汤剂，养血调经，疏肝理气；平时服丸剂，缓调图本，俾"任脉通，太冲脉盛"，则孕育可必矣。

　　【病案四】

　　张某，女，25岁，未婚，1975年1月16日初诊。患者自诉17岁月经初潮，兹后或十月一行，或逾年始转，末次月经1974年9月19日。望其面色㿠白，形瘦不充，皮肤干枯，询知素日腰背酸楚，烦热口干，白带量多，质稠气秽，大便数日一行，或有头晕耳鸣，或发口舌糜烂，舌质暗红，苔薄腻，脉来沉细而弦。

　　辨证：肝肾虚损，湿阻胞宫。

　　治法：补益肝肾兼予化湿。

　　处方：秦当归15g，杭白芍、山茱萸、女贞子、墨旱莲各12g，粉丹皮9g，紫丹参、刘寄奴各15g，车前子（布包）10g，薏苡仁15g，蜀葵花6g，麦冬、生地黄各9g。5剂，水煎服。外用蛇床子9g，吴茱萸3g，黄柏6g，桑螵蛸9g。布包，泡水，坐浴熏洗。

　　二诊：患者腰酸减轻，白带已少，食纳略增，口干欲饮，经仍未行，舌红苔薄白，湿热得化，阴损未复，拟益肝肾、养阴液兼于通经之方。秦当归、杭白芍、川续断、广寄生各12g，女贞子、三棱、莪术各9g，紫丹参15g，怀牛膝、车前子（布包）各10g，生山楂15g，全瓜蒌20g，川石斛、玄参各15g。5剂，水煎服。外用药同前。

　　三诊：患者服上方5剂，月经来潮，量多，色殷红，行经6天而止，舌红苔薄白，脉沉细。嘱日服加味逍遥丸、六味地黄丸各1剂，上、下午分服，白水送下。下次经前仍服二诊方5剂。

　　治疗3个月，患者经事复常。

——哈荔田. 哈荔田妇科医案医话选［M］. 天津：天津科学技术出版社，1982.

按语：冲任二脉隶属肝肾，肝藏血，为女子之先天，肾藏精，肝肾充盛，则能"任脉通，太冲脉盛，月事以时下"。本例因肝肾不足，精亏血少，冲任不盛，血海无余，故月经稀发，闭而不行。血虚不能上荣，故头晕面白；精亏不能充养机体，故腰酸背楚；血虚津少，肠道肌肤失于濡润，故大便秘结、皮肤干燥；津血亏损，虚火上炎，则耳鸣目眩、口舌糜烂；血不滋脾，脾失健运，积湿生热，下注为带。张景岳谓："欲以通之，无如充之。但使血消则春水自来，血盈则经闭自至。"故初诊予归、芍、山茱萸、女贞子等补肝肾，以充经血之源；生地黄、牡丹皮、麦冬等凉营滋液以清虚浮之热；并以薏苡仁、蜀葵、车前子渗利湿热而止带下，刘寄奴、丹参活血化瘀以通经脉。二诊湿热已清，故用当归、白芍、续断、桑寄生等滋养肝肾；瓜蒌、石斛、玄参等沃枯救燥；丹参、三棱、莪术活血化瘀；牛膝、车前子引血下行，以为正本清源治法。全部治程以填充为主，稍佐宣通，倘一味攻破，则不免竭泽而渔，难以速效。

三、辨证治疗特点

（一）辨证要点

1. 病因多与寒热湿邪为患有关

月经不调多与机体内外遭受寒、热、湿等邪有关。其中外感寒邪是主要致病因素。机体受外寒侵袭，寒邪由外及里，伤于肌表、经络、血脉，或由阴户而入，直中胞中，影响冲任。寒为阴邪，易伤阳气，其性收引、凝滞，易使气血运行不畅。若素体虚弱，腠理疏松，天气寒冷，当风受凉，以致感受寒邪；或适值经期，衣着不足，或冒雨涉水，以致寒邪由阴户上客，与血相搏结，使胞脉阻滞，发为月经不调。机体内寒为盛，脏腑阳气虚衰，寒从内生，或过服寒凉泻火之品，抑遏阳气，使阴寒内盛，血脉凝涩，冲任虚寒，而致月经不调。

2. 病位主要在肝、脾、肾、冲任

月经不调病位主要在肝、脾、肾、冲任，故临床应依据症状，辨明其受病脏腑侧重之差异。肝藏血，主疏泄，肝体阴而用阳。肝气失于疏泄，冲任气机不畅，可发生月经先后无定期；肝郁化热，冲任伏热，扰动血海，可出现月经先期、月经过多；肝血耗损，久则肝阴不足，冲任失养，可致月经过少、闭经等。脾主运化，为气血生化之源、后天之本，脾主升，有统摄之功。脾虚化源不足，冲任失养，血海不能按时满盈，可出现月经后期、月经过少；脾虚统摄无权，冲任不固，可出现月经过多；脾阳虚，不能升清降浊和运化水湿，若湿聚成痰，痰饮壅滞冲任，可导致月经过少。肾为先天之本；肾精不足，天癸不能按期而至，冲任不盛，血海不充，胞宫失于濡养，可发生月经过少；肾气虚，则封藏失职，冲任不固，胞宫藏泻失常，可致月经先期、月经过多；肾阴亏损，冲任亏虚，胞宫、胞脉失养，可发生月经后期、月经过少；肾阳不足，则冲任虚寒，胞宫失于温养，可发生月经后期。

3. 病性分虚实寒热

月经先期主要从经量、经色、经质的情况结合兼证辨寒热虚实。实热者月经先期而量多，色紫红或深红，质稠，舌红脉数；虚热者月经先期而量偏少，色鲜红，伴颧红，五心烦热；郁热者月经先期而量或多或少，色暗红，伴心烦易怒。月经先期而量多色淡质稀，伴气短者为气虚；兼心悸怔忡、眠差梦多者为心脾气虚；伴量少，经色暗淡，质稀薄，或腰酸、溲多便溏者为脾肾气虚。

月经后期本病辨证重在月经的量、色、质及全身证候，以辨虚实。辨虚证：经色暗淡，质清稀，伴小腹隐痛为虚寒；经量少、色淡质稀薄或少腹疼痛为血虚。辨实证：经色暗有血块、小腹冷痛拒按为实寒；色暗红或有小血块、小腹胀痛者属气滞。

（二）临床用药特点及配伍规律

1. 用药特点

常用药物主要包括疏肝解郁类、清热类、滋阴类、补中健脾类和柔肝补血类等，治以疏肝解郁、滋阴清热、健脾益气，从而使得气机通畅，以调节肝之疏泄，健脾促其统血，滋阴以固冲任。药材以温、苦、辛味为主，少见大寒大热之品，味酸可收敛固涩；味苦可以清泻郁滞，疏肝解郁，缓解郁滞引起的各种症状；味甘可补益脾肾，调和药性和缓急止痛。归经多归于肝、脾、肾三脏。月经不调用药着眼于疏肝理气，补益脾肾，力倡因势利导，以疏郁蠲忿，怡情悦志，用药频次整体以陈皮、牡丹皮、生地黄、白芍、白术、当归、地骨皮、玄参、麦冬、海螵蛸为主，其中古代医家治疗月经不调用药以海螵蛸、牛膝、白芍为核心药物，现代医家治疗郁病用药则以三棱、莪术、大黄、桃仁、赤芍、牛膝、丹参多见。古今医家用药虽有不同，但均体现了疏肝解郁、活血养血、补中健脾的思想。

2. 配伍规律

月经不调用药整体以理气药、活血化瘀药、温里药、补虚药为基本框架，多随证配伍疏肝解郁、养血活血、补益脾肾、调理冲任之药等。具体配伍多以疏肝解郁药配以养血活血药、化痰药，如柴胡配当归、赤芍、陈皮、半夏；补益肝肾之品配以滋阴清热之品、固涩之品，如阿胶、白术配生地黄、海螵蛸。古今医家在药物配伍上有着不同的用药特点，古代医家常在主症的基础上配以活血化瘀之品，而现代医家常在主症的基础上配以滋阴清热、养血固经之品，体现了不同的配伍特色。

第二节　痛　经

一、古代名医临床医案

【病案一】

胡氏妇。下焦感寒停经，腹痛不止，血块时下。年近二旬，病起四日。脉左牢大，瘀血内蓄。细审之，痛因行经房劳而起。脉证相符，治在温疏。（八月十二日）

延胡索一钱半，归尾一钱半，白芍（炒）一钱半，炮姜一钱，制香附二钱，乌药一钱半，红曲二钱，甘草六分。加葱须一钱五分，血余四分，冲服。

服后半夜痛平，即能饮粥两碗，且能睡。至天明复痛，痛甚血下，色紫，形如西瓜子，发时腹中块如鸡子大。

又，经行房劳，下焦受寒，血紫块攻，痛剧防厥，脉左牢大。前剂小效，药力尚轻。再以温经散瘀，佐以疏通。通则不痛，而瘀块自消矣。

制香附三钱，熟附子一钱半，炮姜一钱半，怀牛膝二钱，五灵脂八分，生蒲黄一钱，乌药一钱半，炙甘草八分。加血余五分，冲。

服一剂，痛平血止，并脐腹下之硬块全无，诚良方也。

——清·孙采邻《竹亭医案》

按语：必须按脉审证，确信经水为下焦寒郁成瘀，方敢重用温通散瘀之法。不然，仲秋时附子、炮姜各用一钱五分，如此重投，岂不有误。即是深冬，经非寒郁，不过气滞血凝作痛，唯有疏气和血而已，亦不敢用此重剂。如前初用延胡索、归尾之方，原是轻剂。后方之用，因有血块攻痛形迹，合脉左牢大而用之也。阅斯者，宜细心体会而详辨之。

【病案二】

叶氏女经行腹痛、呕吐酸水作泻治验（附注赤带）。

叶氏女，年二十四岁，道光二年闰三月十八诊。每遇临经前后，小腹必痛，而兼呕酸水，甚则增泻，据述病起四五载。脉右软小，左弦细。自云幼年最喜生冷，迩年暑热水果不能戒，益见阳明胃土之久虚。及早禁之，服药勿懈，庶乎渐安。现在经转，治宜疏肝和胃。

制香附三钱，广木香（切片）六分，青皮（盐水炒）八分，归身一钱，淡萸黄二分，延胡索（炒）一钱半，乌药（盐水炒）一钱半，白芍（炒）一钱半，加川椒（去目并合口者，微炒出汗）十二粒。

前方服两帖，痛止呕平，经水停，而泻亦已矣。据述昨经血中有一条如笔管式，长约寸余，中空，色带粉红，此即赤带之类也，全赖平时早治，必待经行病至而后药之，恐无济事矣。

——清·孙采邻《竹亭医案》

按语：肝木犯胃土，甚则大便作泻者，以胃与大肠同属阳明也。

【病案三】

朱南山内人行经饮冷，小腹刺痛治验。

朱南山妻，年近三旬。少腹刺痛，得之行经时饮冷茶而起。连痛五六日，饮热酒则痛愈甚，饮热茶则痛稍缓。予于此而得热因寒用之法，以从治之。

独活（一钱五分，盐水炒），小茴香（一钱五分），延胡索（一钱五分，醋炒），肉桂（一钱二分，去粗皮），生甘草（五分），制香附（二钱），通草（八分），加葱须一钱五分。煎好凉服。

初剂痛减大半，再剂全愈。

——清·孙采邻《竹亭医案》

按语：知其寒郁血分，两尺沉迟，下部寒郁更无疑矣。然既是寒，何以饮热酒而痛愈甚，饮热茶而反稍缓也。为酒性热而寒邪格拒，故相激而痛更甚；茶气虽热而性则寒，以寒为引用，得热茶之气而痛稍缓矣。

【病案四】

休邑上舍程梅溪继室行经腹痛、腰疼治验。

休邑上舍程梅溪继室，年逾三旬，辛未二月。经行两日，小腹胀痛，腰疼不已。固由气血凝滞，亦关感寒所致，宜以温经散寒。

独活（一钱半），稽豆衣（三钱），归尾（一钱半），延胡索（一钱半，炒），炮姜（八分），五灵脂（八分），甘草（六分），大腹绒（一钱半），木香（七分）加青葱一大枝。服一剂，血块随下。

再剂，胀痛平而腰疼缓，经水尚淋漓未止，调其血而自已。

用归、芍（各一钱五分），制香附、杜仲（各三钱），枳壳、延胡索（各一钱五分），炮姜、炙甘草（各八分），淡茱萸（三分），陈皮（一钱）。

服后，经水即止，继以调经丸剂。

——清·孙采邻《竹亭医案》

按语：平素经行愆期三日，未至必先胀痛，痛甚经行，血中兼块。左关尺虚濡，右寸虚软，关脉沉小。自是气血两虚，理宜以益气养营为主，而中间佐以调血通经之法亦不可少。方用八珍汤加制香附、女贞子、延胡索、茺蔚子、广木香，炼白蜜为丸（桐子大）。每服五钱，清晨以滚水送下。服两月余，经行如期，腹竟不痛，血块亦减，颇为合宜。

二、现代名医临床医案

【病案一】

于某，女，21岁，未婚，1978年3月30日初诊。患者来经超前，量多色紫，夹大血块，经前少腹坠胀，疼痛阵作，牵及胁肋，血块即下，痛始减缓。伴见心烦易怒，梦魇纷纭，头晕耳鸣，渴喜冷饮，纳谷不馨，口苦便干。经后带下黏秽，黄白相间，小溲短赤，尿道涩痛，尿检无异常。末次月经在3月11日，行经6天。刻见舌红苔黄，切脉弦数，左关、尺尤劲。

辨证：肝郁化火，兼有血瘀。

治法：清泻肝胆，凉血滋阴。

处方：秦当归12g，醋柴胡6g，粉丹皮9g，生地黄20g，天花粉10g，全瓜蒌20g，香附米9g，川郁金、盐黄柏各7g，龙胆草5g，车前子12g，冬葵子（布包）9g，川大黄（后下）9g。3剂，水煎服。

二诊：患者药后腑气得降，水道畅行，寐梦减少，纳谷知味，脉尚弦数，关尺已见平缓，黄苔渐退。现觉腰脊酸胀、小腹坠感，此乃经水将行之征，治须活血通经，因势利导，即《内经》所谓："其下者，引而竭之。"处方：秦当归 15g，赤芍药、三棱、莪术、怀牛膝各 12g，丹参、桃仁泥、苏木各 15g，香附 10g，广木香 5g，淡条芩 9g，生地黄 15g，粉丹皮 12g。3 剂，水煎服。

三诊：患者药后于 1978 年 4 月 6 日经至，腹痛大减，血量仍多，块已减少，脉沉弦缓，舌润苔薄，余症亦均轻微。既获效机，继守前法，制小其剂，所谓"衰其大半而止"。处方：秦当归、山茱萸、川续断各 12g，粉丹皮 9g，生地黄、麦冬各 12g，焦栀子 9g，桃仁泥、刘寄奴、怀牛膝、香附米各 9g，醋柴胡 6g，云茯苓 9g。4 剂，水煎服。

四诊：患者月经已净，二便尚可，唯感腰酸。予二至丸 3 瓶，嘱早晚各服 15 粒，白水送下。

按语：本例患者气郁化火，热蕴血中，故经来超前，经穴量多色紫；火煎成形，瘀血内阻，故腹痛阵作，所下多块。朱丹溪谓："经将来，腹中阵痛，乍作乍止者，血热气实也。"殆即指此。肝胆热炽，灼伤津液，故口苦易怒、头晕耳鸣、溲赤便干；湿热下注，故带下黏秽。初诊以龙胆草、黄柏、大黄等清泻肝胆，釜底抽薪，消除致痛之由；生地黄、牡丹皮、天花粉、瓜蒌等滋阴凉血，沃焦救焚，以缓肝火之急；柴胡、香附、疏肝解郁，遂其条达之性；车前子、冬葵子清利湿热，使之从水道下行，全方泻肝、疏肝、利肝，意在祛除病因，调畅气血。二诊则通经活血，化瘀止痛，俾地道通畅，血顺经行，而腹痛自止。三诊转予养血凉营，兼为疏浚，继之以丸药益补肝肾，缓调善后。

——哈荔田．哈荔田妇科医案医话选［M］．天津：天津科学技术出版社，1982．

【病案二】

朱某，女，29 岁，已婚，1971 年 5 月 7 日初诊。患者 12 岁月经初潮，因惊惧泣啼，遂致经来腹痛，逐年加重。每痛辄剧烈难耐，辗转床第，服一般止痛药无效，须注射止痛针剂方能止痛，因之婚后三载无娠，某院妇科检查诊为子宫后倾，子宫骶韧带处触到两粒黄豆大小结节，触痛明显，诊刮与输卵管造影均未见异常，诊为子宫内膜异位症，患者拒绝手术治疗，遂来诊。询之其月经周期尚准，量一般，色紫有块，块下痛可稍减。素日腰酸背楚、胁肋苦撑，乳房作胀，手心内热，带下黏稠，舌质偏紫，脉现弦细。

辨证：气滞血瘀。

治法：行气活血，化瘀止痛。

处方：秦当归15g，赤芍药12g，刘寄奴、三棱、莪术各10g，苏木12g，茜草、牛膝草、红花各9g，醋香附9g，广木香7g，川芎片8g，川萆薢7g，醋柴胡6g。4剂，水煎服。

二诊：患者服未尽剂，经至量多，下紫黑块，虽仍有腹痛，但已能耐受。病势得戢，再予原法，制重其剂，以荡窠臼。处方：秦当归、赤芍各15g，刘寄奴、紫丹参各18g，三棱、莪术、怀牛膝各10g，醋香附9g，醋柴胡、川芎、川萆薢各8g，台乌药9g，粉甘草5g。3剂，水煎服。

三诊：患者药后腹痛渐减，精神渐振，纳谷渐增，唯经尚未净，腰背仍感酸楚，拟养血调经法。处方：秦当归15g，川续断、炒杜仲各9g，赤芍药、醋香附、川楝子各9g，延胡索4g，五灵脂7g，柴胡、木香、萆薢、粉甘草各6g。4剂，水煎服。

患者服上方后，月经已止，腰酸已除，带下淋漓。嘱日服加味逍遥丸1剂，连服10天。外用蛇床子9g，黄柏6g，吴茱萸3g，布包、泡水、坐浴熏洗，每日2次，连续10天。此后经前一周予三诊方服至经行，恪守不移，经后交替服用疏肝和营、养血调经之加味逍遥丸、坤顺丹等丸剂。调理间月，患者痛经未发，复经妇检，其宫骶韧带处结节消失。再两月竟已获娠。

按语：本例因月经初潮时，惊愕疑惧，遂致气机逆乱，血滞胞中，发为痛经。血瘀气滞，肝脉不畅，故乳胀胁痛，下血紫黑有块；血块既下，气机暂通，故腹痛稍减；久瘀生热，阴血为伤，故手心内热，腰背酸楚无力。证属血实气滞，治须"留者攻之"之法，仿《金鉴》琥珀散之意，以三棱、莪术，行气破血；刘寄奴、草红花、苏木破瘀通经止痛；赤芍、茜草清热凉血；柴胡、香附、木香、川芎疏肝理气；牛膝引血下行；当归养血和血。诸药合用，功具行气活血、祛瘀止痛，用治瘀血内阻之痛经，较为适宜。二诊制大其剂，使能功专力伟，荡其窠臼，以杜覆辙；三诊采以剿抚并用，意在行气和血，兼益肝肾，以扶正祛邪。本例用药，始终以破瘀通经为要务，意在去腐生新，不破不立，若攻之手软，投鼠忌器，裹足不前，反致贻误病机，延长病程。

——哈荔田. 哈荔田妇科医案医话选［M］. 天津：天津科学技术出版社，1982.

【病案三】

景某，女，29 岁，已婚，1977 年 7 月 19 日初诊。患者自诉 7 年前因在风雪中践冰赶路，时值经水正行而停止，从此发现月事不调，每于经前数天，即发作小腹痛，并逐日加剧，常伴呕吐、腹泻，苦不可耐，俟月经既行始逐渐缓解。月经周期错后，量少有块，颜色紫黑。患者素常腹胀肠鸣，纳少便溏，肢体酸痛，四末欠温，间多白带，婚后 4 年迄未孕育。按脉沉缓，苔白略腻。

辨证：寒凝血瘀。

治法：温经散寒，化瘀止痛。

处方：云茯苓、福泽泻各 12g，炒白术 9g，藿香 6g，车前子（布包）12g，炮姜炭 6g，桂枝 6g，天仙藤、汉防己各 9g，香附米、姜厚朴各 9g，广陈皮 6g，砂仁（打分二次冲）1.5g。5 剂，水煎服。

二诊：患者药后溲利、带减，腹胀亦轻，纳食略增，肢痛未作。刻下经期将届，自觉腰酸、腹坠痛，先予温通经脉，以为未雨绸缪之计。处方：秦当归 12g，三棱、莪术、赤芍药、苏木各 9g，牛膝、丹参、刘寄奴各 12g，香附米 9g，醋柴胡、台乌药各 6g，淡吴茱萸 3g，桂枝 6g。4 剂，水煎服。

三诊：患者服上方后，于八月二日经潮，腹痛大减，吐泻未作，能够坚持工作。此次行经 4 天，量少有块。刻诊：腹胀，溲浊，带下绵绵，肢面浮肿。此因脾阳不振，寒湿之邪，遂乘血去脉虚之隙，肆虐为患，拟健脾利湿法。处方：炒白术 12g，茯苓皮 15g，福泽泻、萹蓄、大腹皮各 9g，瞿麦穗 12g，车前子、冬葵子（同布包）、天仙藤各 12g，醋柴胡、姜厚朴、法半夏各 9g，香附米、广陈皮各 6g。4 剂，水煎服。

嘱药后每日上午服妇科金丹 1 剂，下午服二陈丸 1 剂，连服 20 天。下次经潮前 5 天，服下方 3~4 剂。处方：秦当归 12g，三棱、莪术、泽兰叶、草红花、赤芍、苏木、香附米、炒枳壳各 9g，刘寄奴、怀牛膝各 12g，冬葵子、车前子（同布包）各 15g。

四诊：患者服上药后，月经来潮 3 次，诸皆正常。现月事五旬未至，尺脉略滑，缕缕不绝，似为孕象，妊娠试验，果为阳性，嘱勿须服药，善为调摄可也。

按语：本例因寒湿之邪，伤及下焦，客于胞宫，血涩气滞，运行不畅，故经期脐下疼痛、量少、色暗、有块，寒湿困遏脾阳，故腹胀肠鸣，纳少便溏，四肢不温；寒性收引，湿性重浊，寒湿侵及筋骨，故关节重痛，损及下焦，故带下淋漓。《内经》曰："先寒而后生它病者，治其本。"故初诊以炮姜、白术、茯苓、泽泻、藿香、车前子等，蠲除寒湿，温运中州；香附、砂仁、厚朴、陈皮等燥湿健脾，理气和中。再加桂枝、天仙藤温通经脉，汉防已祛湿止痛，针对病因，逐邪外出，以廓清致病之由。二诊将届经期，则予当归、赤芍、三棱、莪术、刘寄奴、丹参、牛膝、苏木等活血化瘀止痛；柴胡、乌药、香附等理气行滞活血；桂枝、吴茱萸温经散寒通脉。诸药针对痛经主症，温经活血，理气镇痛，所谓"先其所因，而伏其所主"。此后依法调理，或以丸药缓图，或以汤药荡涤，逐使数年痼痰得以获痊愈。

——哈荔田. 哈荔田妇科医案医话选［M］. 天津：天津科学技术出版社，1982.

【病案四】

车某，女，22岁，未婚，1977年初诊。患者16岁月经初潮时即发作痛经，迄今已7年，每用止痛药物缓解症状，但病未根除。患者月经周期尚准，唯量少色淡，有小血块，经中小腹痛胀，按之益甚，伴泛恶纳呆，大便不实，经后白带清稀，腰酸乏力，苔白滑，脉沉细。

辨证：脾胃虚寒，兼有血瘀。

治法：温中健脾，化瘀止痛。

处方：炒白术9g，淮山药、云茯苓各12g，姜厚朴6g，炮姜炭9g，广木香、粉甘草各4.5g，川萆薢9g，川楝子、杭白芍、刘寄奴各12g，延胡索4.5g，制附片3g。3剂，水煎服。

二诊：患者昨日经至，量少色淡，小腹痛楚较上月为轻，仍不喜按柔，脉沉涩，舌质淡。据"通则不痛"之意，予活血化瘀之剂。处方：秦当归12g，香附米、赤芍、醋柴胡各9g，五灵脂、刘寄奴各12g，净苏木、川楝子各9g，川芎6g，延胡索4.5g，台乌药6g，淡吴茱萸、制附片各4.5g。3剂，水煎服。

三诊：患者腹痛已瘥，现已经净，脉亦缓和，舌薄白。嘱其每日上午服温经丸1剂，下午服二陈丸半剂，至经潮前3天，改服下方4剂。处方：香附米9g，延胡索4.5g，川楝子、五灵脂、赤芍、全当归各9g，广木香4.5g，刘寄奴12g，川萆薢、川芎、台乌药、炒白术各9g。

按语：本例患者经期小腹胀痛，泛恶纳少，大便溏薄，乃脾胃虚寒、升降失司之候，脾阳虚不能温运经脉，气血运行迟滞，故经来量少、色淡，夹有血块，腹痛拒按；寒气生浊，故血带清稀；脾虚及肾，故腰膝酸软。初诊予术、苓、朴、姜、附子、木香、萆薢等温阳散寒，健脾和胃，治其本；延胡索、川楝子、刘寄奴等理气活血，调经止痛，顾其标；再加山药利腰肾，芍药疏肝郁，俾肾水得滋，肝木条畅，自能脾胃升降有度。二诊正值患者经期，则专事理气化瘀，养血调经，使血调经顺，腹痛自止。

——哈荔田．哈荔田妇科医案医话选［M］．天津：天津科学技术出版社，1982.

三、辨证治疗特点

（一）辨证要点

1. 病因多与气滞寒湿热邪为患有关

若素体肝肾亏损，气血虚弱，经期前后，血海满而溢泄，气血骤虚，冲任、胞宫失养，故"不荣则痛"；若由于肝郁气滞、寒邪凝滞、湿热郁结等因素导致瘀血阻络，客于胞宫，损伤冲任，气血运行不畅，故"不通而痛"。

2. 病位主要在冲任与胞宫

经期产后，感受寒邪，或过食生冷，或迁居寒冷之地，寒邪客于胞宫，血得寒则凝；素性抑郁，忧思郁怒，肝郁气滞，气滞血瘀，滞于冲任、胞宫而作痛，若血不循经，滞于胞宫，日久成瘀，阻碍气机流畅；素体湿热内蕴，或经期、产后调养不慎，感受湿热邪气，与血相搏，流注下焦，蕴结胞中，气血凝滞等因素所致的不通则痛。脾胃素虚，气血不足，胞脉空虚，兼气虚推动无力，血行迟缓，冲任经脉不利；素禀虚弱，或房劳多产，或久病耗损，导致肝肾亏虚，精亏血少，水不涵木，经后血海空虚，冲任、胞宫失去濡养等因素所致不荣则痛。

3. 病性需分疼痛的性质、程度

一般而言，掣痛、绞痛、灼痛、刺痛、疼痛拒按多属实；隐痛、空痛、按之痛减多属虚；坠痛属虚实兼有；绞痛、冷痛、得热痛减多属寒；灼痛、得热痛剧多属热。胀甚于痛，时痛时止多属气滞；痛甚于胀，持续作痛多属血瘀。

（二）临床用药特点及配伍规律

1. 用药特点

本病的常用药物为活血化瘀类、理气类、补益类等，治以疏肝解郁，补益脾肾，从而使得气机通畅，以调节肝之疏泄，健脾促其统血。药材以温、平、苦、辛、酸、甘味为主，味酸可收敛固涩；味苦可以清泻郁滞，疏肝解郁，缓解郁滞引起的各种症状；味甘可补益脾肾，调和药性和缓急止痛。药物归经多归于肝、脾、肾三脏。痛经用药着眼于疏肝理气，补益脾肾，祛风寒湿，力倡因势利导，以疏郁蠲忿，怡情悦志，用药频次整体以延胡索、乌药、白芍、当归、白术、三棱、莪术、牛膝为主，其中古代医家痛经用药以延胡索、乌药、白芍为核心药物，现代医家用药则以当归、白术、三棱、莪术、牛膝多见。古今医家用药虽有不同，但均体现了疏肝解郁、温中燥湿、补中健脾的思想。

2. 配伍规律

痛经用药整体以活血化瘀药、理气药、补益药、祛风寒湿药为基本框架，多随证配伍疏肝解郁、养血活血、补益脾肾、调理冲任等。具体配伍多以疏肝解郁药配以养血活血药、化痰药，如柴胡配当归、赤芍、陈皮。古今医家在药物配伍上又有着不同的用药特点，古代医家常在主症的基础上配以补益肝肾之品，而现代医家常在主症的基础上配以疏肝解郁之品，体现了不同的配伍特色。

第三节　闭经

一、古代名医临床医案

【病案一】

杨季登二女，俱及笄将字。长女病经闭年余，发热食少，肌削多汗，而成痨怯。医见汗多，误为虚也，投以参术，其血愈锢。余诊时见汗出如蒸笼气水……于是以龙荟丸日进三次。月余忽觉经血略至，汗热稍轻，始减前丸，只日进一次。又一月，经血大至，淋漓五日，而诸病全瘳矣。

——清·喻昌《寓意草》

按语：谓曰此症可疗处，全在有汗，盖经血内闭，只有从皮毛间透出一路。以汗亦血也。设无汗而血不流，则皮毛干槁而死矣，宜用极苦之药。以敛其血入内，而下通于冲脉，则热退经行，而汗自止，非补药所能效也。

【病案二】

乙未，上海有陈姓闺媛，天癸数月不至，迭饮通经之剂，以致形瘦食少，咳嗽吐红，心中烦懊，夜寐不安。冬初，来速余诊。切其脉滑而疾，盖是年六月酷热异常，人感其气，蕴久不化，真阴消灼，阳气上蒸，血亦随之有升无降，经由是闭。余用羚羔清血汤二剂，症减；再用羚地益血汤，二剂，症平。后参调经方意治之，天癸即至。丙申春，上海有刘姓妇，血闭不行，恶寒发热，五心烦躁，口苦舌干，面色青黄，病情颇重，来延余诊。切其脉，缓而大，审是经行时过食生冷所致。以逍遥饮、紫金丸意合为一方，数剂即愈。

——清·陈廷儒《诊余举隅录》

按语：此二症，一系火邪外感，一系生冷内伤，随证治之，病去而经自来，以是知专事通经无济也。且女子与妇人异，随人而治，因症而施，庶乎可耳。

【病案三】

盛泽王西泉丈仲郎巽斋刑部夫人，年未四旬，而十八年前诞子之后，汛即不行，医以为虚，频年温补，略无小效。董味青茂才嘱就余诊。脉弦滑而体甚丰，乃气郁生热，热烁津液以成痰，痰复阻其气道，不能化血以流行，以致行度愆期，腹形胀痛，肢背不舒，骨疼寐惕，渴不欲饮，间或吐酸，二便不宣，苔黄口苦，皆风阳浮动，治节横斜之故也。与沙参、蛤粉各四钱，丝瓜络、石菖蒲各一钱，紫菀、仙夏、旋覆、蒺藜各一钱五分，茯苓三钱，丹参二钱，黄连四分，海蜇二两，凫茈一两，服十余剂，来转方云：胀痛蠲而腹背皆舒，夜寐安而二便亦畅，酸水不吐，痰出已松，是肝已渐柔，惟食少无味，骨节酸疼右甚，乃阳明虚无以束骨利机关也。拟通养法：参须、石菖蒲各一钱，茯神、络石各三钱，薏苡四钱，仙夏、竹茹各一钱五分，木瓜八分，姜汁炒黄连三分，十大功劳一两。仲冬招余往游复视，则诸恙皆安，惟右腿尚疼耳。即于通养方内加黄柏、淫羊藿，服之遂愈。

——清·王士雄《归砚录》

按语：此证月经多年不行，前医皆以为虚，而进补无效，盖不能正确辨证所致，王氏查其脉，观其形，断为气郁生热，热烁津液以成痰，痰复阻其气道，不能化血以流行，而发经行愆期、痛经等症。治以理气化痰之剂，10剂即愈。

——马超英《中医妇科、儿科医案》

【病案四】

经闭三月，血结成癥，下离天枢寸许，正当冲脉上冲之道，是以跳跃如梭，攻痛如咬，自按有头足，凝生血鳖。肝乘脾位食减，木击金鸣为咳。中虚营卫不和，寒热往来如疟，从日晡至寅初，汗出而退。脾伤血不化，赤白带淋漓。脉象空弦，虚劳渐著。情志郁结之病，必得心境开舒，方能有效：大生地、当归身、小川芎、大白芍、五灵脂、生蒲黄、怀牛膝、茜草根。昨暮进药，三更腹痛，四更经行，淡红而少，五更紫色而多；小腹胀坠而痛，停瘀未尽。依方进步：大生地、当归身、小川芎、大白芍、五灵脂、生蒲黄、怀牛膝、茜草根、蛀青皮、延胡索。经通，瘀紫之血迤逦而行，诸症俱解。小腹犹疼，瘀尚未尽，症势稍减，跳动如初。盖所下之血，乃子宫停瘀癥结，盘踞肠胃之外，膜原之间，无能骤下。症本不动，跳动者，正当冲脉上冲之道故也。幸借冲脉上升之气，可以逐渐消磨。若癥踞脉络幽潜之处，则终身之累矣。交加散主之：大生地、老生姜等份，捣汁互炒为末，茶调服三钱。

——清·蒋宝素《问斋医案》

按语：此证为肝气郁结、瘀滞胞宫所致。故治以活血化瘀，方中当归、川芎、五灵脂、生蒲黄、茜草活血祛瘀止痛，青皮、延胡索疏肝理气止痛，怀牛膝活血兼滋肝肾，白芍益阴，又可缓急止痛，服之经通，诸症俱解。

——马超英《中医妇科、儿科医案》

二、现代名医临床医案

【病案一】

马某，女，24岁，未婚，1971年12月2日初诊。患者素性急躁，1年前与其爱人言语龃龉，争执动怒，致月经行而骤止，从此月事愆期，色深有块，经量逐月递减，终致经闭不行。于兹五月，腹痛如刺，不欲按揉，触似有块，小腹胀硬如墩，烦躁易怒，胁痛胫肿，大便干结，小便时黄，舌质暗红，苔薄腻根部腻黄，脉沉细弦。

辨证：瘀血内阻，气机失宜。

治法：活血化瘀，调畅气机。

处方：赤芍药、三棱、莪术、净苏木各9g，桃红泥、刘寄奴、怀牛膝、全当归各12g，云茯苓、紫厚朴、香附米各9g，川芎片6g，女贞子12g。3剂，水煎服。

二诊：患者服上方后，矢气频转，腑行不畅，小腹胀痛略松，胫肿依然，舌脉如前，血仍未至。此系瘀滞日久，上方虽药证不悖，但力有不逮，再依前法，加重攻破之。处方：全当归、刘寄奴、怀牛膝、赤芍各12g，紫丹参15g，五灵脂12g，生蒲黄、泽兰叶、草红花、川茜草、三棱、莪术、川大黄（另包，后下，便泄后去此味或减半服）、香附米各9g，瓦楞子24g。3剂，水煎服。

三诊：患者药后大便畅行，胁腹胀痛续有缓解，月经来潮，唯量少色晦，夹有血块，脉沉弦关上小滞，舌质渐润，苔薄腻。处方：全当归、女贞子、鸡血藤各12g，旱莲草9g，泽兰叶9g，紫丹参15g，生蒲黄、刘寄奴、净坤草、赤芍药各9g，醋柴胡6g，香附米9g，川大黄6g（另包、后下，便泻后去此味）。5剂，水煎服。

四诊：患者经血畅行，六天而止，腹痛已除，足肿尽消，二便趋常。嘱每日下午服七制香附丸半剂，上午服通经甘露丸1剂，连服20天。因其特意来津诊治，拟将返里，嘱其下次月经前一周，服三诊方4剂。

患者3个月后再来复诊，经行如常矣。

——哈荔田．哈荔田妇科医案医话选［M］．天津：天津科学技术出版社，1982.

按语：本例患者因经期郁怒，经行骤止，结而成瘀，胞脉被阻，渐致经闭不行。血脉瘀阻，不通则痛，故小腹胀硬刺痛，拒按有症；气因血滞，不得宣达，故烦躁易怒，两胁胀痛；气不行水，故足胫浮肿。初诊以三棱、莪术、赤芍、桃仁等活血行瘀，厚朴、香附、川芎等理气行滞，当归、女贞子养血调经，茯苓利水。唐容川认为："气为水化，水行则气行而血亦行矣。"但因血瘀既久，药力不逮，故二诊重其剂，并加瓦楞子、大黄之开破以广其效。《女科经纶》引叶以潜曰："故滞者不宜过于宣通，通后又须养血益阴，以使津液流通。"故三诊于经转后，即以女贞子、旱莲草、当归、鸡血藤等滋补肝肾，养血益阴，去瘀而不伤血，殆即此意。

【病案二】

刘某，女，23岁，未婚，1971年11月7日初诊。患者平素易动怒，多气郁，月事常先期而行。两个月前因感受风邪，发热微寒，头痛无汗，咽喉肿痛，体温39.6℃，时月经正行而止，迄已两月余未至。现症自觉午后阵发寒热，而体温不高，脘腹痞闷，嗳气频作，心烦懊侬，呕恶口苦，食思不振，小腹胀硬，不喜按揉，便干溲黄，舌红苔薄黄，脉弦细而数。

辨证：气滞血瘀，阳明腑实。

治法：活血化瘀，解表清里。

处方：大柴胡汤加减。醋柴胡、杭白芍、炒枳壳、清半夏、条黄芩、酒川大黄（后下）各9g，香附米6g，川楝子9g，延胡索4.5g，刘寄奴12g，紫丹参9g，粉甘草4.5g，广木香4.5g。2剂，水煎服。

二诊：患者药后未再发作寒热，烦呕已止，纳食有加，二便通利，唯经仍未潮，小腹尚感胀痛，舌边红，苔淡黄，脉弦细。此邪热渐退，瘀滞未行，再依前法化裁。处方：醋柴胡6g，条黄芩、炒枳壳、赤芍药、酒川大黄（后下）、粉丹皮、桃仁泥各9g，山楂肉、怀牛膝、紫丹参各12g，香附米、川芎片各6g，粉甘草4.5g。2剂，水煎服。

三诊：患者服上方，1剂腹痛减，再剂月事通，唯量少色深，嘱服加味逍遥丸，日2剂，连服10天。

——哈荔田.哈荔田妇科医案医话选［M］.天津：天津科学技术出版社，1982.

按语：本例患者缘于外感之后，邪陷少阳，虽延月余，仍缠绵未解，而兼阳明里实，见有寒热休作有时、胸脘拘急、心烦懊侬、呕恶口苦、大便干结等症。《伤寒论》第103条云："呕不止，心下急，郁郁微烦者，为未解也，与大柴胡汤下之则愈。"第136条云："伤寒十余日，热结在里，复往来寒热者，与大柴胡汤。"与本例之病机颇觉相符。因用大柴胡汤加减解表清里，使少阳枢机得转，阳明实滞得通，则诸症自解。又因患者肝气久郁化热，复加经期感邪，乘虚内陷，两阳相合，与血搏结，阻于冲任，故有小腹胀硬急结，月经闭而不转，因加川楝子、延胡索、桃仁、丹参、牛膝、山楂肉、川芎、香附、木香等疏肝达郁、活血逐瘀之品，使瘀解经通，因而获效。

【病案三】

王某，女，23岁，未婚，1969年12月26日初诊。患者既往常有经期延长、量少不畅、小腹冷痛等症，于今经停 3 个月未至，脘腹冷痛，胸闷泛恶，面青肢冷，畏寒，大便不实，白带量多，舌苔白滑，脉来紧细。

辨证：寒凝血瘀。

治法：温经散寒，活血通经。

处方：秦当归 15g，三棱、莪术、草红花、桃仁泥、生蒲黄、酒延胡索各 9g，刘寄奴、怀牛膝各 12g，杭白芍 12g，香附米 9g，广木香 6g，淡吴茱萸、高良姜各 4.5g。4 剂，水煎服。外用小茴香、吴茱萸、麻黄、枳壳、蛇床子各 9g，布包，泡水，坐浴，早晚各 1 次（临睡前，坐浴时间要长些）。

二诊：患者脘腹痛减，纳食亦增，带下已止，脉来沉弦。这说明寒邪已得温散，瘀滞渐有下达，再守原法出入。处方：全当归、女贞子、怀牛膝各 15g，杭白芍 12g，刘寄奴 24g，益母草 18g，京三棱、草红花、生蒲黄、酒延胡索、香附米各 9g，上肉桂、紫厚朴各 4.5g。4 剂，水煎服。坐浴如前。

三诊：患者腹痛已止，四末转温，大便得实。月经昨日已临，色殷红量少，小腹冷痛未作。再以调经法继之。处方：秦当归 15g，炒白芍、女贞子、川续断各 12g，怀牛膝、刘寄奴各 9g，草红花、香附米各 6g，川芎片 4.5g，泽兰叶 9g，淡吴茱萸 3g。3 剂，水煎服。嘱其经后每日上午服安坤赞育丸 1 剂，临睡前服调经丸 1 剂，连服 20 天。另外仍继续用小茴香 6g，吴茱萸 4.5g，布包，泡水，坐浴，日 2 次，20 天后停药观察。

患者停药后，月经来潮 3 次，皆为正常。

按语：本例患者闭经 3 个月，乃因寒客胞宫、血海瘀凝、冲任不调所致。寒为阴邪，易损阳气，阳气不得宣达，故脘腹冷痛、四肢不温、面青畏寒、胸闷泛恶；寒气化浊，故大便不实、带下量多。初诊以吴茱萸、高良姜温经散寒和中，香附、木香、延胡索理气行血止痛，三棱、莪术、刘寄奴、桃仁、红花、牛膝等活血化瘀通滞，当归、芍药养血和血调经。俟寒邪得散，瘀血已有下行之势，则二诊因势利导，以肉桂温肾阳，鼓荡血行，当归、白芍、女贞子养肝血，寓补于攻，重用刘寄奴、牛膝、益母草、三棱、红花、蒲黄等破瘀通脉，以畅冲任。全方攻不伤正，补不滞邪，务求血脉通畅，经顺自下。

——哈荔田. 哈荔田妇科医案医话选［M］. 天津：天津科学技术出版社，1982.

【病案四】

毛某，女，24 岁，未婚，1976 年 5 月 3 日初诊。患者两年前曾患闭经，经做人工周期 3 次，月经已正常，半年后复发，经余治疗又复正常，体力也渐有增加。近数月来因过劳、抑郁，常感心下痞塞、胸胁苦满，腹胀食少，泛恶嗳气，肢体沉困，大便或硬或溏，白带量多气秽，月事愆期，行经日少，颜色淡红。此次又停经三月余（末次月经在 1976 年 1 月 13 日），食后腹胀膨脝，不得俯仰，两胁窜痛，脉来弦滑，舌苔白。

辨证：气滞不畅，痰湿阻滞。

治法：理气燥湿，宣畅气机。

处方：醋柴胡、炒枳壳、紫厚朴、香附米、杭白芍、清半夏各 9g，云茯苓 12g，广陈皮、藿香各 6g，焦三仙各 9g，广木香 3g，粉甘草 4.5g。3 剂，水煎服。

二诊：患者连服前方 6 剂，胁胀脘痞较前减轻，白带减少，纳谷渐增，泛恶已除，苔腻略化，脉仍弦滑，食后仍有腹胀，二便迫坠，腑行不畅。湿浊虽已渐化，气机仍未宣达，再拟以理气化浊、通达脉络之法。处方：醋柴胡 6g，杭白芍 12g，炒枳壳、香附米、香佩兰、大腹皮各 9g，广木香 4.5g，云茯苓 12g，焦三仙各 9g，广陈皮 6g，紫丹参 12g，滑石块 15g（布包），泽泻叶 9g（另包，后下，便泄后去此味）。4 剂，水煎服。

三诊：患者药后腹胀已消，纳食续有增加，经仍未行。病发于渐积，治疗亦当缓图，改予丸剂调理。每日上午服沉香舒郁丹 1 剂，下午服七制香附丸 1 剂，连服 7 天。

四诊：患者昨日经行，量少色淡，小腹胀痛，食纳又差，舌淡苔薄，脉象弦缓。此为痰湿已化，瘀滞有下达之渐，应予理气活血化瘀之剂。处方：秦当归、赤芍药、刘寄奴各 12g，紫丹参 15g，净苏木 15g，怀牛膝、香附米、炒枳壳各 9g，川芎片 6g，广木香 4.5g，炒神曲 9g。3 剂，水煎服。

五诊：患者经行 6 天而止，色量尚可，体倦神乏，心悸少寐，纳谷不馨，白带仍有，舌润，脉缓，拟以两顾心脾、养荣理气之方，所谓"瘀通之后，必以养荣调之"。处方：野党参、秦当归、鸡血藤、柏子仁各 12g，炒白术、云茯苓、炒酸枣仁、沉香曲各 9g，川芎片、广陈皮各 6g，麦冬 9g，吴茱萸 3g，甘草 6g，4 剂，隔日 1 剂，水煎服。

患者停药后观查数月，经事如常。

按语：经云："二阳之病发心脾，有不得隐曲，女子不月。"本例患者素性抑郁，肝气郁结，心脾不舒，心不能行血以滋脾，脾不能运湿而成痰。痰湿困脾，故纳少腹胀、肢困神乏、白带量多。痰湿阻于胞脉，遂致经闭不行。胁腹胀痛、二便迫坠、呕恶吞酸等，皆系气滞不舒、肝胃失和之证。病在气而不在血，故三诊治方皆不用血药通经，但以四逆散合二陈汤理气燥湿，俾胃纳苏醒，气机调畅，化生有源，自能水到渠成。故治不从心脾而从肝胃者，乃穷源返本之计，亦调经之一法也。四诊患者经来不畅，小腹胀痛，此系积久成瘀，不通则痛，遂理气活血，化瘀止痛，因势利导。五诊时，患者心悸少寐，纳少神疲，则气血不足之象已见，故用参、术、苓、草、归、芎、麦冬、鸡血藤、柏子仁、酸枣仁等两顾心脾，稍加沉香曲、陈皮等理气化滞，以符古人"瘀通之后必以养荣调之"之旨，遂得月经复常。

——哈荔田．哈荔田妇科医案医话选［M］．天津：天津科学技术出版社，1982.

三、辨证治疗特点

（一）辨证要点

1. 病因多与精血匮乏、寒湿痰浊为患有关

肾精亏损而血少，肾气虚弱而气衰，冲任不充，血海不能满盈；脾胃虚弱，气血生化乏源，冲任空虚，血海不能满盈；精血亏虚，冲任血少，胞脉空虚，血海不能满盈；气滞血瘀，冲任瘀阻，胞脉不通，经血不得下行；感受寒邪，寒湿之邪客于冲任，凝涩胞脉，经血不得下行；痰湿下注冲任，壅遏闭塞胞脉，经血不得下行，均可导致月经停闭。

2. 病位主要在肾、脾、肝、冲任

闭经病位主要在肝、脾、肾、冲任，故临床应依据症状，辨明其受病脏腑侧重之差异。肾为先天之本，肾主藏精，肾气不足，精血衰少，冲任气血不充，血海空虚，不能按时满盈，故月经初潮来迟，或后期量少，渐至停闭；肾阴不足，精血亏虚，冲任气血不充，血海不能满溢，故月经初潮来迟，或后期量少，渐至停闭；肾阳虚衰，脏腑失于温养，精血化生乏源，冲任气血不充，血海不能满溢，故月经初潮来迟，或后期量少，渐至停闭。脾主运化，为气血生化之源、后天之本，脾主升，有统摄之功，脾虚生化无力而乏源，冲任气血不足，血海不能满溢，故月经停闭。肝藏血，主疏泄，肝体阴而用阳，气机郁滞，气滞血瘀，冲任瘀阻，血海不能满溢，故停闭不行。寒邪客于冲任，与血相搏，血为寒凝而瘀塞，冲任瘀阻，血海不能满溢，故经闭不行。痰湿阻于冲任，壅遏血海，经血不能满溢，故经闭不行。

3. 病性分虚实寒热

一般而论，年逾 16 岁尚未行经，或已行经而又月经稀发、量少，渐至停闭，并伴腰膝酸软、头晕眼花、面色萎黄、五心烦热，或畏寒肢冷、舌淡脉弱等者，多属虚证；若既往月经基本正常，而骤然停闭，伴胸胁胀满、小腹疼痛，或脘闷痰多、形体肥胖、脉象有力等者，多属实证。

（二）临床用药特点及配伍规律

1. 用药特点

常用药物主要有理气类、补益类、活血化瘀类等，治以疏肝解郁，健脾益气，活血化瘀，从而使得气机通畅，以调节肝之疏泄，健脾促其统血，滋阴以固冲任。药性以温、平为主，药味以酸、苦、甘为主。味酸可收敛固涩；味苦可以清泻郁滞，疏肝解郁，缓解郁滞引起的各种症状；味甘可补益脾肾，调和药性和缓急止痛。归经多归于肝、脾、肾三脏。闭经用药着眼于疏肝理气，补益脾肾，力倡因势利导。用药频次整体以党参、黄芪、香附、延胡索、白芍、柴胡、枳壳、白术为主，其中古代医家用药以党参、黄芪、香附、延胡索、白芍为核心，现代医家用药则以柴胡、枳壳、白术多见。古今医家用药虽有不同，但均体现了疏肝解郁、活血养血、补中健脾的思想。

2. 配伍规律

闭经在临床上常见的中医证型以气滞血瘀型、肾气亏虚型及肝肾不足型为主，其次为痰湿阻滞型和气血虚弱型。气滞血瘀型以理气活血、祛瘀通经为主，常用药为当归、桃仁、红花、牛膝、柴胡、甘草、川芎、白芍、生地黄、香附、水蛭、枳壳；肾气亏虚型以补肾益气、调理冲任为主，常用药：当归、菟丝子、熟地黄、川芎、甘草、巴戟天、黄芪、枸杞、丹参、淫羊藿、覆盆子、牛膝；肝肾不足型以滋补肝肾、养血调经为主，常用药：熟地黄、当归、山茱萸、山药、茯苓、香附、枸杞子、龟甲、白芍、柴胡、女贞子、益母草；痰湿阻滞型以健脾燥湿化痰、活血调经为主，常用药：苍术、半夏、陈皮、茯苓、天南星、香附、枳壳、淫羊藿、巴戟天、当归、川芎、甘草；气血虚弱型以益气健脾、养血调经为主，常用药：当归、白术、党参、甘草、熟地黄、白芍、茯苓、黄芪、川芎、香附、山药、酸枣仁。

——尹燕飞. 闭经的中医证治及用药规律的文献研［D］. 郑州：河南中医药大学，2014.

第四节　不孕症

一、古代名医临床医案

【病案一】

治儒者钱思习子室，年三十余无嗣，月经淋漓无期，夫妇异处几年矣。思习欲为娶妾，以谋诸薛。薛意此郁怒伤肝，脾虚火动而血不归经，乃肝不能藏，脾不能摄也。当清肝火，补脾气，遂与加味归脾、逍遥二药，四剂送至其家，仍告其姑曰：服此症自愈，而当受胎，妾可无娶也。果病愈，次年生子。

——马超英. 中医妇科、儿科医案（历代名家验案类编）［M］. 上海：上海中医药大学出版社，2008.

按语："十妇不孕，九经不调"，本案患者之不孕、月经淋漓无期，属月经紊乱之重症崩漏。崩漏病机可概括为虚、热、瘀，虚者肾虚、脾虚；热者肝郁化热、阳盛血热、阴虚血热；瘀者为血瘀。本案患者一因肝郁化火，热迫血行，一因脾气亏虚，血不能摄，薛氏所选归脾汤、逍遥散乃调和肝脾之常用方，方证对路，故病愈而次年生子。

——陈梅. 大国医经典医案诠解（病症篇）：不孕症［M］. 北京：中国医药科技出版社，2016.

【病案二】

张（二九），经先期色变，肤腠刺痛无定所，晨泄不爽利，从来不生育。由情怀少欢悦，多愁闷，郁则周行之气血不通，而脉络间亦致间断蒙痹。例以通剂。愁郁气血滞。川芎、当归、肉桂、生艾、小茴、茯苓、生香附、南山楂、益母膏丸。

——清·叶天士《临证指南医案》

按语：张景岳《妇人规·子嗣类》提出"情怀不畅，则冲任不充，冲任不充则胎孕不受"。该妇少欢悦，多愁闷，肝气郁滞，则气滞血瘀，肤腠刺痛无定所，肝郁克脾则见晨泄不爽利。辨证属肝郁脾虚，治疗予以理气活血而生效。

——陈梅. 大国医经典医案诠解（病症篇）：不孕症 [M]. 北京：中国医药科技出版社，2016.

【病案三】

朱（二六），经水一月两至，或几月不来，五年来并不孕育，下焦肢体常冷，是冲任脉损，无有贮蓄。暖益肾肝主之（肝肾虚寒）。人参、河车胶、熟地（砂仁制）、归身、白芍、川芎、香附、茯神、肉桂、艾炭、小茴香、紫石英、益母膏丸。

——清·叶天士《临证指南医案》

按语：《圣济总录》云："妇人所以无子者，由肾气不足，冲任虚寒故也。"青主亦云："夫寒水之地，不生草木，重阴之渊，不长鱼龙。"下焦寒冷，胞宫亦寒，何能受孕？治宜暖益肾肝，温通补养，则冲任得养，胞寒得除而易于受孕。

——陈梅. 大国医经典医案诠解（病症篇）：不孕症 [M]. 北京：中国医药科技出版社，2016.

【病案四】

王（三一），脉右缓左涩，经水色淡后期，呕吐痰水食物，毕姻三载余不孕，此久郁凝痰滞气，务宜宣通，从阳明厥阴立方。半夏、广陈皮、茯苓、厚朴、茅术、淡吴茱萸、小香附、山楂肉、姜汁法丸。又，三月中，用辛温宣郁方，痰瘀自下，胸次宽，呕逆缓。今喜暖食恶寒，经迟至五十余日，来必色淡且少。议用温养冲任、栽培生气方法。八珍去术、草、地，加小茴、肉桂、蕲艾、香附、紫石英、河车胶丸。

——清·叶天士《临证指南医案》

按语：肝郁脾虚，则痰湿内生，痰湿阻于冲任，血海不畅，故月经后期，脾虚气血生化乏源，故见经色淡。痰湿阻于下焦，不能摄精成孕，故患者结婚 3 年不孕。治疗宜健脾理气化痰。从肝脾两经论治，痰去气畅后予以温阳冲任、栽培生气获效。该病案体现了叶天士治疗疾病重肝脉兼脾肾的学术思想。

——陈梅. 大国医经典医案诠解（病症篇）：不孕症 [M]. 北京：中国医药科技出版社，2016.

二、现代名医临床医案

【病案一】

段某，女，28岁，已婚，1972年2月19日初诊。患者17岁月经初潮，经期每每错后，量少色暗，行经2~3天，用纸半包许。患者经前两乳作胀，少腹酸痛，经后腰膝酸软，疲乏无力。平时情怀不畅，胸脘不舒，带下量多，黏稠腥秽，婚后6年，犹未孕育。诊脉沉细，舌淡苔白。妇科检查：子宫发育偏小，略有后倾，左侧可触及条索状物，并有压痛，诊为原发性不孕、附件炎。

辨证：肾虚血亏，肝郁脾虚。

治法：温肾养血，疏肝解郁。

处方：全当归、狗脊（去毛）、炒杜仲、桑寄生、刘寄奴各12g，醋柴胡、香附米、台乌药各9g，川芎片6g，云茯苓12g，炒白术9g，鸡冠花12g，淡吴茱萸4.5g。6剂，隔日1剂，水煎服。外用蛇床子12g，黄柏6g，吴茱萸3g，煅白矾3g，布包，泡水，坐浴熏洗，6剂，日2次。

二诊：患者药后于1972年3月10日月经来潮，周期趋常，量较前多，经色初暗，继而转红，经前乳胀腹痛均减，行经4天，用纸约一包。现患者仍感腰痛膝软，带下量多，质稠色黄，气秽。此属肾虚肝郁，脾湿下注，湿蕴化热，治拟益肾疏肝，清热利湿止带。处方：桑寄生12g，川续断、石楠叶各9g，香附米9g，广木香4.5g，云茯苓、炒白术各9g，净红藤、败酱草各15g，桑螵蛸9g，山慈菇、鸡冠花各12g，赤芍药9g，6剂，隔日1剂，水煎服。外用蛇床子12g，黄柏9g，吴茱萸6g，蒲公英15g，苦楝皮、石榴皮各9g，布包，泡水，坐浴熏洗，6剂，每日2次。

三诊：1972年4月9日经事又至，量中色可，经前乳胀腹痛未作，行经4天，用纸一包，带下已止，腰背酸楚，少腹按痛，脉象沉弱，舌淡略胖。这说明湿热已解，拟转顾本虚，温肾养血，调补冲任，兼以理气止痛为治。处方：炒杜仲、桑寄生、甘枸杞、女贞子各12g，淫羊藿、菟丝子、石楠叶各9g，熟地黄18g，五味子6g，香附米、台乌药各6g，荔枝核、盐橘核各12g。6剂，隔日1剂，水煎服。

患者服药后月经如期而至，色量均可，继以上方之意改制丸剂，调理数月，后即受孕。

按语：肾主藏精而系冲任，为生殖之本。肾虚则精亏血少，冲任不盛，月事不能以时下，即难于摄精受孕。本例初潮来迟、月经量少、腰膝酸软，乃因肾虚血少，冲任不盛，故久不孕；经前乳胀腹痛、带下淋漓量多，则系肝郁湿盛，带脉失约。方用狗脊、杜仲、桑寄生等温肾强肝，以通冲任之当归、川芎、刘寄奴等养血行血，以调经水，柴胡、乌药、香附等疏肝解郁，以畅血运，白术、茯苓、鸡冠花等健脾利湿，以止带下，少佐吴茱萸之辛散，以缓肝急，调畅气机。二诊患者腰酸仍在，带下黏秽量多，为带脉不约，湿浊下注，蕴而化热之征，故予补肾解郁，利湿解毒，俾湿热蠲除，地道疏浚，则无补虚碍邪之虞。故三诊以补肾生精为主，使肾强精充，冲任得养，自能月事循常，摄精受孕矣。

——哈荔田．哈荔田妇科医案医话选［M］．天津：天津科学技术出版社，1982.

【病案二】

王某，女，32岁，已婚，1972年7月13日初诊。患者婚后7年，迄未孕育，素日经期延后，量中色暗，常夹血块，经前两乳作胀，头晕泛恶，末次月经在1972年6月24日。刻诊见少腹胀痛不欲按，带下色黄，黏浊臭秽，头痛，胁肋苦胀，日晡低热，脉沉弦，舌暗，苔黄略腻。西医诊为原发性不孕、双侧输卵管粘连。

辨证：气滞血瘀，温热蕴结。

治法：理气化瘀，清解湿毒。

处方：醋柴胡6g，香附米9g，川郁金、香白芷、嫩紫苏各4.5g，紫丹参15g，三棱、莪术、赤芍各9g，制乳香、没药各2g，穿山甲（猪蹄甲代）6g，干虎杖9g，败酱草15g，山慈菇12g。5剂，水煎服。

二诊：患者服药后胁腹胀轻减，带下已少，头疼、泛恶已除。已获效机，依原法更进。前方易紫苏、山慈菇，加当归、瓦楞子各9g，赤芍易白芍。6剂，水煎服。

三诊：患者服药后月经准期而至，色量均可，血块减少，经前亦未见乳胀、腹痛等症。拟以丸剂缓调，予小金丹、逍遥丸、得生丹各1剂，每日早、中、晚分次白水送下，续服20天。并嘱下次经前一周服二诊方3~6剂，经后仍服上述丸剂。

患者调理10个月，又经妇科检查示"双侧输卵管已通畅"，后即受孕。

按语：本例患者经期延后，色紫夹块，经前乳胁作胀，少腹隐痛，乃气滞不舒、经脉瘀阻之象；头晕泛恶，日晡低热，带下黄臭，乃湿蕴化热，熏蒸胃腑，清阳不开，结于下焦，损及带脉所致。方用柴胡、香附、制乳香、没药等理气止痛，郁金、丹参、三棱、莪术、赤芍、穿山甲（猪蹄甲代）、瓦楞子等活血化瘀；败酱草、干虎杖、山慈菇等清热解毒，化湿止带；佐以紫苏理气和中，白芷辛香透窍，遂使诸症递减，月事如期来潮。二诊加当归、白芍养血调经，并以丸剂缓图其本，终得摄精受孕。

——哈荔田．哈荔田妇科医案医话选［M］．天津：天津科学技术出版社，1982.

【病案三】

于某，女，29 岁，已婚，1972 年 4 月 10 日初诊。患者婚后 4 年未孕，每于月经后期，月经量少色淡，间或有块。患者经前两乳作胀，腰酸，小腹冷痛，素日食少便稀，小溲清长，四末不温，下体畏寒，体倦乏力，白带量多，质稀，小腹阵痛，关节疼痛。妇科检查示：宫颈轻糜，宫体前位，子宫发育略小；输卵管通畅。患者曾连续两个月测基础体温，均为单相型，经前诊刮为增殖期宫内膜，诊为无排卵性月经、原发不孕。

辨证：脾肾阳虚，寒湿阻胞，肝郁血滞。

治法：温补脾肾，散寒通络。

处方：金毛狗脊（去毛）、桑寄生、炙黄芪、广仙茅、巴戟天各 15g，云茯苓、淫羊藿各 12g，炒白术 9g，海桐皮 12g，威灵仙、川茜草、香附米各 9g，油肉桂 4.5g。5 剂，水煎服。另配服加减暖宫丸，每日 1 剂。

附加：减暖宫丸方

组成：生硫黄、赤石脂、海螵蛸、附子、禹余粮。

功能主治：冲任虚损，下焦久冷，月事不调，不易孕育，崩漏下血，赤白带下。（明·王肯堂《证治准绳》）

服法：每服 30 丸（梧桐子大小），温酒或醋汤调下。

二诊：患者服药后腰痛、关节痛均减，白带已少，食纳略增，唯少腹胀痛，大便不实，脘痛，偶或泛恶。仍守前法，兼予和胃，养血通经。处方：淫羊藿、巴戟天、覆盆子、石楠叶各 12g，秦当归 15g，熟地黄 2g，太子参 15g，炒白术、清半夏、广仙茅、香附米各 9g，广陈皮 6g，刘寄奴 12g，净苏木 6g。5 剂，水煎服。另配服加减暖宫丸，每日 1 剂。

三诊：患者今晨月事如期而至，量少色淡红，腰酸腹痛，大便稀薄，日一二行。此经血下趋，肝木失滋，乘侮脾土，再拟温补脾肾，养血调经为治。处方：巴戟天、补骨脂、覆盆子、淫羊藿各15g，菟丝子、淮山药各12g，炒白术9g，桑寄生、金毛狗脊（去毛）各12g，广仙茅、香附、泽兰叶各9g，粉甘草6g。4剂，水煎服。

四诊：患者经行6天而止，此次月经量中色可，仍有血块。现腰酸、腹痛诸症均较既往为轻。按嗣续之事，非指日可待者，拟用丸剂缓调，俾月事正常，则孕育可望。予金匮肾气丸、得生丹各20剂，每日各1剂，上、下午分服，白水送下。

五诊：患者近日腰酸腹坠，少腹隐痛，两乳微胀，此为经汛欲潮之征。诊得脉弦滑，舌淡红，苔薄白，拟补肾养血，理气调经，稍佐益气，因势利导。处方：桑寄生、金毛狗脊（去毛）各15g，川续断、巴戟天各12g，秦当归、杭白芍各9g，野党参12g，香附米9g，川芎片6g，醋青皮4.5g，三棱、莪术各9g，穿山甲（猪蹄甲代）、制乳、没药各4.5g。6剂，水煎服。

患者服上方4剂，月事来潮，此次周期为28天，色量均可，嘱经后仍服丸剂同前，此后经期即服五诊方3~5剂，经后仍服丸剂同前。患者调理数月，基础体温呈双相型，于1973年2月13日复诊时，月经已五旬未至，口淡无味，喜酸厌油，此乃孕育佳兆，嘱做妊娠试验，果为阳性，遂予益肾保胎、理气和胃之剂，调理月余停药。1973年10月娩一婴儿，母子均安。

按语：本例患者西医诊为无排卵性月经、原发性不孕，证属脾肾阳虚，化源不足，寒凝胞宫，经脉不畅，故见月经后期、量少色淡、腰酸腹痛、肢冷畏寒、白带质稀、便溏溲清等症，治以温补脾肾、理气通经之剂，方用狗脊、仙茅、淫羊藿、巴戟天、覆盆子、肉桂等温肾散寒，补肾填精；归、芍、桑寄生、熟地黄、石楠叶等滋补肝肾，养血调经；参、芪、术、苓、山药等健脾益气，以滋化源，使肾阳得温，精血得养，则系胞有力，冲任旺盛；脾运健旺，则气血自充，血海得盈。兼以柴胡、香附、刘寄奴、茜草、泽兰等理气活血，疏利经脉，使气血畅行，则月经自调。此后经期服汤剂，补脾肾，和气血，补而兼疏；平时服丸剂，温肾阳，调经血，生中有化。使冲任通盛，月事循常，则必能育。

——哈荔田. 哈荔田妇科医案医话选 [M]. 天津：天津科学技术出版社，1982.

【病案四】

孙某，女，28 岁，已婚，1972 年 5 月 4 日初诊。患者婚后三载从未孕育，既往月事如常，1968 年患甲状腺功能亢进后，即出现月经不调，经用中西药物治疗，虽心悸、失眠、手颤、自汗、烦热诸症已基本缓解，但月事仍不循常。妇科检查示子宫发育偏小，余无异常。刻诊见颈部粗大，可触及肿大之甲状腺，时感憋气，面部烘热，腰酸乏力，带下黏稠，脉弦细略数，舌红苔薄腻。患者月经后期，经血量少色暗，末次月经在 1972 年 3 月 23 日。

辨证：痰湿内阻，损及肾阴。

治法：清热化痰，软坚散结，并益肾阴。

处方：山慈菇 30g，黄药子 15g，海藻、昆布、穿山甲（猪蹄甲代）各 9g，石楠叶、女贞子各 12g，墨旱莲 9g。上药共研极细末，每天早、晚各服 3g，红糖水冲服。另用蛇床子 12g，黄柏 6g，吴茱萸 3g，布包泡水，坐浴熏洗，每日 2 次。

患者共续服上药 6 料，连服 2 料停一段再续服，颈部已无明显粗大，甲状腺仅可触及，食眠显见好转，面热、腰酸已解。患者分别于 1973 年 1 月 8 日、2 月 10 日月经来潮，经血色量尚可，经前略有腹痛。嘱仍服上药，改为每日上午服一次，临睡加服八宝坤顺丹 1 剂。半年后复诊，患者已怀孕 3 个月。

按语：《内经》谓：“先病而后逆者，治其本。”本例初时月经正常，患甲亢后月事乖常，婚后不孕。肖慎斋《女科经纶》曰：“先因病而后经不调者，当先治病，病去则经自调。”患者颈粗胀气、甲状腺大、带下黏稠、面热腰酸，乃因痰热互结，阻碍气道，湿热下注，损及肾阴所致。方用山慈菇、黄药子解毒消肿，兼治带下，海藻、昆布清热消痰，软坚散结；穿山甲（猪蹄甲代）破血化瘀，通经活络；又以石楠叶、女贞子、旱莲草补肾益精，滋水涵木。因其病迁延既久，难期速效，故以散剂以缓剂图功，以冀收经调而孕之效。

——哈荔田. 哈荔田妇科医案医话选 [M]. 天津：天津科学技术出版社，1982.

三、辨证治疗特点

（一）辨证要点

1. 病因多与先天不足，久病体虚有关

先天不足，或房劳多产，或久病大病，或年逾五七，肾气亏虚，精不化血，则冲任虚衰，难以受孕；素体阳虚或寒湿伤肾，肾阳不足，胞宫失煦，则冲任虚寒，不能成孕；肾阴素虚，或久病耗损真阴，天癸乏源，胞宫失养，冲任血海空虚，或阴虚内热，热扰冲任，乃致不孕。

2. 病位主要在肾、肝、脾、胞宫

肾为先天之本，肾主藏精，若肾气亏虚，精不化血；素体阳虚或寒湿伤肾，肾阳不足，胞宫失煦；肾阴素虚，或久病耗损真阴，天癸乏源，胞宫失养，冲任血海空虚，或阴虚内热，热扰冲任，乃致不孕。肝藏血，主疏泄，肝体阴而用阳，情志不畅，或盼子心切，肝郁气滞，疏泄失常，气血失调，冲任失和，胎孕不受。脾主运化，为气血生化之源、后天之本，脾主升，有统摄之功，思虑劳倦，或肝木犯脾，伤及脾阳，健运失司，水湿内停，湿聚成痰，冲任壅滞，而致不孕；或素体肥胖，嗜食肥甘，躯脂满溢，痰湿内盛，胞脉受阻，致令不孕。经行产后，摄生不慎，邪入胞宫致瘀；或寒凝血瘀，或热灼血瘀，或气虚运血无力致瘀，瘀滞冲任、胞宫，以致不孕。

3. 病性有虚实两端

不孕症的病性有虚实两端。虚者有肾虚、血虚；实者有肝郁、痰湿、血瘀、湿热。临床常见虚证挟痰、挟火、挟瘀等虚实错杂证，属本虚标实，治疗应标本兼顾。

（二）临床用药特点及配伍规律

1. 用药特点

不孕症的常用药物主要包括补虚类、温里类、理气类等，治以温养肾气，调理气血，从而使得气机通畅，"择纲组的候而合阴阳"，以利于受孕。药材以甘、辛味为主，味甘可补益脾肾、调和药性，味辛可行气行血。归经多归于肝、脾、肾三脏。不孕症用药着眼于温养肾气，调理气血，以补益脾肾，怡情悦志，用药频次整体以当归、熟地黄、白术、白芍、杜仲、肉苁蓉、牡

丹皮、香附为主，其中古代医家用药以人参、当归、熟地黄、川芎为核心，现代医家用药则以柴胡、巴戟天、香附、杜仲、黄芪多见。古今医家用药虽有不同，但均体现了温养肾气、调理气血的思想。

2. 配伍规律

不孕症用药整体以理气药、温里药、补虚药为基本框架，多随证配伍疏肝解郁、养血活血、补益脾肾、调理冲任之品。具体配伍多以疏肝解郁药配以补虚药，如柴胡、香附配当归、白术、熟地黄。古今医家在药物配伍上又有着不同的用药特点，古代医家常在主症的基础上配以活血化瘀之品，而现代医家常在主症的基础上配以滋阴清热、养血固经之品，体现了不同的配伍特色。

第七章 儿科病证

第一节 急惊风

一、古代名医临床医案

【病案一】

四大王宫五太尉，因坠秋千发惊搐，医以发热药，治之不愈。钱氏曰：本急惊，后生大热，当先退其热。以大黄丸、玉露散、惺惺丸，加以牛黄、龙、麝解之，不愈。至三日，肌肤上热。钱曰：更二日不愈，必发斑疮。盖热不能出也。他医初用药发散，发散入表，表热即斑生。本初惊时，当用利惊药下之，今发散乃逆也。后二日，果斑出。

——宋·钱乙《小儿药证直诀》

按语：此案中，小儿神气怯弱，因坠秋千，暴受惊恐，惊则气乱，心失所主，引动肝风，发为惊搐。钱乙认为该患儿为急惊风，本应予利惊药下之，但他医误投表药发散，而生大热，故钱乙认为当先退其热，用大黄丸、玉露散、惺惺丸，加以牛黄、龙骨、麝香清热解毒，不愈，面对如此误治而生的"变证"，钱乙预言"必发斑疮"，两天后果然发斑。

——吴燕. 钱乙辨治小儿急惊风初探 [J]. 江苏中医药, 2014 (3)：17-18.

【病案二】

嘉兴王举人女七岁，因跌伤腿膝，两臁肿溃，左腮色青，左关脉无。余意惊则气散，而风热郁滞。先用四君子加升麻、柴胡、防风、钩藤，生血补肝而愈。

——明·薛铠《钱氏小儿直诀四卷》

按语：案中小儿因跌倒受惊，惊使气乱而散，又心肝二经风热相搏而发惊搐，予四君子加升麻、柴胡、防风、钩藤，生血补肝而愈。

【病案三】

万密斋治徐道淑子病惊风，先请张医治之不效。万至，病已七日，发搐无时，痰鸣气急，势甚危。按治惊之法，先降其痰，次止其搐，后补其虚，一言以蔽之，惟治其火而已。乃用河间凉膈散，改朴硝为马牙，水煎成汤，入青礞石末调服之，痰下喘止。随用泻青丸、导赤散，二方相合，作汤服之而搐止。余热未除，张主小柴胡汤、竹叶汤、凉惊丸，皆不然之。乃用四君子汤加炒黑干姜，一服身凉。徐问故，曰：大凡小儿肝常有余，脾常不足，肝主风，搐搦气逆，皆属于肝。经曰：太过则乘其所胜，而侮所不胜，故肝木旺则乘脾土，侮肺金。夫肝火名曰龙雷，水不能制，寒不能胜，故以炒干姜合参、术、甘草之甘温，以补为泻而愈也。

——清·魏之琇《续名医类案》

按语：小儿肝常有余，脾常不足，肝木旺则乘脾土，侮肺金。而小儿肌肤薄弱，腠理不密，极易感受时邪，由表入里，邪气嚣张而壮热，热极化火，火盛生痰，引动肝风发为惊风。治法以寒凉折其标，以甘温固其本，标本兼治遂疾愈。

【病案四】

广亲宅七太尉，方七岁，潮热数日欲愈。钱谓其父二大王曰：七使潮热方安，八使预防惊搐。王怒曰：但使七使愈，勿言八使病。钱曰：八使过来日午间，即无苦也。次日午前，果作急搐。召钱治之，三日而愈。盖预见目直视而腮赤，必肝心俱热，更坐石杌子，乃欲冷，此热甚也。肌肤素肥盛，脉又急促，故必惊搐。所言午时者，自寅至午，皆心肝所用事时，治之，泻心肝补肾，自安矣。

——宋·钱乙《小儿药证直诀》

按语：此案乃属急惊风，患儿素体壮实，由其两目直视、腮颊红赤、喜冷恶热、脉来急促等症判断当证属心肝热甚，热极生风。故治宜泻心肝、补肾之法。泻心肝即清心泻热，凉肝息风；补肾即待实热清泻而去，再行滋补肾阴之药调理。此案说明钱乙十分重视小儿"稚阴未长"的生理特点，在治疗上十分重视对肾阴的滋补。

——赵建新．儿科名家医案精选导读［M］．北京：人民军医出版社，2007.

二、现代名医临床医案

【病案一】

患者邓姓，男，1 岁 5 个月。其母代诉：患儿发热、抽搐已 1 天，昨晚外出玩耍，闻火车鸣笛而惊吓啼哭。夜 9 时许，突发高热，不渴。翌晨 5 时许，抽搐约 5 分钟，间歇片刻，又现躁动抽搐，唇青，目吊，气粗鼻扇，昏迷，不省人事，经针刺后渐醒，但哭啼不安，呕吐奶汁伴有鲜血块。上午 9 时许，患儿又现抽搐，症状同前。诊查：患儿体温 40.5℃，抽搐躁动，喘促鼻扇，昏睡露睛，二目上吊，口唇青，喉间痰鸣，醒时则啼哭不休，流泪，目有眵，面红，纳呆，大便 1 日未解，小便短赤，舌质红，苔白，脉弦数，指纹青紫直透命关。白细胞总数：30600，中性粒细胞 80%，淋巴细胞 18%。

辨证：火热灼津，炼液成痰。

治法：清热，镇惊，息风，化痰。

处方：蝉蜕五分，僵蚕一钱五分，金银花二钱，连翘壳三钱，菊花一钱，牛蒡子八分，天竺黄五分，生石膏三钱，羚羊角一钱，知母一钱，甘草五分。1 剂，水煎后徐服。

二诊：患儿体温逐渐下降（36.2℃），抽搐已止，身有微汗，微咳，痰白，稍能纳食，精神欠佳，小便微黄，舌质微红，苔薄白，脉数，指纹色淡红，上透气关。这说明危象已过，可调理固本。处方：沙参二钱，麦冬一钱，五味子一钱，生龙骨一钱，天冬一钱，桔梗五分，生白芍二钱，贝母五分，甘草五分。1 剂，水煎，分 2 次服。

三诊：患儿诸症消除而出院。

——景西堃. 小儿急惊风 1 例治验 [J]. 上海中医药杂志，1965（11）.

按语：本病的原因可由外感六淫所发，亦可由内热积滞、痰热所引起，大惊卒恐，亦为本病之诱因。《小儿药证直诀》曰："小儿热痰客于心胃，因闻声非常，则动而惊搐矣。"又有："若热极，虽不因闻声及惊，亦自发搐。"因小儿属稚阴稚阳之体，脏腑之气未充，易虚易实，六淫所侵，积滞痰热，大惊卒恐，均可化火生风，风火相煽，津液受其煎熬，凝聚生痰，痰热逆则清空受阻，阴阳偏盛则神明失主，血气并走于上，致神志昏乱，发为急惊。此例以壮热、抽搐为主症，故取轻透之蝉蜕、金银花、连翘壳，理痰之牛蒡子、僵蚕、天竺黄，清肝之菊花、羚羊角，并选用质重气轻的石膏，以助清透之力，兼用知母以益阴润肺，组成清热、镇惊、息风、化痰之方。患儿药后出现微汗神疲现象，随用生津养阴、滋阴之品，兼理肺气以调理巩固。

【病案二】

王某，女，9个月，1972年9月17日初诊。该患儿系第十二胎，母体气血不足，先天薄弱，缺乳哺养，后天又差，心胆气虚，易惊受恐。患儿满3个月时，陡受惊惧，当即痉挛发作，两手内收，拘急不伸，头向前俯，目瞪欠神，感觉迟钝，顷刻即定。患儿吮乳、大便均正常，日发十余次，指纹色青。

辨证：先天肝肾不足，惊则风动于外。

治法：济肾息风，镇惊止痉。

处方：熟地黄3.5g，山茱萸3.5g，明天麻2.5g，白僵蚕4.5g，全蝎4.6g，蝉蜕3g，双钩藤3.5g，茯神4.5g，龙骨3.5g，牡蛎3.5g，远志肉3g。3剂。

二诊：患儿痉挛未止，发作稀疏，一日数次，手足拘急稍柔，神态欠敏，仍不活泼。原方加石决明（先煎）6g。3剂。

三诊：上药收效，患儿痉挛缓解，次数更少，夜不安静，隔时惊惕，白昼神气较前清慧。仍予益肾平肝、安神镇惊之剂。处方：煅龙骨、牡蛎、石决明各4.5g（上药先煎），双钩藤3.5g，云茯神3g，远志肉3g，酸枣仁3.5g，白僵蚕4.5g，蝉蜕3g，山茱萸3.5g，琥珀粉（分冲）0.6g。3剂。

四诊：患儿神态较前活泼，感觉较敏，逗之可笑，夜寐稍安，痉挛日发一二次，程度较前轻微。嘱服原方5剂。

五诊：痉挛发作基本控制，近一周来仅发2次。予琥珀镇惊丸一瓶，每日3次，每次3粒，开水化服。

月余家长来告，患儿痉挛已愈未发。

——杨以阶《儿科临证验案》

按语：患儿之病非为食、痰等实邪引起，而是先因先天不足、胆气虚弱，后又暴受惊吓所致。故以济肾息风、镇惊止痉之法治之，因药证合拍，自效如桴鼓。临床因病证复杂，须细心辨证，因证施治，不可拘于成法。

——赵建新．儿科名家医案精选导读［M］．北京：人民军医出版社，2007.

【病案三】

刘某，男，2个月，1948年4月15日初诊。患儿发热无汗2天，颈项强直，肢冷抽搐，口干呕吐，3日未进饮食，肚大青筋，按之如革，两目窜视，气喘痰鸣，舌时动或卷缩，体瘦质红，指纹青紫过命关，脉浮紧。

辨证：阴虚内热，复感风寒。

治法：祛风解表，养阴镇痉。

处方：予《宣明论》解风散合《杨氏家藏方》牵正散加减。党参1.4g，川芎0.8g，独活0.8g，羌活0.8g，细辛0.1g，防风1g，制附片0.3g，僵蚕3g，全蝎0.3g，钩藤6g，知母1g，玄参2g，麦冬2g。水煎2次约60mL，日分6次温服。

二诊：患儿服上方3剂（每天1剂）后，热退呕止，颈柔搐停，改用《妇人良方》清脾汤：青皮3g，厚朴3g，白术3g，草果3g，柴胡3g，茯苓3g，法半夏3g，黄芩3g，炙甘草3g。水煎2次，约80mL，每次服20mL，日服2次，以调理巩固，3剂而安。

——蒋天佑．王本立诊治儿科疑难病验案［J］．江苏中医，1996，017（11）：27．

按语：素有阴虚内热，复加外感风寒，经输不利，发为刚痉。解表以撤热，养阴以柔筋，镇痉以息风，投之果获效机。

【病案四】

某患，男，6个月，1958年8月10日初诊。患儿日晡潮热1周，腹胀且满，目动而窜视不瞬，筋挛而角弓反张，痰鸣，尿赤，舌红少苔，指纹紫色过命关，脉弦细数。

辨证：血虚木旺。

治法：滋阴养血，息风化痰。

处方：《一盘珠》四物钩藤汤合《伤寒论》栀豉汤加减。生地黄2g，当归1.5g，白芍1.5g，川芎0.5g，钩藤6g，薄荷1.5g，僵蚕4g，栀子0.5g，淡豆豉0.5g，茯苓1g，陈皮0.5g，海蛤粉1g，桔梗0.5g，神曲0.5g，泽泻0.5g，木通0.5g，甘草0.3g。水煎2次，约60mL，日分6次温服。

二诊：患儿服上方2剂，诸症减半，上方去海蛤粉、桔梗、泽泻、木通，再进4剂（头两剂每日服1剂，后两剂每两日服1剂）而瘥。

——蒋天佑．王本立诊治儿科疑难病验案［J］．江苏中医，1996，017

（11）：27.

按语：该患儿为血虚木旺之体，加之内伤饮食、外感风热，发为急惊风。故以滋阴养血为急务，且辅以散风清热、化痰消食之品。方药对证，效果良好。

三、辨证治疗特点

（一）辨证要点

1. 病因

急惊风以暴受惊恐、外感时邪（六淫、疠气）、内蕴痰热积滞为主要病因。

（1）暴受惊恐：小儿神志怯弱，发育未全，或素有痰火，偶受外界强烈刺激，如目触异物，耳闻异声，或不慎跌仆，暴受惊吓则精神溃乱，筋脉拘急而生抽搐。《素问·举痛论》曰："恐则气下，惊则气乱。惊则心无所倚，神无所归，故气乱矣。"心藏神，肾藏志与精，惊则伤神，恐则伤肾，神伤则魂离，精伤则魄散。故卒受惊恐，则精神溃乱，魂魄飞扬，气逆痰聚，而致神志不宁，睡中惊惕，甚则肝风内动，筋脉拘急，而产生惊厥抽搐。

（2）外感时邪：小儿肌肤疏薄，易受六淫侵袭；体属稚阴，六淫之邪易从热化；兼之心神怯弱，不耐高热，热盛则生惊；肝有余则风易动，风火相扇，筋脉牵强，故在临床往往出现项强、抽搐、神昏等症。或因湿热疠气，由口鼻而入，邪热闭塞经络孔窍，亦可突然出现壮热、昏迷、抽搐等症。

（3）痰热积滞：湿热时邪逆传心包，内陷厥阴，热盛火炽，煎熬津液，凝结为痰，热痰壅闭，清窍不利，同样可以产生神昏、惊厥等症；小儿饮食不节，生冷过度，或暴饮暴食，致食停肠胃，积久成湿，湿郁化火，湿热交结而为痰，热痰阻塞窍道而生惊厥，亦称食厥。

2. 病位

急惊风病位主要在心、肝。《内经》曰："心主神明。""诸风掉眩，皆属于肝。"《幼科发挥·急慢惊风》云："肝主风，木也，飘骤急疾，莫甚于风。心主惊，火也，暴烈飞扬，莫甚于火。木火阳也，故病在于心肝，谓之急惊而属阳。"又说："急惊风，肝风甚而心火从之，木生火也。"故肝风心火，二阳交争，风乘火势，火借风威，交相扇动而成急惊风。

3. 病性

急惊风病性属阳、属实。本病由暴受惊恐、外感时邪（六淫、疠气）、内蕴痰热积滞所致，起病急骤，病程较短，患儿正气未虚，故属实证。正如《景岳全书·小儿则·惊风》云："盖急惊者，阳证也，实证也，乃肝邪有余而风生热，热生痰，痰生客于心膈间则风火相搏，故其形证急暴而痰火壮热者是为急惊，此当先治其标，后治其本。"《小儿药证直诀·急惊证治》亦指出："小儿急惊者，本因热生于心；身热面赤引饮，口中气热，大小便黄赤，剧则搐也，盖热甚则风生，风属肝，此阳盛阴虚也。"

（二）临床用药特点及配伍规律

1. 用药特点

中医药治疗小儿惊风常用的药物主要有钩藤、僵蚕、连翘、甘草、白芍、全蝎、金银花等。所用药物的主要功效为清热解毒、疏散风热、息风定惊、清热平肝、息风止痉。所用药物归经主要为肺、肝、心、胃、脾经。药物平均剂量约为成人的四分之一。

——黄琴，钟经馨，陈春，等. 基于数据挖掘分析中药治疗小儿惊风用药规律［J］. 中国中医急症，2020，29（1）：54－57.

2. 配伍规律

小儿惊风的方剂以清热息风、平肝定惊止痉为主，用药针对性较强。常用药对组合主要有钩藤－僵蚕、钩藤－连翘、金银花－连翘、钩藤－全蝎等，其中最常用的药对组合为钩藤－僵蚕。小儿惊风药对组合基本不离清热息风、平肝定惊止痉的原则，在一定程度上也反映了中医药"急则治其标"的治疗原则。

——黄琴，钟经馨，陈春，等. 基于数据挖掘分析中药治疗小儿惊风用药规律［J］. 中国中医急症，2020，29（1）：54－57.

第二节　遗尿

一、古代名医临床医案

【病案一】

治小儿遗尿、体瘦心烦、不欲食。牡蛎散方：牡蛎粉三分，龙骨三分，麦门冬（去心焙）半两，黄芪（锉）半两，鸡肠草半两，白茯苓半两，桑螵蛸（微炒）三分，甘草（炙微赤锉）一分。上件药捣粗罗为散，每服一钱，以水一小盏，入生姜少许，枣二枚。煎至六分，去滓，量儿大小，分减温服。

——宋·王怀隐、陈昭遇《太平圣惠方》

按语：夫小儿遗尿者，此由脏腑有热，见心烦。因服冷药过度，伤于下焦，致膀胱有冷，不能制于水故也。膀胱为津液之腑，与足少阴之经为表里。肾主于水，肾气下通于阴，小便者水液之余也。今膀胱即冷，不能约制于水，故遗尿也。

【病案二】

人有憎热喜寒，面红耳热，大便燥结，小便艰涩作痛，夜卧反至遗尿，方用清心莲子饮加减治之。

茯苓三钱，麦冬三钱，竹叶三十片，莲子芯三钱，黄连二钱，白芍五钱，陈皮五分，丹皮二钱，天门冬三钱，紫菀一钱，玄参三钱。水煎服，一剂少利，再剂大利，三剂全愈。

此方专清心火，不去止小肠之水，盖此等遗尿，愈止而愈遗也。此症亦可用加减逍遥散治之。

茯苓、白芍、当归、车前子各五钱，山药、丹皮各三钱，柴胡、黄连各一钱，人参五分，陈皮三分，甘草五分。水煎服。

——清·陈士铎《辨证录》

按语：人以为膀胱之热也，谁知是心火之炎亢乎。夫心与小肠为表里，心热而小肠亦热。然小肠主下行者也。因心火太盛，小肠之水不敢下行，反上走而顾心，及至夜卧，则心气趋于肾，小肠之水不能到肾，只可到膀胱，以膀胱与肾为表里，到膀胱即是到肾矣。然而膀胱见小肠之水，原欲趋肾，意不相合，且其火又盛，自能化气而外越，听其自行，全无约束，故遗尿而勿顾也。治法将泻膀胱，而膀胱无邪，将补膀胱，而膀胱又未损正。然则奈何？泻心火之有余，而遗尿自止矣。

【病案三】

一小儿三岁，素遗尿，余视其两颊微赤，此禀赋肾与膀胱二经阴虚也，与六味丸服之，赤色渐退，而遗尿亦愈。

——明·薛铠《保婴撮要》

按语：肾主水，与膀胱相表里，下开窍于二阴。尿液排泄主要是膀胱的生理功能，但依赖于肾中阴阳的平衡、肾气蒸化与固摄作用的协调。本案中患儿所患遗尿，因先天禀赋薄弱，肾阴不足，相火偏亢，虚热与水湿蕴结而见。同时，先天不足而肾气失其固摄，也可导致遗尿。治用六味地黄丸，有滋阴补肾清虚热之功，约束膀胱，遗尿自愈。

【病案四】

一小儿四岁，饮食少思，便泄腹痛，素遗尿，额颊青黑，虽盛暑而恶风寒。余谓：经云：热之不热，是无火也。用八味丸治之，诸症悉愈。

——明·薛铠《保婴撮要》

按语：本案为脾肾阳虚型遗尿。肾气虚弱，下元虚寒，则不能温化固摄，膀胱制约无权，故素遗尿；肾元不足，全身失去温养，则畏寒；肾阳不能温煦脾阳，脾虚则运化失健，故见纳呆便溏。治用八味丸温补肾阳，重振膀胱制约功能而愈。

二、现代名医临床医案

【病案一】

刘某，男，8岁，1996年6月23日初诊。患儿自幼遗尿至今，经多年治疗无效，每夜遗尿3～5次，白天尿频，量少，尤其是患儿劳累以后，或精神紧张，受惊吓之后，更为严重。诊见形体消瘦，面色萎黄，精神不振，纳食欠佳，乏力，小便清长，舌淡苔白，脉沉弱。

辨证：脾肾不足，下焦虚寒，固摄失职。

治法：温补脾肾益肺，固摄缩尿。

处方：补肾缩泉饮加减。黄芪20g，党参10g，炒白术12g，炒山药15g，当归10g，茯神15g，桑螵蛸12g，五味子10g，鸡内金12g，益智仁10g，炒酸枣仁12g，石菖蒲10g，乌梅10g，生龙骨、生牡蛎各15g，生麻黄5g，大枣

5 枚。5 剂，水煎分 2 次服，每日 1 剂，并嘱按时唤醒患儿起床排尿。

二诊：患儿精神转佳，食纳增，面色转红润，遗尿次数减至 1~2 次，原方继服五剂。

三诊：患者遗尿已停止，原方加菟丝子 12g。

患儿继服 5 剂后遗尿消失。随访一年无复发。

——温瑞红．小儿遗尿症治验 [J]．中外妇儿健康：医学版，2011，019（5）：221.

按语：该患儿的病因主要为肺脾气虚，肾气不固，膀胱失约，闭藏失司，不能制约水道而成。肺为水之上源，脾主运化水液，肾为水脏，方中黄芪、党参、白术、山药、大枣甘温健脾，补益肺气。桑螵蛸、菟丝子、益智仁、乌梅益肾缩尿。当归、茯神、酸枣仁、五味子、石菖蒲、生龙骨、生牡蛎养心安神定志，生麻黄温通三焦，又可兴奋神经中枢，使膀胱括约肌的张力增高。全方能使肺气充盛，脾气得健，肾气得固，三焦通调，遗尿自愈。

【病案二】

高某，女，13 岁，2003 年 3 月 18 日初诊。患儿自幼尿床，虽间断服用中药，但效果不佳，又经针灸治疗，亦难收效。半年前患儿因受惊吓致病情加重，每晚遗尿 4~5 次，伴尿频、睡眠不实、惊惕、纳呆，大便不调。诊见面色萎黄，形体消瘦，眉宇及口周略青，舌淡苔白，脉沉弦。

辨证：脾肾不足，肾气不固。

治法：补肺健脾，益肾固胞，安神定志。

处方：补肾缩泉饮加减。生黄芪 30g，炒白术 10g，党参 12g，当归 10g，茯神 15g，桑螵蛸 15g，五味子 10g，智仁 10g，怀山药 15g，石菖蒲 10g，乌梅 10g，生龙骨、生牡蛎 20g，鸡内金 10g，巴戟天 10g，生麻黄 6g，大枣 5 枚。5 剂，水煎，每日 1 剂，分 2 次服，并同时配合用猪膀胱煮食。

复诊时，患儿遗尿减至每周 2 次。效不更方，患儿继服 7 剂后，遗尿病愈，随访一年未复发。

——温瑞红．小儿遗尿症治验 [J]．中外妇儿健康：医学版，2011，019（5）：221.

按语：此患儿病因主要为肺脾气虚，肾气不固，膀胱失约，闭藏失司，不能制约水道而成。受惊后恐则气下，遂病情加重。肺为水之上源，脾主运化水液，肾为水脏，方中黄芪、党参、白术、山药、大枣甘温健脾，补益肺气；桑螵蛸、菟丝子、益智仁、乌梅益肾缩尿；当归、茯神、酸枣仁、五味子、石菖蒲、生龙骨、生牡蛎养心安神定志，生麻黄温通三焦，又可兴奋神经中枢，使膀胱三角肌与括约肌的张力增加，猪膀胱为血肉有情之品，取其以脏补脏之意，并可引药入经，全方共能使肺气充盛，脾气得健，肾气得固，三焦通调，遗尿自愈。

【病案三】

患儿男，7 岁，1988 年 12 月 14 日就诊。患儿遗尿多年。查体：体形消瘦，而色苍黄，少气懒言，神疲乏力，食欲不振，大便时而溏薄，舌质淡，苔薄嫩，脉弱无力，尿常规检查正常。

辨证：脾肺气虚，肾气虚衰。

治法：补肾益气，固摄小便。

处方：缩泉丸方加味。党参、益智仁、白术、五味子、桑螵蛸、乌药、金樱子、当归、炙甘草、神曲。以上诸药等量共研为细末。日服 3 次，每服 3g。

患儿用药两周后痊愈，随访至今未犯。

——于桂芳 . 小儿遗尿治验 ［J］. 黑龙江中医药，1990（6）：37.

按语：此患儿因脾肺气虚，上虚不能制下，故出现经常遗尿，肺气不足则少气懒言，脾虚不健运化失司，引起食欲不振，便溏脉弱。

【病案四】

方某，男，8 岁。患儿尿床五载，下元不固，面色㿠白，喜静懒言，智慧迟钝，脉细软无力。

辨证：肾阳虚衰，下元不固。

治法：温补肾阳，固涩下元。

处方：台参须（煎冲）钱半，炙黄芪、鹿角胶、补骨脂、益智仁、菟丝子、覆盆子、白术、怀山药各二钱，五味子钱半，桑螵蛸四钱。

——奚伯初 . 奚伯初中医儿科医案 ［M］. 上海：上海科学技术出版社，2015.

按语：患儿肾气不足，膀胱失约，膀胱主贮藏津液，有化气利水之功，肾气不足，则不能制约水道而成遗尿，治当温补肾阳，固涩下元。

三、辨证治疗特点

（一）辨证要点

1. 病因

《素问·灵兰秘典论》云："心者，君主之官，神明出焉。"本病多因禀赋不足，或调护不当，或病损药伤，致肾、心、肺、脾虚弱而尿床。心肾不交，不能制阴，水不下禁，则睡中排尿。肺弱则治节不行，脾弱则气虚下降，入夜心神不振而遗尿。痰湿内蕴，或瘀血内停，痹阻三焦，蒙阻心神，神失其用，摄控失司而遗尿。肝经郁热，下迫膀胱，尿孔郁结，心神蒙蔽亦可尿床。

2. 病位

《素问·经脉别论》云："饮入于胃，游溢精气，上输于脾，脾气散精，上归于肺，通调水道，下输膀胱，水精四布，五经并行。"脏腑功能失调，致肺、脾、肾气化失司，三焦不利，膀胱失约，则发生遗尿。遗尿虽与肾、膀胱功能失调有关，但阳入于阴则睡卧，作为睡中小便自遗、醒后方觉的病证，遗尿与心主神明亦有密切关系，表现为心神不足或心神痹阻。

3. 病性

本病虚寒者多，实热者少，以肾气不固、下元虚寒所致的遗尿最为多见。虚寒者病程长，体质弱，小便清长，量多次频，兼见面白神疲、肢冷自汗、纳少便溏、反复感冒等症。实热者病程短，体质尚壮实，小便短涩，尿黄味臊，兼见面红唇赤、烦躁夜惊、睡眠不宁等症。

（二）临床用药特点及配伍规律

1. 用药特点

古代文献中小儿遗尿常用药物以补虚药和收涩药为主，其中补虚药中补气药和补阳药偏多。本病用药在药物性味上偏于甘温，同时苦寒药的使用也占有一定比例。在归经上主要归脾、肾两经，心、肝、肺经也比较常见。收涩药收敛固涩止遗，意在治标；补阳药温煦一身之气，而补气药补益一身之气，两者互补为用，使一身之阳气充盛而能固护气血津液，意在治本。佐以解表药通达腠理，通调三焦水道；佐以理气药调畅气机，气行则水行，使水液运行流畅，兼有补而不滞之功；佐以开窍药和安神药醒脑开窍，安神定志，使患儿能自醒排尿；佐以补血药滋养阴血，气血同源，补血以生气。

——赵祥光. 基于古代文献数据分析的小儿遗尿用药规律研究 ［D］. 南京：南京中医药大学，2020.

——王豪，王素梅，万梦婷，郝宏文. 基于现代文献研究中药治疗小儿遗尿的用药规律 ［J］. 中国实验方剂学杂志，2016，22 （6）：200－203.

2. 配伍规律

遗尿的治疗不外温补、固摄、清泻之法，临证遣方，应灵活配合使用温肾、填精、滋阴、健脾、益肺、固摄、泻热等法，方能收到良好疗效。本病的常用药物配伍主要有柴胡、黄芪、升麻、人参、当归、白术、甘草，山药、山茱萸、牡丹皮、熟地黄、泽泻、茯苓，益智仁、乌药，附子、干姜、肉桂，桑螵蛸、龙骨、牡蛎等。其中八味地黄丸、六味地黄、缩泉丸、补中益气汤是治疗小儿遗尿的经典药物组合。

第三节　躁狂

一、古代名医临床医案

【病案一】

张安期令侄女，年十七，患癫瘚，或狂或愚。由于抑郁不遂使然，先宜开郁疏气，次宜护心安神。用香附三钱，乌药八分，檀香末五分，青皮八分，陈皮八分，生白芍二钱，甘草五分，半夏一钱，桂枝五分，山楂三钱，生姜汁，二剂。又用胆星一钱，枣仁一钱，茯神一钱，远志一钱，石菖蒲五分，朱砂三分，白芍一钱，广皮八分，防风六分，秦艽八分，姜汁，二剂。随定丸方，胆星一两，枣仁四两，附子七钱，茯神三两，朱砂七钱（留一钱为衣），人参一两，菖蒲一两，乳香七钱，远志二两，鹿角胶（蛤粉炒成珠）二两，龟甲胶（另烊，入猪血内）二两，鳖甲（醋炙）一两，龙骨（火煅）一两，取猪心血同龟甲胶和丸，如不稠，用面少许同调，丸如弹子，约重一钱，朱砂为衣，金箔裹之，薄荷汤化下，子午时各一服，取效。

——清·王式钰《东皋草堂医案》

按语：该案中患儿平素抑郁不遂，伤于情志，致使气滞，遂脏气不平，阴阳失调，神机逆乱发而为病。治疗上先以理气导气，开解郁滞，再予护心安神之剂后取效。

【病案二】

一小儿年十四岁，用心过度，饮食失节，喜笑不休，脉洪大而虚，面色赤而或白，余用补中益气汤而愈。次秋科举，饮食劳倦，前证复作，或兼谵语，脉洪大，按之微细如无，用人参一两，姜、枣煎服稍定，又三剂而愈。又劳役用心，自汗作渴，烦躁似痫证，先用当归补血汤，二剂顿安，又十全大补汤而寻愈。

——明·薛铠《保婴撮要》

按语：该小儿用心过度，过度劳神而心血虚，血虚发燥而见喜笑不休、脉洪大而虚，予补中益气汤补中益气，补血和营。后该小儿又于过度劳神用心后再犯前证，予当归补血汤益气生血，再予十全大补汤温补气血，使其心血充则愈。

【病案三】

治验一小儿烦躁惊悸，热渴饮冷，额间色赤，此心经实热所致，先用泻心汤一服稍缓，又用柴胡栀子散而愈。

——明·薛铠《保婴撮要》

按语：额间赤色主心经有热，烦躁惊悸，若饮水或叫哭，属本经实热，用泻心汤以清心火；微赤，困卧惊悸，热渴饮汤，属虚热，用秘旨安神丸以生心血；青黑主惊风，腹痛或螈啼叫，用五味异功散加木香、柴胡、钩藤调补肝脾；青黑主心腹作痛，此寒水乘心，用益黄散；微黄主惊疳，用安神丸。

【病案四】

薛己治一小儿，喜笑常作不安，面赤饮冷，手足并热。先用黄连泻心汤二服，稍定，又用六味地黄丸料煎服，顿愈。常服此丸则安，月许不服，仍前病作，又服愈矣。

——明·薛铠《保婴撮要》

按语：经曰：心藏神，有余则笑不休。又曰：在脏为心，在声为笑，在志为喜。又火太过曰赫曦，赫曦之纪，其病笑谑狂妄。又云：少阴所至为喜笑。又云：精气升于心则喜。此数者，皆言属心火也。若笑不休，呻而为腹痛，此水乘于火，阴击于阳，阳伏热生，狂妄谵语不可闻，心之损矣。扁鹊云：其人唇口赤色者，可治；青黑者，死。若肾水亏涸不胜心火，而喜笑不休者，用六味地黄丸。肝火炽盛，能生心火，而喜笑不休者，用柴胡清肝散。余兼别症，各从其症而参治之。

——明·薛铠《保婴撮要》

二、现代名医临床医案

【病案一】

张某，男，9岁，山西省霍州市人，因首次急起言语错乱，行为失常1个月而于1989年入院。患儿1个月前不明原因逐渐出现睡眠不好，孤僻，不愿上学，不与其他同学玩，常一个人自言自语，口中念念有词，问之则说："门外有人说我坏话。"实则无人。有一次突然说其去世的爷爷同他讲话，让他到天上玩，说话缺乏条理，晚上常十分惊恐地指着外面说看见一个魔鬼，青面獠牙，绿发长舌，有时拒食，说饭里有苦味，到处乱跑，拣地上的香蕉皮吃，多动，睡眠差。患儿系第一胎足月顺产，母孕期无异常，母乳喂养，幼年生长发育正常，智能正常，说话、玩耍基本正常，7岁入学，成绩中等，其姨母曾有精神病史，表现不详，平时性格内向孤僻、少语。

入院体格检查及神经系统检查未见异常。精神状态检查：神清仪整，随母入诊室，接触被动，注意力不集中，对老师的问话答非所问，定向力存在，能认识父母，知道现在是上午，此地是医院，有幻听、幻视，说听见爷爷和他讲话，让他到天上去玩，经常自言自语，如"外面有老虎""有魔鬼""爷爷要来""上天去玩"等，情绪烦躁不安，多动，有时用手掐或用牙咬其父母，或乱拿桌上的东西，到处乱跑，无自制力。实验室检查及脑电图检查未见异常。症见：喧扰不宁，坐立不安，罔闻罔见或喃喃自语，失眠、纳差或闭目不动，惊恐，舌淡苔薄白，脉细弦。患儿急发失魂落魄，言语错乱，惊恐害怕，详问其由，缘是1个月前在邻居家看到过死人，幼年体虚，胆神不全，突遇惊怕之事。

辨证：心神失守，神无所归而气乱。

治法：镇静安神，清肝养心。

处方：酸枣仁12g，知母6g，川芎3g，当归6g，珍珠母20g，黄芩6g，云茯苓6g，九节菖蒲9g，白芍9g，远志6g，熟地黄6g，龙骨15g，牡蛎15g，生甘草6g。水煎服，每日1剂。同时用陈皮作成艾卷，隔姜灸双侧鬼哭穴（在两手大拇指，去爪甲如韭叶，两指并起，用线缚之，当两指歧缝中是穴），灸 30 分钟，日 2 次。

用上法 3 日后，患儿神志渐安，语言减少，惊恐现象也明显好转，睡眠增多，也能进餐，嘱其用上方继服 1 周，患儿病情好转。后改服朱珀保婴丹，每次两包，日 2 次，脑乐静每次 10 毫升，日 3 次，1 个月后痊愈出院。

——赵志升. 癫狂郁痫临证治验 [M]. 太原：山西科学技术出版社，2002.

按语：本例因大惊卒恐则神无所归而气乱，用《备急千金要方》"鬼哭穴治卒中邪魅，恍惚振噤"之法，以开窍醒脑，宣通经络，是急则治标的有效措施。用酸枣仁汤加味养肝宁神，龙骨、牡蛎、远志、九节菖蒲、珍珠母镇静安神，清肝宁心，达到药到病除的目的。

【病案二】

赵某，女，4 岁，2010 年 10 月 15 日初诊。患儿 1 周前因伸手时发生静电而受惊吓，自后开始白天烦躁不安，无原因啼哭、发脾气，总要大人抱着，纳差，大便少，小便正常，夜眠不安，到相关医院检查无异常发现。查体：精神委顿，面色青黄相间，眼神焦虑不安，形体偏瘦，舌红，苔淡黄，脉数。

辨证：惊骇恐惧。

治法：镇惊安神。

处方：分手阴阳 100 次，捣小天心 81 次，补脾经 500 次，掐揉心经 100 次，运内八卦 100 次，猿猴摘果 20 次，摩囟门 100 次，按揉肺俞、心俞、肝俞各 100 次。

二诊：患儿夜间啼哭、尖叫，治疗同上。

三诊：经 4 次推拿治疗后，患儿白天已如常人，能正常吃喝玩，夜间仍啼哭 1 ~ 2 次，啼哭时间短。

四诊：患儿诸症消失，并能主动与医生打招呼。

——张素芳. 张素芳小儿推拿医案选 [M]. 北京：中国中医药出版社，2018.

按语：《素问·举痛论》云："惊则气乱……惊则心无所倚，神无所归，虑无所定，故气乱矣。"本案患儿不理解静电是怎么回事，故惊恐而造成气机逆乱，故宜疏其气血，令其条达而致和平。万全曾谓之"耳目之神窍在心，异闻异见易生惊"，故宁心安神为治疗重点。本案用掐揉心经、按揉心俞、捣小天心宁心气，猿猴摘果、摩囟门安神志，以运内八卦、分手阴阳、按揉肝俞以行气机，从而达到心安神宁、气血调和的目的。

【病案三】

刘某女，16 岁，1999 年 6 月 22 日初诊。患者素有精神病史，复发 5 天，语无伦次，哭笑无常；头昏不寐，纳少，口干饮多，舌红，苔薄黄，脉细数。

辨证：痰郁化火，上扰神明。

治法：清心泻火，涤痰醒神。

处方：黄连 4g，大黄 8g，枳实 10g，竹沥 15g，半夏 10g，炙远志 15g，天竺黄 15g，石菖蒲 15g，竹茹 15g，全瓜蒌 20g，青礞石（先煎）30g，玄明粉（烊冲）10g。3 剂。

二诊：患者精神状态好转，言语流畅，已能入寐，昨日大便 3 次，舌红，苔薄黄，脉细数。上方加黛蛤散（包煎）10g，胆南星 8g，朱砂 0.3g。14 剂。

——顾勤，王志英．跟周仲瑛抄方（第二版）/跟名医抄方系列丛书 [M]．北京：中国中医药出版社，2017.

按语：本案患者素有精神病史，发作时以语无伦次、哭笑无常为主症，兼有头昏、不寐、纳少、饮多，病属癫狂，其病理关键在于痰郁化火，上扰神明。治疗当以清心泻火、涤痰醒神为法。方选调胃承气汤、涤痰汤、礞石滚痰汤加减。

【病案四】

陈某，男，5 岁，1982 年 11 月 6 日初诊。患儿从 4 岁起，其动作行为与一般儿童不同。患儿由早起至晚睡的整个时间，很少有老实时候。从起床后舞衣取闹，至吃饭时坐不住。平时喜弄闹表、半导体，以及出入门过猛，甚之常于墙上、地面上划道，到室外则活动任性，不避危险，有善喜爬高等多种妄为动作。但其智力颇佳，识字、记忆能力较强。依此，家长认为孩子是淘气之故，所以，不以为疾。近因入幼儿园，由于多动不安影响集体活动而就诊。查体：多动不静，面色不华，形体中等，唇淡，舌苔薄白，舌质淡，脉沉数无力；心、肺、腹部均未见异常。检验：心电图、脑电图均无异常。

辨证：先天之肾不足，后天肝、心之气有余。

治法：平肝，佐调心肾。

处方：牡蛎 15g，龟甲 10g，当归 10g，远志 10g，郁金 10g，白芍 12g，地龙 10g，珍珠母 15g，紫贝齿 10g，生地黄 10g。水煎服。合用耳针，取穴肝、肾、心、脑干。日 1 次，留针 20 分钟。

经治 10 日，患儿症状减少。连治 1 个月，多动症病情基本稳定。更方：石菖蒲 10g，桑椹 10g，制何首乌 10g，熟地黄 10g，山药 10g，牡蛎 10g，仙茅 10g。水煎服。用此方 20 日，疗效巩固，多动不安之现象未见反复。

——王烈．国医大师王烈学术经验婴童系列丛书·婴童医案［M］．北京：中国中医药出版社，2017.

按语：本病与先天之肾、脑的功能不足有关。治疗时针药并施，旨在平肝，抑心气之余而补肾之不足。首诊处方以地龙、白芍、郁金、当归、珍珠母、紫贝齿诸品平抑肝心有余之气；余品则重于治肾。配合耳针收效较好。后以何首乌、熟地黄、山药、牡蛎等巩固疗效。患儿服药 4 周病愈，经观察疗效比较持久。

三、辨证治疗特点

（一）辨证要点

1. 病因

病因主要责之于胎禀和情志因素。先天因素：胎儿以母血为生，孕母性情抑郁，精神烦乱或暴受惊恐，致使胎儿气血失和，阴阳失调，秉承抑郁、孤僻、胆怯、固执暴躁等病态性格，生后稍有情绪刺激即易发病。后天因素：小儿脏腑娇嫩，神气怯弱，长期所欲不遂，所思不得，或骤然耳闻异声，眼视异物，致使气血逆乱，心神失养而为病。《灵枢·口问》云："大惊卒恐，则血气分离，阴阳破败，经络厥绝，脉道不通，阴阳相逆，卫气稽留，经脉虚空，血气不次，乃失其常。"

2. 病位

其病位在心，与肝、脾、肾、脑关系密切。肝气郁结，肝失条达，气郁生痰；或心脾气结，郁而生痰，频气互结，则蒙蔽神机；若气郁化火，炼液为痰，或痰火蓄结阳明，则扰乱神明。病久则气滞血瘀，凝滞脑气，又每兼瘀血为患。

3. 病性

狂躁初起多以狂暴无知、情绪高涨为主要表现，临床多属心肝火炽、痰火或腑实内扰证，病性以实为主；治不得法或迁延日久，邪热伤阴，瘀血阻络，可致心神昏乱日重，而见水火失济、阴虚火旺之证，或瘀血阻窍兼气阴两虚等证，病性以虚或虚中夹实为主。

（二）临床用药特点及配伍规律

1. 用药特点

"诸躁狂越，皆属于火"，治疗狂证以清热类药物、补虚类药物、化痰类药物、安神类药物为主。其中，清热类药物以清热泻火药和清热凉血药为主；补虚类的药物包括补气药、补阴药、补血药；化痰类的药物以清热化痰药为主；安神类的药物包括养血安神药和重镇安神药。和解少阳用柴胡、黄芩、龙骨、牡蛎、半夏、茯苓等，活血化瘀用丹参、桃仁、红花、赤芍、大黄等，清肝泻火可选用生铁落、钩藤等，涤痰化浊可选用胆南星、浙贝母、橘红等，宁心安神可选用石菖蒲，远志、茯神等，清热养阴可选用生地黄、麦冬、玄参等，泻心火可选用黄连、淡竹叶、灯心草等，补气常用大枣、白术、人参、党参等，补血常用白芍、当归等。

——张奇文，朱锦善主编，实用中医儿科学 [M]. 北京：中国中医药出版社，2016.

——宁式颖. 基于古今医案数据分析的癫狂病证治规律研究 [D]. 哈尔滨：黑龙江中医药大学，2009.

2. 配伍规律

历代医家在治疗狂证时，主要运用化痰理气安神类药物、疏肝理气安神类药物、清热平肝镇惊安神类药物、养阴泻火类药物、清热泻火化痰补虚类药物组成的方剂。可以用作基础方加以化裁的方剂主要有黄连泻心汤、柴胡加龙骨牡蛎汤、安神定志丸、酸枣仁汤、当归六黄汤、礞石滚痰汤等。小儿躁狂治疗慎用强制之法，可用和解之剂，以柔制刚。

——宁式颖. 基于古今医案数据分析的癫狂病证治规律研究 [D]. 哈尔滨：黑龙江中医药大学，2009.

附录　调理脾胃代表方

A

安神定志丸（清·《医学心悟》）

【组成】

茯苓、茯神、人参、远志各一两（各30g），石菖蒲、龙齿各五钱（各15g）。

【用法】

炼蜜为丸，如梧桐子大，朱砂为衣，每服二钱（6g），开水送下。

【功效】

安神定志，益气镇惊。

【主治】

主治心胆气虚，心神不宁，症见精神烦乱，失眠，梦中惊跳、怵惕，心悸胆怯，舌质淡，脉细弱。亦治癫痫及遗精。

B

半夏白术天麻汤（《医学心悟》）

【组成】

半夏一钱五分（4.5g），天麻、茯苓、橘红各一钱（各3g），白术三钱（9g），甘草五分（1.5g）。

【用法】

加生姜一片，大枣二枚，水煎服。

【功效】

化痰息风，健脾祛湿。

【主治】

风痰上扰证。眩晕，头痛，胸闷呕恶，舌苔白腻，脉弦滑。

半夏厚朴汤（汉·《金匮要略》）

【组成】

半夏一升（12g），厚朴三两（9g），茯苓四两（12g），生姜五两（15g），紫苏叶二两（6g）。

【用法】

以水七升，煮取四升，分温四服，日三夜一服。现代用法：水煎服。

【功效】

行气散结，降逆化痰。

【主治】

梅核气。咽中如有物阻，咯吐不出，吞咽不下，胸胁满闷，或咳或呕，舌苔白润或滑腻，脉滑或弦。

半夏秫米汤（战国－秦汉·《黄帝内经》）

【组成】

半夏一钱（10g），秫米五钱（15g）。

【用法】

上二味，以流水 600mL，煮取 360mL，每次服 180mL，每日两次分服。

【功效】

化痰和胃。

【主治】

主治痰饮内阻，胃气不和，夜不得卧，舌苔白腻，脉弦滑。

补中益气汤（金元·《脾胃论》）

【组成】

病甚、劳倦热甚者黄芪一钱（18g），炙甘草五分（9g），去芦人参三分（9g），酒焙干或晒干当归二分（3g），不去白橘皮二分或三分（6g），升麻二分或三分（6g），柴胡二分或三分（6g），白术三分（9g）。

【用法】

上哎咀，都作一服，水二盏，煎至一盏，去滓，食远稍热服。现代用法：水煎服。或作丸剂，每服 10～15g，日 2～3 次，温开水或姜汤送下。

【功效】

补中益气，升阳举陷。

【主治】

①脾胃气虚证：少气懒言，体倦肢软，面色㿠白，饮食减少，大便稀溏，舌淡，脉大而虚软。

②气虚发热证：身热，自汗，渴喜热饮，气短乏力，舌淡，脉虚。

③气虚下陷证：脱肛，子宫脱垂，久泻，久痢，崩漏等，气短乏力。

C

苍附导痰丸（清·《叶氏女科》）

【组成】

苍术、香附、枳壳各二两（各 60g），陈皮、茯苓各一两五钱（各 45g），胆南星、甘草各一两（各 30g）。

【用法】

上为末，姜汁和神曲为丸，淡姜汤送下。数月经行一次者宜服苍附六君汤，兼服本方；肥人白带、多痰，宜兼服柴术六君汤，兼服本方。

【功效】

燥湿祛痰，行气开郁。

【主治】

形盛多痰，气虚，数月而经始行；形肥痰盛经闭；肥人气虚生痰多下白带。

草果知母汤（清·《温病条辨》）

【组成】

草果一钱五分（4.5g），知母二钱（6g），半夏三钱（9g），厚朴二钱（6g），黄芩一钱五分（4.5g），乌梅一钱五分（4.5g），天花粉一钱五分（4.5g），姜汁五匙（冲）（25mL）。

【用法】

水五杯（1000mL），煮取二杯（400mL），分二次温服。

【主治】

清热化湿。

【功效】

疟疾，症见背寒，胸中痞结，疟来日晏，邪渐入阴。

柴胡疏肝散（明·《景岳全书》）

【组成】

陈皮（醋炒）、柴胡各二钱（各6g），川芎、香附、枳壳（麸炒）、芍药各一钱半（各5g），甘草（炙）五分（3g）。

【用法】

水二盅，煎八分，食前服。

【功效】

疏肝解郁，行气止痛。

【主治】

肝气郁滞证。胁肋疼痛，胸闷善太息，情志抑郁，易怒，脘腹胀满，脉弦。

D

大承气汤（东汉·《伤寒论》）

【组成】

大黄（酒洗）四两（12g），厚朴（去皮，炙）八两（24g），枳实五枚（12g），芒硝三合（6g）。

【用法】

上四味，以水一斗，先煮二物，取五升，去滓，内大黄，更煮取二升，去滓，内芒硝，更上微火一二沸，分温再服。得下，余勿服。现代用法：用水适量，先煎厚朴、枳实，后下大黄，芒硝溶服。

【功效】

峻下热结。

【主治】

①阳明腑实证：大便秘结不通，矢气频转，脘腹痞满而硬，疼痛拒按，日晡潮热，手足濈然汗出，谵语，舌苔焦黄起刺，或焦黑燥裂，脉沉实。

②热结旁流，下利清水，色纯青而臭秽，脐腹疼痛，按之坚硬有块，口干舌燥，脉滑实。

③热厥、痉病和狂证而有里热实证者。

涤痰汤（明·《奇效良方》）

【组成】

天南星（姜制）、半夏（汤洗七次）各二钱半（各7.5g），枳实（麸炒）、茯苓（去皮）各二钱（各6g），橘红一钱半（4.5g），石菖蒲、人参各一钱（各3g），竹茹七分（2.1g），甘草半钱（1.5g）。

【用法】

上作一服。水二钟，加生姜五片，煎至一钟，食后服。

【功效】

豁痰清热，利气补虚。

【主治】

中风。痰迷心窍，舌强不能言。

癫狂梦醒汤（清·《医林改错》）

【组成】

桃仁八钱（24g），甘草五钱（15g），紫苏子（研）四钱（12g），柴胡、木通、赤芍、陈皮、青皮、桑白皮、大腹皮各三钱（各9g），香附、半夏各二钱（各6g）。

【用法】

水煎服。

【功效】

活血祛瘀，降气逐痰。

【主治】

癫狂。哭笑不休，詈骂歌唱，不避亲疏，许多恶态。

导痰汤（宋·《重订严氏济生方》）

【组成】

半夏（汤洗七次）四两（120g），天南星（去皮，炮）、橘红、枳实（麸炒，去瓤）、赤茯苓（去皮）各一两（30g），炙甘草半两（15g）。

【用法】

上药㕮咀，每服四钱（12g），水二盏，生姜十片，煎至八分，去滓，温服，食后。

【功效】

燥湿祛痰，行气开郁。

【主治】

主治一切痰厥，头目眩晕，或痰饮壅盛，胸膈痞塞，胁肋胀满，头痛吐逆，喘急痰嗽，涕唾稠黏，坐卧不安，不思饮食等，苔腻，脉滑。

定痫丸（清·《医学心悟》）

【组成】

明天麻、川贝母、半夏（姜汁炒）、茯苓（蒸）、茯神（去木，蒸）各一两（各30g），胆南星（九制者）、石菖蒲（杵碎，取粉）、全蝎（去尾，甘草水洗）、僵蚕（甘草水洗，去咀，炒）、真琥珀（腐煮，灯草研）各半两（各15g），陈皮（洗，去白）、远志（去心，甘草水泡）各七钱（各21g），丹参（酒蒸）、麦冬（去心）各二两（各60g），朱砂（细研，水飞）三钱（9g）。

【用法】

用竹沥一小碗，姜汁一杯，再用甘草四两煮膏，和药为丸，如弹子大，朱砂为衣，每服一丸。现代用法：共为细末，用甘草120g煮膏，加竹沥汁100mL与生姜汁50mL为丸，每次9g；亦可作汤剂，加甘草水煎、去渣，入竹沥、姜汁、琥珀、朱砂冲服，用量按原方比例酌定。

【功效】

涤痰息风，开窍安神。

【主治】

风痰蕴热之痫病。忽然发作，眩仆倒地，目睛上视，口吐白沫，喉中痰鸣，叫喊作声，甚或手足抽搐，舌苔白腻微黄，脉弦滑略数。亦可用于癫狂。

G

甘麦大枣汤（汉·《金匮要略》）

【组成】

甘草三两（9g），小麦一升（15g），大枣十枚（10枚）。

【用法】

上三味，以水六升，煮取三升，温分三服。现代用法：水煎服。

【功效】

养心安神，和中缓急。

【主治】

脏躁。精神恍惚，常悲伤欲哭，不能自主，心中烦乱，睡眠不安，甚则言行失常，呵欠频作，舌淡红苔少，脉细略数。

瓜蒂散（汉·《伤寒论》）

【组成】

瓜蒂（熬黄）、赤小豆各一分（各3g）。

【用法】

将上药研细末和匀，每服1～3g，用香豉9g煎汤送服。不吐者，用洁净翎毛探喉催吐。

【功效】

涌吐痰食。

【主治】

主治痰涎宿食壅滞胸脘，胸中痞硬，烦懊不安，气上冲咽喉不得息，舌红苔黄腻，脉微浮。

归脾汤（宋·《济生方》）

【组成】

白术、茯神（去木）、黄芪（去芦）、龙眼肉、炒酸枣仁各一两（各30g），人参、木香各半两（各15g），炙甘草二钱半（7.5g），当归一钱（3g），蜜炙远志一钱（3g）。

【用法】

加生姜、大枣，水煎服。

【功效】

益气补血，健脾养心。

【主治】

1. 心脾气血两虚证。心悸怔忡，健忘失眠，盗汗虚热，神疲倦怠，面色萎黄，舌淡苔薄白，脉细弱。

2. 脾不统血证。便血，皮下紫癜，妇女崩漏，月经提前，经血量多色淡或淋漓不止，舌淡，脉细弱。

H

琥珀养心丹（明·《证治准绳》）

【组成】

琥珀（另研）2钱（6g），龙齿（煅，另研）1两（30g），远志（黑豆、甘草同煮，去骨）5钱（15g），石菖蒲5钱（15g），茯神5钱（15g），人参5钱（15g），酸枣仁（炒）5钱（15g），当归7钱（21g），生地黄7钱（21g），黄连3钱（9g），柏子仁5钱（15g），朱砂（另研）3钱（9g），牛黄（另研）1钱（3g）。

【用法】

上药共为细末，将牛黄、朱砂、琥珀、龙齿研极细，以猪心血为丸，如黍米大，金箔为衣。每服9g，用灯心汤送下。

【功效】

养心安神，清热除烦。

【主治】

心血亏虚，惊惕怔忡，夜卧不宁，短气自汗，心烦口干，失眠健忘，善惊易恐，舌质淡红，尖生芒刺，脉细数等。

还少丹（宋·《洪氏集验方》）

【组成】

熟地黄五钱（15g），山药一两半（45g），牛膝一两半（45g），枸杞子五钱（15g），山茱萸一两（30g），茯苓一两（30g），杜仲一两（30g），远志一两（30g），五味子一两（30g），石菖蒲一两（30g），楮实子一两（30g），小茴香一两（30g），巴戟天一两（30g），肉苁蓉一两（30g）。

【用法】

上药捣罗为末，炼蜜入枣肉为丸，如梧桐子大。每服6~9g，每日2次。

【功效】

温补脾肾，养心安神。

【主治】

虚损劳伤，脾肾虚寒，心血不足，腰膝酸软，失眠健忘，眩晕怔忡，小便混浊，遗精阳痿，未老先衰，疲乏无力。

黄连温胆汤（清·《六因条辨》）

【组成】

竹茹、枳实、半夏、茯苓各三钱（各9g），川黄连、陈皮各二钱（各6g），甘草一钱（3g），生姜（2片）。

【用法】

水煎服。

【功效】

清热燥湿，化痰和中。

【主治】

伤暑汗出，身不大热，烦闷欲呕，舌苔黄腻。

J

加味逍遥散（明·《内科摘要》）

【组成】

当归、芍药、茯苓、白术（炒）、柴胡各一钱（各3g），牡丹皮、栀子（炒）、甘草（炙）各五分（各1.5g）。

【用法】

水煎服。

【功效】

疏肝解郁，健脾和营，兼清郁热。

【主治】

肝郁血虚内热证，症见烦躁易怒，或自汗盗汗，或头痛目涩，或颊赤口干，或月经不调，少腹胀痛，或经期吐衄，舌红苔薄黄，脉弦虚数。

金铃子散（宋·《太平圣惠方》）

【组成】

金铃子、延胡索各一两（各30g）。

【用法】

上药研细末。每次服用6～9g，以酒调下，或用温开水送下。亦可改用饮片作汤剂，水煎服，每日2次，各药剂量按比例酌减至汤剂常用量。

【功效】

泄热疏肝，行气止痛。

【主治】

肝郁化火证，症见脘腹胁肋心胸疼痛，时发时止，口苦，舌红苔黄，脉弦数。

L

苓桂术甘汤（汉·《金匮要略》）

【组成】

茯苓四两（120g），去皮桂枝三两（90g），白术二两（60g），炙甘草二两（60g）。

【用法】

上四味，以水六升，煮取三升，去滓，分温三服，小便则利。现代用法：水煎服。

【功效】

温阳化饮，健脾利湿。

【主治】

中阳不足之痰饮病，症见胸胁支满，目眩心悸，或短气而咳，舌苔白滑，脉弦滑。

六郁汤（明·《医学入门》）

【组成】

香附2钱（6g），陈皮（去白）、半夏（汤泡七次）、苍术（米泔浸）、川芎各1钱（各3g），赤茯苓、栀子（炒）各7分（各2.1g），甘草（炙）、砂仁（研细）各5分（各1.5g）。

【用法】

上切细，作一服，加生姜三片，水二盏，煎至一盏，温服。

【功效】

解诸郁。

【主治】

气、血、痰、食、热、湿六郁。

M

礞石滚痰丸（明·《丹溪心法附余》）

【组成】

大黄（酒蒸）、片黄芩（酒洗净）各八两（各240g），礞石（捶碎，同焰硝30g，投入小砂罐内盖之，铁线缚定，盐泥固济，晒干，火煅红，候冷取出）一两（30g），沉香五钱（15g）。

【用法】

上为细末，水丸如梧桐子大。每服四五十丸，量虚实加减服，清茶、温水送下，临卧食后服。现代用法：水泛小丸，每服8~10g，日1~2次，温开水送下。

【功效】

泻火逐痰。

【主治】

实热老痰，发为癫狂惊悸，或怔忡昏迷，或咳喘痰稠，或胸脘痞闷，或眩晕耳鸣，或绕项结核，或口眼蠕动，或不寐，或梦寐奇怪之状，或骨节卒痛难以名状，或嗳息烦闷，大便秘结，舌苔黄厚，脉滑数有力。

Q

祛湿健发汤（现代·《赵炳南临床经验集》）

【组成】

炒白术、猪苓、萆薢、白鲜皮、夜交藤各五钱（各15g），赤石脂、生地黄、熟地黄各四钱（各12g），泽泻、车前子、川芎、桑椹各三钱（各9g）。

【用法】

水煎服，每日1剂，日服2次。

【功效】

健脾祛湿，滋阴固肾，乌须健发。

【主治】

脂溢性脱发。

S

神术散（宋·《太平惠民和剂局方》）

【组成】

苍术五两（150g），藁本、白芷、细辛、羌活、川芎、甘草各一两（各30g）。

【用法】

上为细末，每服9g，加生姜6g，葱白6g，水煎服；也可作饮片水煎服，按常规剂量酌减。

【功效】

发汗解表，化浊辟秽。

【主治】

外感风寒湿邪，头痛项强，发热憎寒，身体疼痛，以及伤风鼻塞声重，咳嗽头昏，舌淡红，苔白腻，脉濡。

升降散（清·《伤寒温疫条辨》）

【组成】

白僵蚕二钱（6g），蝉蜕一钱（3g），大黄四钱（12g），姜黄三钱（9g）。

【用法】

上药共研细末，和匀。每服 10～15g，用黄酒、蜂蜜调匀冷服，每日 2 次；也可作汤剂，各药用量按原方比例斟酌。

【功效】

升清降浊，散风清热。

【主治】

温病表里三焦大热，其证不可名状者，症见憎寒壮热，或头痛如破，或烦渴引饮，或咽喉肿痛，或身面红肿，或斑疹杂出，或胸膈胀闷，或上吐下泻，或吐衄便血，或神昏谵语，或舌卷囊缩。

升阳益胃汤（金元·《内外伤辨惑论》）

【组成】

黄芪二两（60g），半夏（汤洗）、人参（去芦）、甘草各一两（各30g），独活、防风、白芍药、羌活各五钱（各15g），橘皮四钱（12g），柴胡、泽泻、白术各三钱（各9g），黄连一钱（3g）。

【用法】

上㕮咀，每服三钱至五钱，加生姜五片，大枣二枚，用水三盏，煎至一盏，去滓，早饭后温服。

【功效】

益气升阳，清热除湿。

【主治】

脾胃气虚，湿热内停证，症见嗜卧，四肢不收，肢体重痛，口苦舌干，饮食无味，食不消化，大便不调，小便赤涩。

生铁落饮（清·《医学心悟》）

【组成】

天门冬（去心）、麦门冬（去心）、贝母各三钱（各9g），胆南星、橘红、远志肉、石菖蒲、连翘、茯苓、茯神各一钱（各3g），元参、钩藤、丹参各钱五分（各4.5g），辰砂朱砂三分（0.9g），生铁落（30g）。

【用法】

用生铁落煎熬三炷香（3小时），取此水煎药，服后安神入睡，不可惊骇叫醒，犯之则病复作，难乎为力。现代用法：先煎生铁落 45 分钟，取此水煎药。

【功效】

镇心安神，清火涤痰。

【主治】

主治痰火上扰之癫狂，症见急躁发狂，起病急骤，面红目赤，喜怒无常，狂乱无知，骂詈叫号，毁物伤人，不避亲疏，逾垣上屋，头痛，失眠，两目怒视，舌质红绛，苔多黄腻，脉象弦大滑数。

十味温胆汤（元·《世医得效方》）

【组成】

半夏、枳实、陈皮各三两（各 90g），白茯苓一两半（45g），酸枣仁、远志、五味子、熟地黄、条参各一两（各 30g），粉甘草半两（15g）。

【用法】

加生姜五片、大枣一枚，水煎服，不拘时服。

【功效】

益气养血，化痰宁心。

【主治】

心虚胆怯，痰浊内扰，触事易惊，惊悸不眠，夜多噩梦，短气自汗，耳鸣目眩，四肢浮肿，饮食无味，胸中烦闷，坐卧不安，舌淡苔腻，脉沉缓。

四君子汤（《太平惠民和剂局方》）

【配方】

人参去芦、白术、茯苓（去皮）、甘草（炙）各等分。

【用法】

上为细末，每服二钱（15g），水一盏，煎至七分，通口服，不拘时候，入盐少许，白汤点亦得。现代用法：水煎服。

【功效】

益气健脾。

【主治】

脾胃气虚证。面色萎白，语声低微，气短乏力，食少便溏，舌淡苔白，脉虚弱。

四逆散（汉·《伤寒论》）

【组成】

炙甘草、枳实（破，水渍，炙干）、柴胡、芍药各二钱（各6g）。

【用法】

上四味，捣筛，白饮和服方寸匕，日三服。现代用法：水煎服。

【功效】

透邪解郁，疏肝理脾。

【主治】

1. 阳郁厥逆证，症见手足不温，或腹痛，或泻利下重，脉弦。

2. 肝脾气郁证，症见胁肋胀闷，脘腹疼痛，脉弦。

T

痛泻要方（元·《丹溪心法》）

【组成】

炒白术三两（90g），白芍药二两（60g），炒陈皮一两五钱（45g），防风一两（30g）。

【用法】

上细切，分作八服，水煎或丸服。现代用法：作汤剂，水煎服，用量按原方比例酌减。

【功效】

补脾柔肝，祛湿止泻。

【主治】

肝郁脾虚之痛泻，症见肠鸣腹痛，大便泄泻，泻必腹痛，舌苔薄白，脉两关不调，弦而缓。

W

温胆汤（宋·《三因极一病证方论》）

【组成】

半夏（汤洗七次）、竹茹、枳实（麸炒）各二两（各6g），陈皮三两

（9g），茯苓一两半（4.5g），炙甘草一两（3g），生姜五片，大枣一枚。

【用法】

水煎服。

【功效】

理气化痰，和胃利胆。

【主治】

胆郁痰扰证，胆怯易惊，头眩心悸，心烦不眠，夜多异梦；或呕恶呃逆，眩晕，癫痫，苔白腻，脉弦滑。

X

香砂六君子汤（清·《古今名医方论》）

【组成】

人参一钱（3g），白术二钱（6g），茯苓二钱（6g），炙甘草七分（2g），陈皮八分（2.5g），半夏一钱（3g），木香七分（2g），砂仁八分（2.5g），生姜二钱（6g）。

【用法】

水煎服，每日2次。制丸剂，每服6~9g。

【功效】

益气化痰，理气畅中。

【主治】

脾胃气虚，寒湿滞于中焦，症见脘腹胀满、疼痛，纳呆嗳气，呕吐泄泻，舌淡苔白，脉滑。

逍遥散（宋·《太平惠民和剂局方》）

【组成】

甘草（微炙赤）半两（15g），当归（去苗，锉，微炒）、茯苓（去皮）白者、白芍药、白术、柴胡（去苗）各一两（各30g）。

【用法】

上为粗末，每服二钱（6g），水一大盏，烧生姜一块切破，薄荷少许，同煎至七分，去滓热服，不拘时候。

【功效】

疏肝解郁，养血健脾。

【主治】

肝郁血虚脾弱证，症见两胁作痛，头痛目眩，口燥咽干，神疲食少，或月经不调，乳房胀痛，脉弦而虚。

Y

养心汤（宋·《仁斋直指方论》）

【组成】

炙黄芪、白茯苓、茯神、半夏曲、当归、川芎各半两（各15g），远志（取肉，姜汁淹，焙）、辣桂、柏子仁、酸枣仁（浸，去皮，隔纸炒香）、北五味子、人参各一分（各8g），炙甘草四钱（12g）。

【用法】

上粗末，每服三钱（12g），姜五片，大枣二枚，煎，食前服。现代用法：加生姜5片，大枣2枚，水煎服。

【功效】

补益气血，养心安神。

【主治】

气血不足，心神不宁证，症见神思恍惚，心悸易惊，失眠健忘，舌淡苔白，脉细弱。

异功散（宋·《小儿药证直诀》）

【组成】

人参、白术、茯苓、炙甘草、陈皮各等分（各6g）。

【用法】

研末，为散剂。每服6~9g，亦可用汤剂，各药用量按比例酌减。

【功效】

益气健脾，行气化滞。

【主治】

脾胃虚弱，症见食欲不振，胸脘痞闷，大便溏薄，消化不良或呕吐泄泻，舌淡苔白腻，脉虚。

越鞠丸（元·《丹溪心法》）

【组成】

香附、川芎、苍术、神曲、栀子各等分（各6g）。

【用法】

共为细末，水泛为丸，如绿豆大（原书未著用法用量），可每次6g，每日2次口服，温开水送下。现代用法：水丸，每服6~9g，温开水送服；亦可作汤剂煎服，各药剂量按比例酌减至汤剂常用量。

【功效】

行气解郁。

【主治】

六郁证，症见胸膈痞闷，脘腹胀痛，嗳腐吞酸，恶心呕吐，饮食不消，舌质淡，苔白或白腻，脉弦细而滑。